DAS Men'sHealth FASZIEN TRAINING

OLIVER BERTRAM

Mehr Beweglichkeit, Dynamik & Power:
160 Übungen für ein
starkes Bindegewebe

FALKEN.

ISBN 978-3-8068-3612-7

1. Auflage 2016

Redaktionsleitung: Silke Kirsch
Projektleitung: Stefanie Heim
Producing: Bernhard Heun und Clemens Sorgenfrey
Lektorat und Register: Clemens Sorgenfrey
Buchdesign: George Karabotsos mit John Seeger Gilman
Layout und Satz: Bernhard Heun
Bildredaktion: Sabine Kestler
Fotografie: Christina Körte
Haare/Make-up: Berit Stuven
Model: Boris Kurowski
Danksagung: Für die freundliche Unterstützung der Fotoproduktion danken wir YOGISTAR (www.yogistar.com), BLACKROLL (www.blackroll.de), Suprfit (www.suprfit.de), TOGU (www.togu.de) und ASICS (www.asics.de).
Illustrationen: Veronika Moga (S. 15), Markus Voll (S. 17), Nadine Schurr (S. 19, 23)
Foto: Thomas Stephan (S. 5)
Umschlaggestaltung: zeichenpool, München, unter Verwendung eines Fotos von © Falken Verlag/Christina Körte
Litho: Artilitho snc, Lavis (Trento)
Druck und Bindung: Těšínská tiskárna, Český Těšín
Printed in the Czech Republic

MIX
Papier aus verantwortungsvollen Quellen
FSC® C005833

Verlagsgruppe Random House FSC® N001967

Inhalt

Einleitung

Das Bindegewebe – unendliche Weiten. Dies sind die Abenteuer moderner Faszienforscher, die seit einiger Zeit unterwegs sind, um fremde Körperwelten und neue anatomische Zusammenhänge zu erkunden. Viele Lichtjahre von der herkömmlichen Vorstellung des menschlichen Körpers entfernt, dringen die Wissenschaftler in Gewebegalaxien vor, die nie ein Mensch zuvor so gesehen hat.

Bindegewebs-„Galaxien" – ein mikroskopischer Blick auf die Faszie

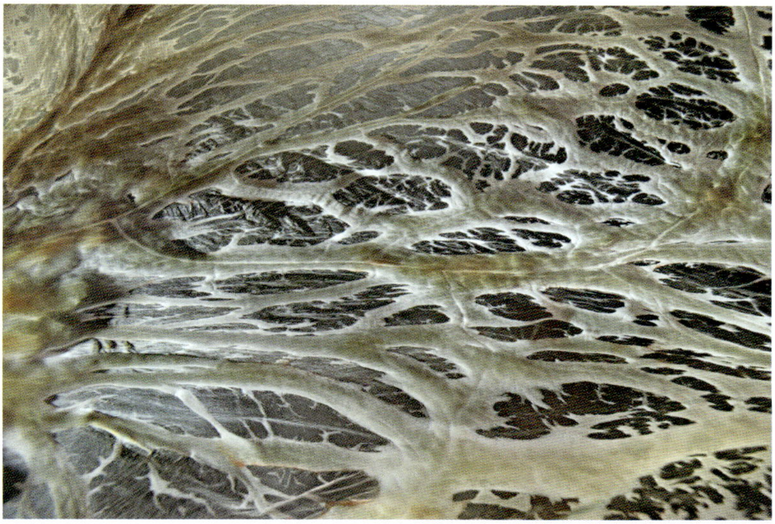

Klingt wie Zukunftsmusik? Nun, das Logbuch des Raumschiffs Enterprise stand zwar für diese Einleitung Pate, doch die Erkenntnisse der Faszienforschung aus den letzten Jahren sind alles andere als Science-Fiction!

Bis vor Kurzem wollten Wissenschaftler von dem menschlichen Bindegewebe, das beinahe überall in Ihrem Körper steckt, nichts wissen. Die in letzter Zeit zunehmend intensivere Auseinandersetzung mit diesem Gewebe, das Faszie genannt wird, zeigt immer deutlicher: Hier steckt die größte ungenutzte Ressource für mehr Leistungsfähigkeit und Gesundheit!

Um es gleich vorwegzunehmen: *Faszientraining macht Sie beweglicher, stärker, ausdauernder, schneller! Faszientraining nimmt Beschwerden und ermöglicht ein Leben in körperlichem Gleichgewicht. Kurz gesagt: Faszientraining wird Sie rundum gesünder, leistungsfähiger und glücklicher machen!*

Es kann nur eine geben!
Um einzelne Bereiche der Faszie besser beschreiben zu können, behelfen sich Autoren und Wissenschaftler manchmal damit, dass sie von der „Muskelfaszie", der „Oberschenkelfaszie" etc. sprechen. Daraus resultiert die fälschliche Vorstellung, dass Sie es mit mehreren „Faszien" zu tun haben. Tatsächlich gibt es aber nur eine einzige: die Gesamtheit allen Bindegewebes in Ihrem Körper.

Was ist die Faszie überhaupt?

Einer der führenden amerikanischen Faszienexperten, Thomas Myers, nahm sich vor einigen Jahren vor, das Bindegewebe nicht wie bei anatomischen Untersuchungen sonst üblich als störendes, unnützes Verpackungsmaterial zu durchtrennen, abzurupfen und wegzuwerfen. Nein, er wollte sich das Gewebe genauer anschauen. Also begann er, die Faszie von den Muskeln und Knochen zu schälen. Stunde um Stunde sezierte er. Mal löste er dabei hauchdünne, zellophanartige Gewebefilme heraus, mal glitt sein Skalpell an einer klebrig-zähflüssigen Kollagensubstanz entlang und manchmal schnitt er auch derbe, verfilzte Häute heraus. Am Ende seiner mühsamen Arbeit hatte der Wissenschaftler einen milchig-durchscheinenden „Ganzkörperanzug" in Lebensgröße vor sich liegen, mit Hunderten von Ausbuchtungen, Taschen und Schläuchen: die Faszie. Man nennt sie auch überaus zutreffend Bindegewebe, denn: Dieses Gewebe verbindet – das verdeutlicht der Faszien-„Anzug" von Myers – wirklich alles im Körper miteinander.

Was ist das nun: die Faszie? Als Faszie bezeichnen Experten grob gesagt alle kollagenen Gewebe im Körper (wer es genauer wissen will, springt gleich in das Anatomie-Kapitel auf Seite 14). Dieses Gewebe umschlingt unter anderem auch alle Knochen und Muskeln. Das dort angesiedelte Bindegewebe wird auch als Myofaszie (oder myofasziales Bindegewebe) bezeichnet. Und das steht ganz im Zentrum des Faszientrainings – und damit auch im Zentrum dieses Buches.

Die Bindegewebsforschung liefert ein gänzlich neues Bild der Anatomie. Wurde bislang jeder Muskel als fragmentierte Einheit gesehen, der auch einzeln zu trainieren ist, so zeigt sich heute: Alles hängt zusammen. Kein Muskel arbeitet autark, sondern immer nur im Verbund mit anderen. Wie Würstchen an einem Strang sind alle Muskeln durch die Faszie miteinander verbunden und verschnürt. Bewegt sich einer, so bewegen sich seine Nachbarn mit. Wer seinen Bizeps anspannt, zieht zu einem gewissen Teil immer auch den Trizeps mit. Das hat Einfluss auf die Kraftübertragung. Und auf die Trainingsinhalte.

Affen und Kinder sind die wahren Experten

Auch Ihre Faszie war im Kindesalter noch unverbraucht und in optimaler Verfassung – wie bei unseren Vorfahren. Man könnte fast sagen, dass sich Affen in Sachen Anatomie besser auskennen als wir Menschen. Denn sie bewegen sich vielseitig, federnd, spielerisch und nutzen die Energie der Faszie. Auch wir rennen noch mit einem Körper im Primatendesign herum. Nein, das stimmt nicht: Wir rennen ja gar nicht, wir sitzen fast nur noch …

Ihr heutiger Körper mit seinen Fehlhaltungen und all den Stellen, an denen es zwickt und zwackt – das heißt: der Zustand Ihrer Faszie –, ist das Ergebnis Ihres Lebenswandels. Alle Beschwerden, alle Problemchen Ihres Bewegungsapparats haben Sie sich von Tag zu Tag „erarbeitet“, zumeist durch dauerhaftes Sitzen und allgemeinen Bewegungsmangel. Schluss damit: Entwickeln Sie sich im Bewegungssinne zurück – zum unbeschwerten Kind, zum elastischen Affen.

Die gute Nachricht: Sie können sich und Ihre Faszie wieder gesund und geschmeidig trainieren! Denn: Der Unterschied zwischen Ihrer körperlichen Verfassung und der eines atemberaubend guten Akrobaten (oder der eines Affen) ist letztlich nur der Trainingszustand des Bindegewebes.

Das haben Sie vom Faszientraining

Seit sich Thomas Myers intensiver mit dem Bindegewebe beschäftigt hat, ist die Faszienforschung en vogue. Und es gibt nicht nur immer neue erstaunliche Erkenntnisse, sondern auch viele gute Gründe für das Faszientraining. Eine kleine Auswahl gefällig? Lesen Sie selbst – das haben Sie davon:

- **Mehr Power und Leistung**
  Aus der Faszie kommt ein Großteil unserer Kraft. Ohne sie wären unsere Muskeln hilflos, unkoordiniert, überfordert und somit schlichtweg nicht arbeitsfähig. Die Faszie sorgt dafür, dass die Muskulatur effektiv arbeiten kann und sie verbessert das Zusammenspiel der Bewegungsabläufe im Körper.
- **Weniger Beschwerden**
  Eine Faszie in schlechtem Zustand ist oftmals für Schmerzen und Beschwerden im Alltag und im Sport verantwortlich: vom einfachen Muskelkater über Knieprobleme bis hin zum scheinbar chronischen Rückenleiden. Eine gut trainierte Faszie löst Bewegungseinschränkungen und minimiert Blockaden.
- **Schnellere Regeneration**
  Egal von welcher Aktivität Sie sich erholen müssen: Eine trainierte Faszie steht für eine optimale Versorgungslage im Körper – der erholt sich dann schneller von jeder Art Belastung, beim Sport wie im Alltag.
- **Bessere Körperhaltung**
  Eine gute Körperhaltung und damit ein attraktiv-beeindruckendes Auftreten ist vor allem eine Frage der Faszienspannung und -qualität.
- **Mehr Gesundheit und Wohlbefinden**
  Die Faszie beeinflusst auch Ihr Immunsystem, denn sie ist zum Beispiel direkt an der Produktion und dem Aus-

tausch von Lymphflüssigkeit beteiligt.

Ausführlichere Infos zu den Vorzügen des Faszientrainings finden Sie auf Seite 26.

Was ist Faszientraining?

Faszientraining ist mit Blick auf seine eben genannten Vorzüge vor allem ein ganzheitliches Training, das leistungs- und gesundheitsfördernd wirkt. Es ist der ideale Weg, körperliche Dysbalancen zu erkennen und auszugleichen. Dabei ist Faszientraining nicht nur eine ideale Ergänzung für jedes speziellere Kraft-, Ausdauer- oder Schnelligkeitstraining, sondern vielmehr *das* entscheidende Grundlagentraining für jedes Trainingsziel, das Sie sich setzen. Denn Faszientraining schafft die optimalen Strukturen im Körper für mehr Beweglichkeit, mehr Ausdauer, mehr Schnelligkeit und Kraft, für sehenswerten Muskelaufbau oder auch erfolgreiches Abnehmen …

Faszientraining ist leicht und nahezu immer und überall durchführbar. Und: Mit 20 Minuten in einer Einheit sind Sie schon gut dabei – stundenlanges Pumpen ist kein Wesenszug des Faszientrainings.

Was ist Faszientraining nicht?

Die gezielte Arbeit mit der Faszie ist natürlich kein Allheilmittel und kann nicht alles leisten. Damit keine Missverständnisse aufkommen: Faszientraining ist *kein* Kraft- und *kein* Ausdauertraining! Wer diese Konditionsfaktoren – das gilt gleichermaßen auch für andere Fähigkeiten wie etwa die Schnelligkeit – trainieren will, muss das auf jeden Fall mit entsprechenden Programmen, Einheiten und Übungen tun.

Faszientraining ersetzt also nicht Ihr bisheriges Kraft- oder Ausdauertraining. Aber: Es hat sehr wohl die Eigenschaft, Ihre Kraft-, Ausdauer- und Schnelligkeitsleistungen verbessern zu helfen und Sie in Sachen Muskelaufbau, Abnehmvorhaben oder jeder Form der sportlichen Betätigung weit nach vorn zu bringen!

Ein Grund dafür ist, dass das Faszientraining an der kleinsten Gewebefront ansetzt und Sie auf Zellebene sozusagen von innen heraus optimiert. Ein weiterer Grund für die enorm förderlichen Eigenschaften des Faszientrainings ist die im folgenden Kapitel näher beleuchtete Tatsache, dass die Faszie alle Körpersysteme miteinander verbindet (siehe Seite 6). Wer die Faszie trainiert, trainiert unweigerlich das Zusammenspiel dieser Systeme. Und kein Mensch wird bestreiten, dass eine adäquate Atmung, eine ideale Bereitstellung von pushenden Hormonen, eine optimierte Körperkoordination und eine maximale Orientierungsfähigkeit mithilfe der Sinnesorgane wie den Augen wichtig für Höchstleistungen sind – sei es beim Sport oder im Alltag. Eins ist sicher: Ein Mensch mit einer untrainierten Faszie wird mit größerer Wahrscheinlichkeit von einem Mitspieler auf dem Fußballplatz abgehängt (oder neben den Ball treten). Und er muss mit einem größeren Risiko leben, beim Sprint zum Bus oder beim Treppensteigen ins Straucheln zu kommen, als ein Mensch mit einer trainierten Faszie. Zu welcher Gruppe wollen Sie in Zukunft gehören?

Das haben Sie von diesem Buch

Sie sehen: Es gibt viele gute Gründe, mit dem Faszientraining besser heute als morgen zu beginnen. Dieses Buch möchte Sie dabei so umfassend wie möglich unterstützen und auf direktem Weg zum Ziel führen. Darauf können Sie sich unter anderem freuen:

- Sie werden umfassend mit allem Wissenswerten versorgt, das Sie für das optimale Training und die ideale Pflege Ihres Bindegewebes brauchen! Dieses Buch behandelt nicht nur die Selbstmassage mithilfe von Rolle und Ball (dem sogenannten „self-myofascial release“, englisch etwa für „eigenhändiges Lösen des muskulären Bindegewebes“), sondern geht der Frage nach, wie die Faszie in ihrer Struktur verbessert werden kann, und bezieht dabei auch die Funktionen der Faszie mit ein.
- Deshalb berücksichtigt dieses Buch vier wichtige Bereiche des Faszientrainings, die sich an den Grundqualitäten der Faszie orientieren (detaillierte Ausführungen dazu im nachfolgenden Kapitel ab Seite 14):
  a) lösende Selbstmassageübungen mit Rolle und Ball für eine gesunde und geschmeidige Faszie (siehe Kapitel 3.1 ab Seite 45)
  b) Mobilisationsübungen für eine bewegliche Faszie (siehe Kapitel 3.2 ab Seite 77)
  c) federnd-dynamische Übungen für eine elastische, energiegeladene Faszie (siehe Kapitel 3.3 ab Seite 115)
  d) Stretching-Übungen für eine flexible Faszie (siehe Kapitel 3.4 ab Seite 147)
- Alle Übungen werden in Wort und Bild ausführlich erklärt, dazu finden Sie zu jedem dieser Trainingsbereiche umfangreiche Informationen zur korrekten Ausführung.
- Abgerundet wird das Buch durch zahlreiche Workouts, mit denen Sie sofort loslegen können (siehe Kapitel 4 ab Seite 183).
- Sie erfahren außerdem, wie Sie Ihre Umgebung im Alltag spielerisch zur Pflege Ihrer Faszie nutzen können.

Wer sofort einen Tipp umsetzen will, blättert weiter zu Seite 38.
- Und schließlich lesen Sie, welche Sportarten Ihrer Faszie besonders guttun (siehe Kapitel 2 ab Seite 39).

So benutzen Sie dieses Buch

Wie haben Sie dieses Buch eben in die Hand genommen? Mit links aus dem Regal gezogen? Und jetzt halten Sie es mit der rechten Hand? Wie auch immer: Verabschieden Sie sich von Ihrem üblichen Automatismus! Wechseln Sie Ihre Hände. Halten Sie das Buch mit der ungewohnten Hand und blättern Sie mit der anderen weiter. Wenn es auf dem Tisch liegt, überkreuzen Sie die Arme, sodass die rechte Hand die linke Seite und die linke Hand die rechte Seite hält beziehungsweise blättert. Oder halten Sie das Buch bewusst hoch oder zur Seite, raus aus der „Komfortzone". Ihr Bindegewebe liebt solche Reize – wie im Übrigen auch Ihr Gehirn, Ihre Sinnesorgane, Ihre Muskulatur ... Aber selbst wenn Sie diesen kleinen Kniff im Moment nicht ernsthaft umsetzen wollen – die Inhalte dieses Buches nutzen Sie am besten folgendermaßen:

- Führen Sie zunächst den nachfolgenden Test durch. Er zeigt Ihnen, wo Sie und Ihr Bindegewebe derzeit stehen. Mit dieser Information können Sie dann gezielt ins Training einsteigen, sich effektiv auf schwächere Bereiche konzentrieren etc.
- Wenn Sie deutliche Dysbalancen an sich feststellen und somit akute Bereiche zu verbessern haben, können Sie sich mit selbst erwählten Übungen aus dem umfangreichen Kapitel 3 gezielt darum kümmern.
- Auch sonst können Sie sich natürlich für Lieblingsübungen entscheiden und diese trainieren. Alternativ suchen Sie sich ein für Sie passendes fertiges Workout in Kapitel 4 (ab Seite 183) aus und trainieren danach.
- Seien Sie auch im Alltag immer achtsam im Umgang mit Ihrem Körper und seiner Faszie. Setzen Sie dazu jeden Tag wenigstens einen der Faszienpflegetipps ab Seite 37 um und achten Sie darauf, faszienschädigendes Verhalten (siehe Seite 26) zu vermeiden. Vielleicht versuchen Sie sich in einer neuen, faszienfördernden Sportart (siehe Seite 39).

Von nun an wird eine neue Trainingsdisziplin Ihren Bewegungsalltag bereichern: Faszientraining! Stoff genug für eine fesselnde Verfilmung im Stil von *Star Trek* – nur frei von jeder Fiktion – liefert die Faszienforschung allemal. Was halten Sie davon, wenn Sie ab sofort eine Hauptrolle übernehmen?

Test: Wie fit ist Ihre Faszie?

Die folgenden acht Übungen geben Ihnen einen ungefähren Eindruck vom derzeitigen Zustand Ihres Bindegewebes. Der Test fragt vorrangig Ihre Beweglichkeit und Ihre Flexibilität ab, aber auch Ihr Koordinationsvermögen inklusive Gleichgewichtssinn. Einige Dinge werden Ihnen vielleicht lächerlich vorkommen, andere schwierig umzusetzen sein. So oder so: Sehen Sie die Sache nicht zu verbissen. Die Tests sollen Ihnen als Orientierung dienen – und die Möglichkeit geben, sich nach einiger Zeit selbst zu kontrollieren. Addieren Sie dazu einfach alle Punkte und vergleichen Sie das Ergebnis mit der Auswertung.

Test 1: Finger-Boden-Abstand

Stellen Sie sich etwa schulterbreit hin. Beugen Sie den Oberkörper langsam nach vorn, während Sie die Beine durchgestreckt halten. Gehen Sie mit den Fingern in Richtung Boden. Wie weit kommen Sie nach unten?

1) Sie bleiben mit den Fingern in der Luft.
2) Sie erreichen den Boden vor den Füßen mit den Fingerspitzen.
3) Sie können die Handflächen auf dem Boden (fast ganz) ablegen.

Test 2: Ganzkörperstreckung

Stellen Sie sich rücklings vor einer Wand auf. Die Fersen, das Gesäß, die Schulterblätter und der Hinterkopf sollten Kontakt zur Wand haben. Jetzt heben Sie die Arme gestreckt nach vorn an und führen sie dicht am Kopf vorbei nach oben. Schaffen Sie es, bei gestreckten Armen die Oberarme an die Ohren zu bringen und mit den Daumen die Wand zu berühren?

1) Die Daumen berühren die Wand nicht (oder Sie haben schon vor dem Armheben Probleme, die genannten Partien an der Wand zu halten).
2) Sie erreichen mit den Daumen die Wand.
3) Sie erreichen mit den Daumen die Wand und können obendrein auch noch den Kopf und die Schulterpartie von der Wand lösen.

Test 3: Hocke vor einer Wand

Nehmen Sie eine Faszienrolle und stellen Sie sich barfuß frontal und schulterbreit vor eine Wand. Die Fußspitzen, die ein wenig nach außen zeigen, sind exakt 20 Zentimeter von der Wand entfernt. Drücken Sie die Handinnenflächen an die Außenseiten der Rolle, strecken Sie die Arme senkrecht am Kopf vorbei nach oben und halten Sie sie dort in Position. Jetzt führen Sie mit geradem Rücken eine saubere Kniebeuge aus, indem Sie das Gesäß nach hinten schieben und die Knie beugen, bis die Oberschenkel wenigstens waagerecht sind.

1) Sie kommen nicht so tief wie beschrieben, ohne dass sich die Fersen vom Boden lösen und/

oder die Rolle die Wand berührt.
2) Sie kommen so tief wie beschrieben, ohne dass sich die Fersen vom Boden lösen oder die Rolle die Wand berührt.
3) Sie kommen tiefer als beschrieben, ohne dass sich die Fersen vom Boden lösen oder die Rolle die Wand berührt.

Test 4: Brustrotationen in Seitlage

Absolvieren Sie die auf Seite 167 vorgestellte Übung. Halten Sie das angewinkelte Knie dabei durchgehend in Kontakt zum Boden. Wie weit kommen Sie mit dem Arm auf der anderen Seite? Führen Sie den Test zu beiden Seiten aus, um Dysbalancen aufzuspüren – ermitteln Sie den Mittelwert beider Seiten und runden Sie gegebenenfalls ab (Beispiel: 1 + 2 = 3 → 3 : 2 = 1,5 → 1).
1) Der Arm zeigt noch deutlich nach oben, wenn das Knie sich vom Boden zu lösen beginnt.
2) Sie kommen mit dem Arm etwa in die Waagerechte, erreichen mit der Hand den Boden aber nicht ganz.
3) Die Hand, eventuell auch Teile des Arms oder der Schulterpartie berühren ohne Probleme den Boden hinter Ihrem Rücken, während das vordere Knie den Bodenkontakt hält.

Test 5: Handgeben auf dem Rücken

Stellen Sie sich aufrecht schulterbreit hin. Fassen Sie mit der linken Hand von oben auf den oberen Rücken, mit der rechten Hand von unten auf den unteren Rücken. Führen Sie nun die Hände hinter dem Rücken zusammen. Wie weit kommen Sie? Um Dysbalancen auf die Spur zu kommen, führen Sie den Test anschließend nochmals mit geänderten Handpositionen durch: Die rechte Hand kommt von oben, die linke von unten. Auch hier errechnen Sie wieder den Mittelwert und runden ab.
1) Sie haben schon Schwierigkeiten, überhaupt mit den Händen den Rücken zu berühren, und können diese dann auch nicht mehr weiter zueinanderschieben.
2) Die Hände nähern sich einander, berühren sich aber nicht.
3) Wenigstens Ihre Fingerspitzen erreichen sich gegenseitig.

Test 6: Einbeinstand

Stellen Sie sich aufrecht hin und schließen Sie die Augen. Lösen Sie einen Fuß vom Boden und halten Sie ihn in der Luft. Wie lange können Sie so auf einem Bein stehen? Führen Sie den Test mit beiden Beinen durch und errechnen Sie wie zuvor den Mittelwert.
1) Sie kippen nach wenigen Sekunden um – und schaffen es auch mit offenen Augen nicht, wenigstens 30 Sekunden auf einem Bein zu stehen.
2) Sie halten wenigstens 30 Sekunden mit geschlossenen Augen durch.
3) Sie schaffen es, 50 Sekunden und länger mit geschlossenen

Augen auf einem Bein stehen zu bleiben.

Test 7: Finger zur Nasenspitze

Stellen Sie sich aufrecht hin und schließen Sie die Augen. Machen Sie mit dem rechten Arm eine weit ausholende Bewegung und führen Sie dann den Zeigefinger von vorn auf die Nasenspitze. Wie gut ist Ihre Treffsicherheit bei geschlossenen Augen? Wiederholen Sie die Übung mit links und bestimmen Sie den Mittelwert.
1) Sie erwischen die Nase überhaupt nicht oder lediglich am Rand.
2) Ihr Zeigefinger endet exakt auf der Nasenspitze oder ganz leicht daneben auf dem Nasenflügel.

Test 8: Kniebeuge auf einer Linie

Machen Sie mit rechts einen mittelgroßen Ausfallschritt (etwa 50 Zentimeter Fußabstand) nach vorn. Wichtig: Die Füße sind exakt auf einer Linie gerade ausgerichtet und die hintere Ferse bleibt in der Startposition möglichst auf dem Boden. Legen Sie Ihre Hände auf den unteren Rücken. Gehen Sie jetzt langsam in die Knie, bis das hintere Knie genau hinter der Ferse des vorderen Fußes den Boden berührt. Der Oberkörper bleibt dabei stets aufrecht. Schaffen Sie das? Führen Sie den Test mit beiden Seiten durch und ermitteln Sie den Mittelwert.
1) Sie kommen einfach nicht nach unten, ohne wegzukippen, oder können von Anfang an das Gleichgewicht nicht halten.
2) Sie kommen zwar mit dem Knie zum Boden, aber Ihr Oberkörper kippt dabei deutlich nach vorn und/oder Sie schaffen es nicht, das Knie exakt hinter der Ferse zu platzieren, sondern landen seitlich daneben.
3) Sie kommen mit dem Knie exakt hinter der vorderen Ferse auf den Boden und halten den Oberkörper immer noch aufrecht. Auch Ihre Füße zeigen während der gesamten Ausführung durchgängig auf einer Linie nach vorn, ohne zur Seite wegzudrehen.

Auswertung

8–12 Punkte: Sie sind eher der unbewegliche oder Wikinger-Typ (siehe Seite 20). Kümmern Sie sich umfassend um Ihre Faszie mit Übungen für den ganzen Körper aus allen Kapiteln.

13–18 Punkte: Gar nicht schlecht, Sie scheinen eine ansatzweise flexible Faszie zu haben. Aber es gibt noch Verbesserungsbedarf. Nutzen Sie Ihr Potenzial und arbeiten Sie gezielt an den von Ihnen ermittelten Schwachstellen.

19–23 Punkte: Ihr Bindegewebe scheint sehr flexibel zu sein: Sie sind eher der bewegliche oder Schlangenmensch-Typ (siehe Seite 20). Ihr Trainingsfokus: moderates Beweglichkeitstraining und Selbstmassage (siehe Kapitel 3.2 und 3.1).

Kapitel 1

Anatomie und Faszienkunde

Die Galaxis des Bindegewebes ist nur ein Teil des Wunderwerks Körper, aber: Eingebettet inmitten komplexer Körpersysteme und ausgefüllt von knöchernen, muskulären und kollagenen Strukturen, verbindet die Faszie alles im Körper miteinander! Dieses Kapitel zeigt Ihnen in aller Kürze, was in den unendlichen Weiten Ihres Körpers existiert, was ihn (mit Blick auf das Training) in Bewegung hält und welche Rolle die Faszie dabei spielt.

Die Körpersysteme

Kennen Sie die Ausstellung „Körperwelten"? Sie zeigt im Wortsinn, welche unglaublichen Strukturen in einem menschlichen Körper existieren. Was auch immer Wissenschaftler mit besonderem Augenmerk unter dem Mikroskop betrachten: Auf faszinierende Weise eröffnen sich stets wieder Parallelwelten. Nehmen Sie die Körpersysteme – ein Begriff, der für zusammengehörige Organe oder Gewebeformen steht, die in Ihrem Körper gemeinsam bestimmte Funktionen erfüllen. All die folgenden Systeme existieren nebeneinander und doch können sie nur im Zusammenspiel Leben ermöglichen. Und wissen Sie was? All diese Systeme verbindet – Sie ahnen es – das Bindegewebe:

- das Herz-Kreislauf-System, das den gesamten Körper rund um die Uhr mit Blut versorgt
- das Atmungssystem, das den Körper mit Sauerstoff versorgt und gleichzeitig von Kohlendioxid befreit
- das Nervensystem, das Informationen aus der Umwelt und aus dem Körper erfasst, verarbeitet und dann eine zur jeweiligen Situation passende Reaktion des Körpers einleitet
- das System der Sinnesorgane, das eine Wahrnehmung der Umwelt und damit Orientierung in der Welt erst ermöglicht
- das Hormonsystem, das Botenstoffe (Hormone) produziert, die Informationen

übermitteln und dadurch bestimmte Prozesse im Körper beeinflussen

- das Immunsystem, das den Körper unter anderem gegen Krankheitserreger schützt
- das Verdauungs- und Harnsystem, das die Nährstoffe zur Versorgung des Körpers verarbeitet
- und schließlich das Muskel-Skelett-System, also das, was gemeinhin als (aktiver und passiver) Bewegungsapparat bezeichnet wird und an dem das Training der muskulären Faszienanteile ansetzt

Knochen und Muskeln: der Bewegungsapparat

Das myofasziale Gewebe verbindet das Muskel-Skelett-System, also die Muskeln und Knochen Ihres Körpers, und ist zugleich ein untrennbarer Teil dieser Struktur. Während das Skelett, die knöcherne Stützstruktur, das Gerüst für die Körperform des Menschen bildet, zerren die Muskeln an den einzelnen Knochen und bringen sie so unter Spannung beziehungsweise in Bewegung. Dieses Gebilde ist die mechanische Grundlage für jede Bewegung und jede Körperhaltung – und darüber hinaus eine spannende Konstruktionsidee der Natur, von der sich die Menschen haben inspirieren lassen, etwa in der modernen Architektur.

Druck und Zug in einem System starrer und flexibler Elemente, in dem sich die starren Teile nicht direkt berühren: Das ist der Inhalt sogenannter Tensegrity-Modelle (Tensegrity, ein Kofferwort aus „tension", englisch für „Spannung", und „integrity", englisch für „Zusammenhalt").

Und so wird heute auch die Kraft- und Spannungsverteilung im menschlichen Körper beschrieben. Die Vorstellung, dass die Wirbelsäule als „Säule" fungiert und mithilfe unterstützender Muskeln den Körper aufrecht hält, ist inzwischen überholt. Das neue Modell sagt: Alles im Körper steht unter Fasienzug und auf diese Weise hält die Faszie (in Kooperation mit der Kraft aus den Muskeln) den Körper aufrecht. Die Knochen sind, wie in der Kuppelgrafik oben rechts, nur noch federnde Abstandshalter und Lastenverteiler. Das gilt auch für die Wirbelsäule – sie ist vergleichbar mit dem Mast eines Segelschiffs: Der hält dem Segeldruck auch nicht allein stand, sondern gibt diesen an Wanten und Stage (im Körper: die Faszie) weiter.

Auch die Knochen des Körpers berühren sich nicht direkt: Dort, wo sich zwei Knochen funktionell annähern, gibt es ein Gelenk, das dafür sorgt, dass eine im wahrsten Sinne reibungslose Bewegung der beteiligten Knochen möglich ist. Selbst zwischen den einzelnen Wirbeln der Wirbelsäule gibt es Gelenke. Aufgrund des enormen Drucks, der auf die Wirbelsäule einwirkt, hat uns die Natur

Das Tensegrity-Modell in Architektur und Anatomie

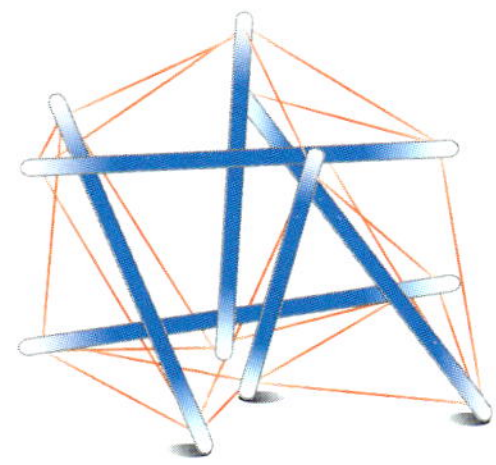

Kuppelkonstruktion aus losen Stäben und Seilen

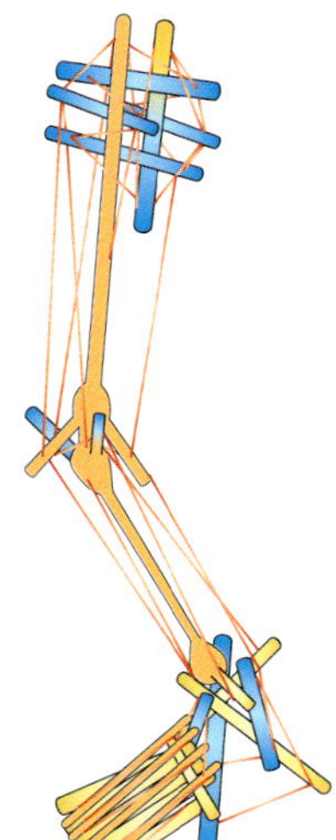

Ein selbstständig stehendes Beinmodell aus losen Stäben und Gummibändern

die Bandscheiben geschenkt. Sie nehmen diesen Druck auf und sorgen zudem dafür, dass sich die Wirbel nicht berühren. Übrigens: Die Bandscheiben – und auch ein Großteil jedes anderen Gelenks – bestehen aus Bindegewebe!

In der Gesamtheit aller Knochen, Muskeln und Gelenke ergibt sich so ein verkettetes System von Hebeln und Achsen, das dank Muskelkraft und Faszienenergie bewegt und in Position gehalten wird – etwa im aufrechten Stand gegen die Schwerkraft.

Die Muskeln sind also der aktive Teil des Bewegungsapparats. Wobei für eine aktive Bewegung des Körpers im Raum genau genommen nur ein Teil der Muskeln Ihres Körpers zum Einsatz kommt: die Muskulatur eben, die die Knochen bewegt und aus diesem Grund auch Skelettmuskulatur genannt wird. Daneben gibt es in Ihrem Körper noch weitere Muskeln, die Sie nicht willkürlich steuern können. Diese Muskeln halten autonom Prozesse im Inneren Ihres Körpers am Laufen, zum Beispiel die Arbeit des Darms.

Der Aufbau der Skelettmuskulatur

Ein Skelettmuskel ist ein wenig wie eine Matroschka-Puppe aufgebaut – Sie kennen diese hölzernen, ineinander schachtelbaren Figuren. Ein Muskel besteht aus Tausenden von Muskelfaserbündeln, in denen jeweils wiederum Tausende von einzelnen Muskelfasern (auch Muskelzellen genannt) enthalten sind. Das ist noch nicht alles: In jeder Muskelfaser stecken nochmals unzählige sogenannte Myofibrillen, die ebenso wie die Fasern in Bündeln verpackt sind. Jede einzelne Myofibrille ist ein langes Faserelement, das Hunderte aneinandergesetzter gleicher Bauteile beherbergt, die Sarkomere. Darin schließlich stecken die kontraktilen Elemente, kleinste nebeneinander angeordnete Proteinfasern, die sich auf Befehl des Gehirns zusammenziehen und so den Muskel zur Kontraktion bringen.

So viel zu einem einzelnen Muskel. Er allein ist allerdings noch nicht in der Lage, wirklich viel zu bewegen. Dazu ist das Zusammenspiel vieler Muskeln erforderlich. So kann sich zum Beispiel kein Muskel selbst dehnen. Deshalb braucht ein einmal kontrahierter Muskel einen Gegenspieler, der ihn wieder in die nicht verkürzte Form zurückführt. Auf diese Weise funktionieren etwa der Armbeuger (Bizeps) und der Armstrecker (Trizeps) nur gemeinsam als Team. Auch an jeder simplen Bewegung wirken immer zahlreiche Muskeln mit. Entscheidend ist dabei das funktionelle Zusammenspiel aller beteiligten Muskeln, eine übergeordnete „Bewegungsintelligenz". An dieser Bewegungsintelligenz hat die Faszie einen maßgeblichen Anteil, denn sie hält alle Muskeln in Verbindung und hilft, diese zu steuern – egal ob es um die allgemeine Leistungsfähigkeit oder die Vermeidung eines Verletzungsrisikos geht.

Und darum ist es auch gut, dass sich das Bindegewebe – vergleichbar mit den weißen Häutchen bei einer Orange – durch alle Ebenen eines Muskels, ja aller Muskeln, zieht, dabei jedes einzelne noch so kleine Element umhüllt und von außen nach innen und umgekehrt miteinander verbindet. Je kleiner die Struktur, desto dünner und filigraner ist das Bindegewebe. Je größer die Strukturen werden, je weiter es also aus den kleinsten Einheiten des Muskels nach außen geht, desto fester und dicker wird das Bindegewebe. Bis es außen eine feste, flächige Schicht bildet und zum Beispiel an Muskelansatz sowie Muskelursprung in eine dicke, reißfeste Sehne mündet.

Aufbau der Skelettmuskulatur

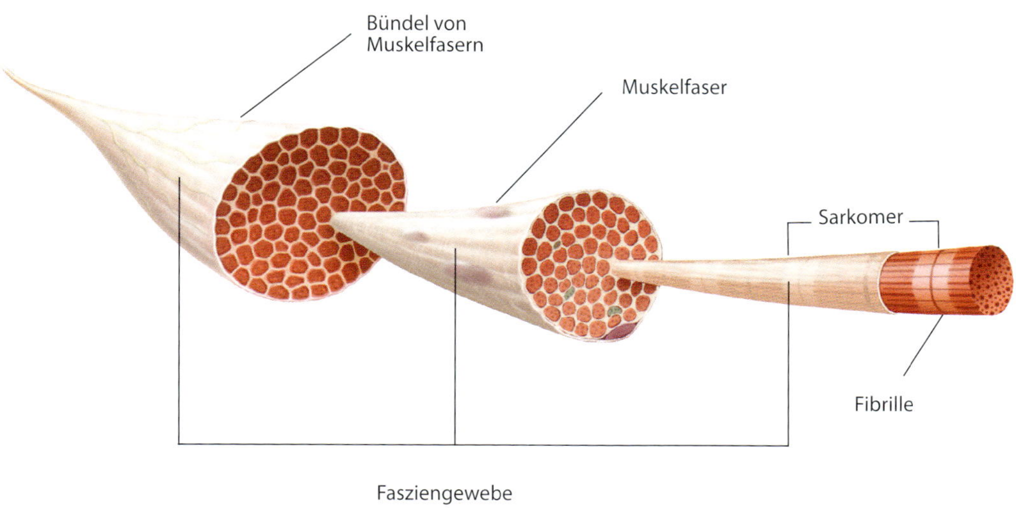

Bewegungsintelligenz: ein Fall für die Faszie

Die Ausführungen zur Muskulatur haben Ihnen bereits einen Vorgeschmack auf die breite Funktionspalette der Faszie gegeben. Doch was genau verbirgt sich eigentlich hinter dem Begriff „Faszie“?

Eine Definition der Faszie

Faszienforscher bezeichnen mit „Faszie“ gemeinhin alle kollagenen, faserigen Gewebe im Körper. Das umfasst eine ganze Menge: Wie in der Einleitung zu lesen, zieht sich die Faszie wie ein Netz ohne Anfang und Ende durch den ganzen Körper und umschlingt alle Knochen und Muskeln sowie Organe, tief hinab in die Strukturen bis auf die Zellebene. Zur Faszie zählen im Einzelnen:

- alle Bänder, Sehnen, Sehnenplatten, Gelenkkapseln und Knorpel
- alle Hautschichten (abgesehen von der Oberhaut), Knochen- und Gehirnhäute etc.
- alles Fettgewebe und sonstiges Füllgewebe, etwa im Bauchraum

Mediziner gehen zumeist sogar noch einen Schritt weiter. Für sie gehören auch die Knochen und das Blut zum Bindegewebe. Sie sehen: Die Faszie ist Definitionssache.

Fest steht jedoch, dass das Gewebe mehr ist als bloß ein einfaches Verpackungsmaterial. Einige Forscher sehen in der Faszie sogar ein eigenes Sinnesorgan – das Organ zur Körperwahrnehmung (siehe Seite 21).

Mit Blick auf das Faszientraining geht es in diesem Buch natürlich nicht um alle in Ihrem Körper verfügbaren Faszienfasern, sondern vorrangig um die, die auf Zug reagieren und bei Bewegungen (und der Haltung) des Körpers beteiligt sind. Diese Fasern bilden das sogenannte myofasziale Gewebe, also den Teil der Faszie, der unmittelbar mit den Muskeln und dem übrigen Bewegungsapparat in Verbindung steht (siehe dazu auch die Abbildung auf Seite 17).

Woraus besteht myofasziales Gewebe?

Manchmal ist die Faszie nur Bruchteile eines Millimeters dünn. Ihre Konsistenz gleicht dann einer Mischung aus der milchig-durchsichtigen Haut, die sich etwa über eine Hühnerbrust spannt, und zähen Schleimfäden, wie sie sich etwa die Szenenbildner für die *Alien*-Filmreihe ausgedacht haben. Manchmal ähnelt die Faszie aber auch einer dicken, ledrigen Haut wie in Bändern und Sehnen, manchmal tritt sie als Bindegewebsplatten auf wie im

Bauchbereich – das Sixpack verdankt seine Form den Faszienbahnen, die die Bauchmuskulatur durchziehen! – oder als knorpelig-knochenartige Puffer wie die Bandscheiben. Dabei „weiß“ die Faszie selbst, wie sie an einer bestimmten Stelle des Körpers auszusehen hat: Die Stoffe in der Bindegewebsmatrix sind permanent dabei, neues Gewebe aufzubauen. Je nach Bedarf wird dabei die Zusammensetzung des Bindegewebes gesteuert, es entstehen mal lockere Verbindungen wie im Fettgewebe, mal steife und reißfeste Strukturen wie bei Sehnen oder Gelenkbändern.

All diese Erscheinungsformen der Faszie sind aus den gleichen Bestandteilen zusammengesetzt. Bindegewebe besteht vorrangig aus Wasser, zudem aus sogenannten Fibroblasten – das sind strukturgebende Zellen und Zellbestandteile – sowie aus Proteinen. Zu den wichtigsten Proteinen des menschlichen Körpers gehören die Kollagene, die unter anderem von den Fibroblasten produziert werden. Kollagene machen etwa 30 Prozent des menschlichen Gewebes aus. Sie geben den Zellen der Faszie als Gerüstbausteine Struktur und Festigkeit, denn die Kollagenfasern sind kaum dehnbar. Tatsächlich ist ihre Zugfestigkeit höher als die von Stahl – damit sind sie rund 300-mal so „kräftig“ wie Muskelfasern! Ein weiteres wichtiges Protein in der Faszie ist Elastin. Hierbei handelt es sich um ein gummiartiges Gewebe, das sehr elastisch und dehnbar ist. Es kann etwa bis auf seine doppelte Länge gezogen werden, bevor es reißt.

Trainiertes Bindegewebe

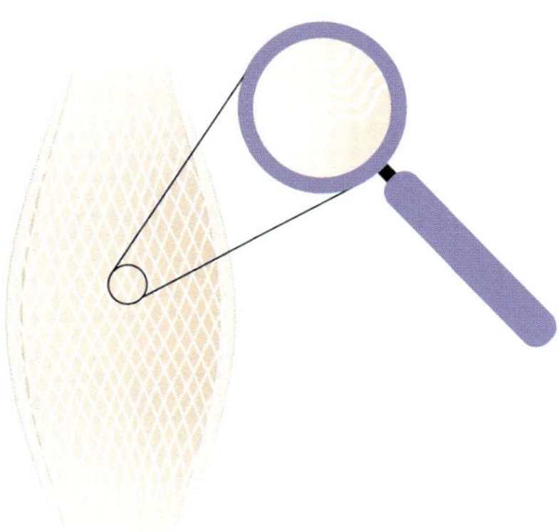

Untrainiertes Bindegewebe

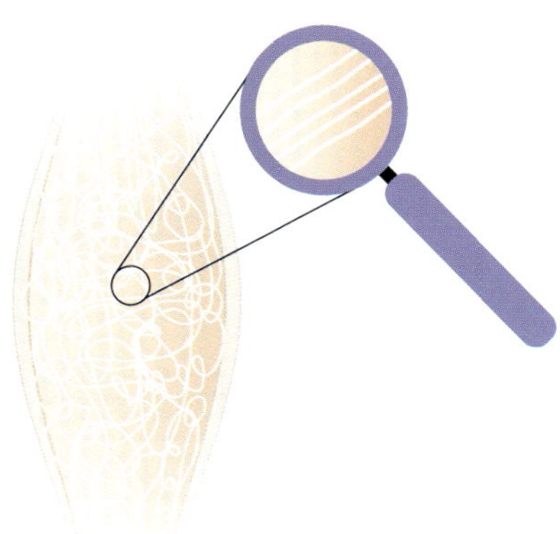

Trainingstipps für den Schlangenmensch-Typ

- Wenig bis gar nicht dehnen, ebenso keine federnden Bewegungen ausführen – also bei den Übungen in Kapitel 3.3 und 3.4 zurückhalten! Besser: Kontrolliertes Krafttraining innerhalb des optimalen Gelenkradius durchführen.
- Ein moderates Beweglichkeitstraining (Kapitel 3.2) absolvieren und dabei vorrangig die Körperwahrnehmung trainieren.
- Eine moderate Selbstmassage mit Rolle oder Ball durchführen (Kapitel 3.1). Dabei lieber eher zügiger und kräftiger ins Gewebe gehen – das sorgt weniger für das Lösen von Strukturen (dieses Problem haben Menschen dieses Faszientyps ja nicht) als dafür, die Produktion des struktur- und haltgebenden Kollagen anzuregen.

In der Kombination dieser beiden Komponenten, dem strapazierfähigen Kollagen und dem höchst flexiblen Elastin, steckt ein Großteil der sagenhaften Fähigkeiten des Bindegewebes. Ebenso sagenhaft ist die Art und Weise, wie das Bindegewebe in seiner Struktur aufgebaut ist – zumindest im gesunden Zustand.

Ein Blick durch das Mikroskop (siehe Seite 19) verdeutlicht: Eine gesunde Faszie ist sauber scherengitterartig angeordnet, sodass sie in alle Richtungen verformbar bleibt, ohne zu reißen, etwa wie die filigrane Wabenanordnung in einem Fischernetz. Die einzelnen Fasern verlaufen dabei wellenförmig und bleiben so auch unter Belastung flexibel. In der Regel ist das Bindegewebe in drei bis sechs Schichten übereinandergelegt. Die einzelnen Lagen können dank eines Gleitfilms reibungslos aufeinander gleiten. Bewegungsmangel und Fehlhaltungen lassen diese Schichten allerdings verkleben. Im Zug dieser Verfilzung verliert die Faszie auch ihre ordentliche Struktur: Die einzelnen Bestandteile des Gewebes laufen kreuz und quer, verklumpen und verlieren an Elastizität, da der Wellenverlauf der Kollagenfasern verloren geht.

Verschiedene Bindegewebstypen

Nicht nur der individuelle Leistungsgrad und die persönliche Bewegungsfreudigkeit entscheiden über den Zustand des Bindegewebes, es ist auch zu einem gewissen Grad eine Frage der Gene. Durch einfache Tests (siehe Seite 11), oft auch schon durch einen einfachen Blick auf den Körper lassen sich grob zwei Körpertypen unterscheiden: der bewegliche mit geschmeidiger Faszie (manchmal auch als Schlangenmensch-Typ bezeichnet) und der ungelenkige mit eher fester Faszie (manchmal als Wikinger-Typ bezeichnet).

Der bewegliche Typ hat von Haus aus ein eher weicheres Bindegewebe und ist zum Beispiel in Gelenkbereichen tendenziell sehr, manchmal sogar überbeweglich.

Der Preis für diese beweglichkeitsspendende Faszienstruktur ist manchmal das, was gemeinhin „schwaches" Bindegewebe genannt wird, also der Hang zu Cellulite oder Schwangerschaftsstreifen, zu Krampfadern und zu Bindegewebeverletzungen wie Leistenbrüchen. Auch Bandscheibenvorfälle werden auf eine fehlende Festigkeit des Bindegewebes geschoben.

Der eher unbewegliche Typ ist an einem zumeist kompakten, muskulösen Körperbau zu erkennen. Er kämpft mit Bewegungseinschränkungen, hat aufgrund der eher spröden Bindegewebsstruktur häufiger Probleme mit seinen Sehnen (bis hin zu einem erhöhten Risiko, einen Sehnenriss zu erleiden), und kämpft bei Beschwerden oder Verletzungen häufiger mit Komplikationen, die zusätzliche Bewegungseinschränkungen mit sich bringen.

Zwischen diesen beiden Extremen gibt es natürlich unzählige Mischformen, zu denen die meisten von uns zählen. Mit ein bisschen Training wird sich bei Ihnen letztlich aber der eine oder der andere Typ herauskristallisieren.

Das sechste Sinnesorgan und seine Funktionen

Die ausgeklügelte Netzstruktur ist nicht das einzig Faszinierende an der Faszie. Erstaunlich ist auch, wie viele Sensoren und Rezeptoren sie enthält: rund zehnmal mehr als das Muskelgewebe, und das macht die Faszie tatsächlich zu einem Sinnesorgan. Diese Rezeptoren übermitteln rund um die Uhr unzählige Informationen aus dem Körper an das Gehirn sowie an umliegende Muskeln. Von zentraler Bedeutung sind die Sensoren, die aus jeder Region des Körpers permanent Angaben zu Lage, Haltung und Bewegung im Raum an das Gehirn senden. Erst damit sind Sie in der Lage, den Körper überhaupt im Gleichgewicht zu halten und sinnvolle, zielführende Bewegungen auszuführen. Diese Lagesensoren decken auch die körperliche Tiefenwahrnehmung ab. Ohne sie würden Sie in absoluter Dunkelheit orientierungslos sein und unweigerlich umfallen – und ohne sie könnten Sie bei geschlossenen Augen auch nicht Ihre Nasenspitze mit dem Zeigefinger berühren.

(Über-)Lebenswichtig sind dabei die sogenannten Golgi-Rezeptoren, die ständig die Spannung in der Muskulatur messen. Nur aufgrund dieser Daten schaffen Sie es, mit Ihrer Hand bei einer 20-Kilo-Kurzhantel fest zuzupacken, während Sie mit derselben Hand bei einem Sektglas so sanft zufassen, dass Sie es nicht zerdrücken. Andere Sensoren in der Faszie wiederum liefern wichtige Informationen in Relation zur Umwelt, etwa die jeweils vorherrschende Temperatur, oder auch zum Schmerzempfinden. Kurz: Ohne die Faszie wäre jeder Muskel, wären Sie vollständig hilflos und nicht lebensfähig!

Halten und bewegen: die Zugbahnen der Faszie

Sie haben nun einiges über Funktion und Aufbau der Faszie erfahren. Jetzt gilt es, diese Kenntnisse in ein optimales Training für das Bindegewebe zu übertragen.

Wer seine Faszie effektiv trainieren will, sollte vor allem wissen, wie diese angeordnet ist, wie sie ihren Zug und ihre Kraft wirklich entwickelt, um den Körper aufrecht zu halten und in Bewegung zu bringen. Denken Sie nochmals an das Tensegrity-Modell auf Seite 15, an das Bild des aufrechten Masts bei einem Segelschiff. Was entspricht im menschlichen Körper den

Trainingstipps für den Wikinger-Typ

- Regelmäßig und intensiv mit den Übungen aus den Kapiteln 3.3 und 3.4 die Faszie dehnen, also auch immer wieder federnde und schwingende (Ganzkörper-)Bewegungen ins Training einbauen.
- Ebenso intensiv Beweglichkeit und Körperwahrnehmung mit den Übungen aus Kapitel 3.2 verbessern.
- Intensiv und regelmäßig die Selbstmassageübungen aus Kapitel 3.1 umsetzen, und zwar schön langsam, gleichmäßig und großflächig.

ÜBERSICHT DER FASZIENFUNKTIONEN	
Funktion	**Beschreibung**
Strukturieren	• *Die Faszie verbindet alle Körpersysteme miteinander, inklusive der Nerven, der Blutgefäße und natürlich der Muskeln, Sehnen, Bänder, Knochen.* • *Dabei strukturiert die Faszie den Körper, da sie die einzelnen Elemente nicht nur verbindet, sondern gleichzeitig auch klar voneinander abgrenzt.*
Halten	• *Die Faszie stützt mit ihrer Grundspannung und den Informationen ihrer zahlreichen Sensoren den ganzen Körper. Ohne sie würde er einfach in sich zusammenfallen.*
Bewegen	• *Die Faszie kann Energie aufnehmen und feder- beziehungsweise katapultartig abgeben.* • *Die Faszie steuert die Kraftentwicklung der Muskulatur und sorgt dafür, dass die Kraft eines einzelnen Muskels innerhalb der Muskelkette übertragen wird und nicht im Sehnen- oder Gelenkbereich verpufft.*
Kommunizieren	• *Die Faszie produziert Botenstoffe zur Kommunikation mit dem Gehirn und anderem Gewebe. Damit ist sie in der Lage, überlebenswichtige Informationen aus dem Körper weiterzugeben, die von unzähligen Sensoren ermittelt werden: Gleichgewichtsdaten, Lageveränderungen, Temperatur, Druck, Vibration, chemische Veränderungen, Schmerzen und vieles mehr.*
Schützen	• *Die Faszie schirmt das Muskelgewebe wie ein Schutzanzug gegen zu hohe Belastungen und Einwirkungen von außen ab.* • *Die Faszie reagiert auf Stress- und Angstsituationen, indem sie sich anspannt. Das schützt sie und den ganzen Körper in brenzligen Situationen vor Verletzungen.* • *Die Faszie beherbergt wichtige Abwehr- und Lymphzellen, die im Bindegewebe dafür sorgen, dass alle unbrauchbaren oder schädigenden Zellen abgetötet und entfernt werden. Sie wirken dabei unter anderem auch entzündungshemmend.*
Versorgen	• *Die Faszie dient als Füllgewebe, in dem etwa Blut und Wasser gespeichert werden. Alle Bindegewebsanteile sind dabei von einer zähflüssigen Grundsubstanz umgeben, die neben dem Blut wichtige Nährstoffe enthält. Über das Lymph- und das Blutsystem hilft die Faszie dabei, diese Nährstoffe dorthin zu bringen, wo sie benötigt werden, und auch dabei, nicht mehr benötigte Abfallstoffe abzutransportieren. Auf diese Weise versorgt sie beispielsweise das Muskelgewebe.*
Durchlassen	• *Die Faszie bietet an entscheidenden Stellen einen Durchlass für Blut-, Lymph- und Nervengefäße, um Kommunikation und Versorgung im Körper aufrechtzuerhalten. Am Muskel lässt sie beispielsweise über die sogenannte motorische Endplatte elektrische Impulse des Gehirns passieren, die das Muskelgewebe ansteuern, dort eine Kontraktion auslösen und so Bewegung ermöglichen. Auch Reflexzonen, Triggerpunkte etwa bei der Akupunktur oder die Meridiane der traditionellen chinesischen Medizin laufen durch die Faszie.*

Wanten und Stagen? Was sind in dem ganzen komplexen, körperweit verbreiteten Bindegewebssystem die zentralen Zugbahnen der Faszie?

Tatsächlich gibt es so etwas wie Zug-„Autobahnen“, also Hauptverbindungen für die Kraftübertragung. Sie verlaufen vorn, hinten und an der Seite des Körpers, vom Kopf hinab zu den Füßen und wieder zurück. Und sie verlaufen außerdem auch quer, da viele Bewegungen eine Zusammenarbeit von Armen und Beinen erfordern und es dabei ziemlich oft zu einer Verwringung im Rumpfbereich kommt.

a) Auf der Vorderseite des Körpers verläuft die fasziale Hauptbahn von den Zehen über den vorderen Oberschenkel ins Becken, nimmt dann ihren Weg über die gerade Bauchmuskulatur hoch bis in den Halsbereich,

a) Die frontalen Haupt-Zugbahnen der Faszie

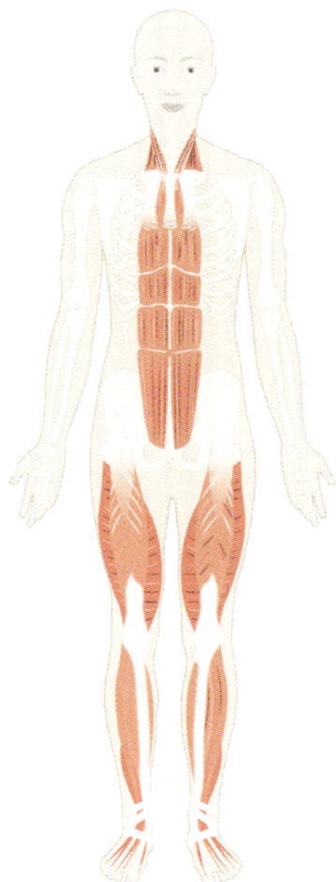

b) Die rückseitigen Haupt-Zugbahnen der Faszie

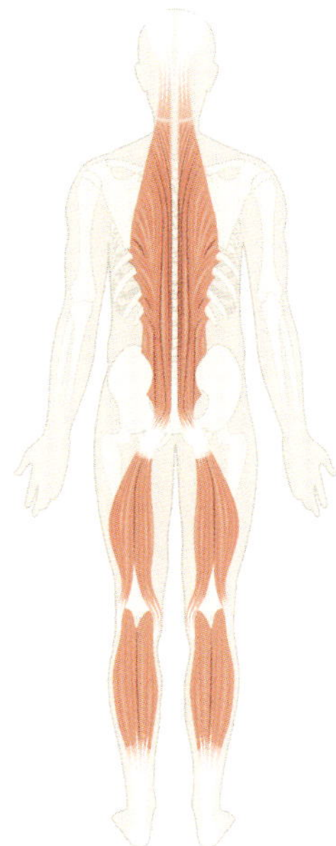

c) Die seitlichen Haupt-Zugbahnen der Faszie

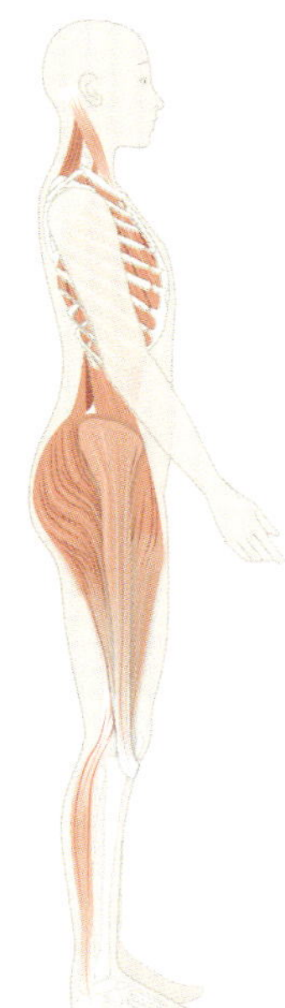

d) Die spiralen Haupt-Zugbahnen der Faszie

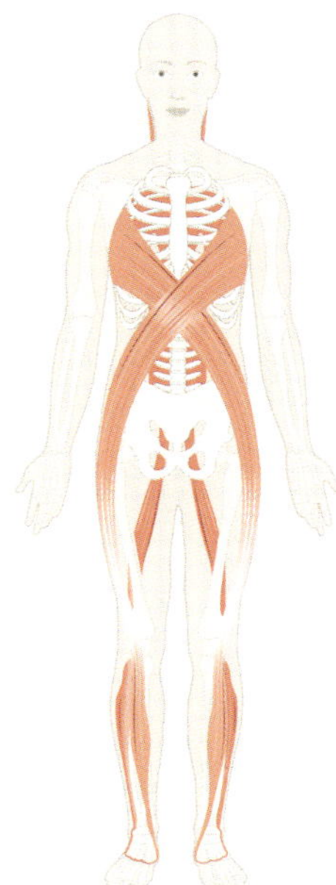

wo sie schließlich nach hinten wandert und am Hinterkopf ansetzt. Diese Zugbahn hält den Oberkörper aufrecht und hilft dabei, diesen zu beugen.
b) Auf der Körperrückseite verläuft die Zugbahn von der Fußsohle die hinteren Oberschenkel hinauf in den Hüftbereich, von dort mit dem Rückenstrecker entlang der Wirbelsäule hoch zum Nacken und Hinterkopf, von dort noch über den Scheitel nach vorn bis in den Stirnbereich.

Diese Haupt-Zugbahn ist maßgeblich an der aufrechten Körperhaltung beteiligt und ermöglichst das Strecken des Oberkörpers in eine aufrechte Haltung und nach hinten.
c) Die beiden seitlichen Zugbahnen links und rechts des Körpers führen vom äußeren Fußbereich über die äußeren Anteile der Wadenmuskulatur und die Abduktoren seitlich an der Hüfte vorbei, münden dann in die tiefer liegende Rumpfmuskulatur, bis sie schließlich in der Hals- und Nackenmuskulatur am Kopf ansetzen.

Die seitlichen Zugbahnen ermöglichen eine Seitwärtsneigung des Körpers, halten zudem die Beine und den Rumpf in Position und sorgen schließlich dafür, dass die vordere und die rückseitige Hauptbahn harmonisch zusammenarbeiten, etwa beim Gehen.
d) Die Spiralhauptbahnen verlaufen, wie der Name andeutet, spiralförmig durch die drei zuvor genannten Faszienbahnen. Vom Knöchel- beziehungsweise Fersenbereich ziehen sie sich seitlich die Beine hinauf und münden in das Gesäß sowie die vordere äußere Hüftregion, sodass sie den Beckenbereich sowohl von vorn als auch von hinten umfassen. Vorn münden sie in die quere Bauchmuskulatur und hinten in den Rückenstrecker, führen dort in den oberen Rückenbereich und setzen schließlich am Hinterkopf an.

Diese doppelspiralförmige Anordnung stabilisiert den Körper rundherum und sorgt dafür, dass Sie sich exakt geradeaus bewegen können. Denn sie führt gegenläufige Bewegungen etwa der Arme und Beine beim Laufen und ermöglicht darüber hinaus Rotationen jeglicher Art.

Die Darstellungen der Hauptbahnen liefern wichtige Erkenntnisse für das Training der Faszie. Denn es gibt den entscheidenden Bewegungsformen und -abläufen, die Ihr Körper durchzuführen imstande ist, ein Gesicht. Das heißt: Kümmern Sie sich im Training vor allem um diese Faszien-Hauptbahnen und (das ist gerade für Leistungssportler interessant) deren optimales Zusammenspiel. Für beides finden Sie in diesem Buch ein umfassendes Übungsangebot. Doch zuvor erwarten Sie im nächsten Kapitel erst einmal die wichtigsten Grundsätze für ein zielführendes Training Ihrer Faszie.

Kapitel 2

Training und Pflege der Faszie

Im vorhergehenden Kapitel konnten Sie sich mit Aufbau, Struktur und Funktionen der Faszie vertraut machen und haben eine Ahnung davon bekommen, warum sich Faszientraining für Sie lohnt. Jetzt geht es ans Eingemachte. Denn: Wenn Sie es schaffen, regelmäßig Ihre Faszie zu fordern und zu fördern, sind Sie auf dem besten Weg, Ihren Körper ausgewogen zu trainieren und gesund und beschwerdefrei sowie rundum leistungsfähig durchs Leben zu gehen.

Der Aufbau des Faszientrainings

Bei der Arbeit mit der Faszie optimieren Sie den Zustand Ihres Bindegewebes, vor allem des myofaszialen Bindegewebes, das Teil des körperlichen Bewegungsapparats ist. Doch wie sieht das Faszientraining eigentlich aus? Dieses Buch liefert eine umfassende Antwort und bietet Ihnen ein ganzheitliches Training des Bindegewebes an. Es geht hier nicht nur um die noch relativ junge Trainingsdisziplin der Selbstmassage mithilfe der Faszienrolle oder anderer Tools zur myofaszialen Behandlung. Es geht auch um wichtige andere Einflussmöglichkeiten, die Ihnen beim Training Ihres Bindegewebes zur Verfügung stehen. Aus den Grundfunktionen der Faszie ergeben sich vier Trainingsziele, die in vier Trainingsschwerpunkte und damit zugleich auch in die vier Übungskapitel dieses Buches münden:

1) eine allgemeine Verbesserung der Versorgungslage und der Gewebestrukturen im Binde- und Muskelgewebe durch die Selbstmassagetechnik des Ausrollens (zu den Übungen siehe Kapitel 3.1 ab Seite 45)
2) eine Optimierung der Wahrnehmungsqualität, der Sensomotorik und der Koordinationsfähigkeit durch mobilisierende Bewegungen (zu den Übungen siehe Kapitel 3.2 ab Seite 77)
3) eine Erhöhung von Elastizität und energetischer Speicherfähigkeit der Faszie (= Energiegewinn beziehungsweise Einsparung durch oder bei Bewegungen) durch federnde Bewegungen (zu den Übungen siehe Kapitel 3.3 ab Seite 115)
4) eine Verbesserung der mechanischen Eigenschaften des Bindegewebes durch Stretching (zu den Übungen siehe Kapitel 3.4 ab Seite 147)

Gift für die Faszie

Es gibt viele Gründe, warum Ihre Faszie verklebt und unelastisch werden kann. Versuchen Sie – sofern es in Ihrer Macht steht –, die folgenden Faktoren in Ihrem Leben zu minimieren oder loszuwerden:

- Bewegungsmangel vor allem durch Bequemlichkeit, aber auch aufgrund von Krankheit oder Verletzungen (etwa bei Brüchen mit Gipsbehandlung)
- Schonhaltungen
- monotone Belastungen oder (Fehl-)Haltungen wie ständiges Sitzen
- Stress
- Mangel- oder Fehlernährung
- operative Eingriffe und ihre Folgen (Narbenbildung etc.)

Zehn gute Gründe für das Faszientraining

In der Einleitung zu diesem Buch haben Sie schon ein wenig in den Vorzügen einer funktionierenden Faszie schwelgen dürfen – hier sind im Überblick noch einmal die wichtigsten Pluspunkte, die eine bestens trainierte Faszie mit sich bringt:

- Eine gesunde Faszie versorgt die Muskulatur optimal und gibt eine ideale, der Anatomie angepasste Bewegungsrichtung vor. Sie unterstützt Sie außerdem beim Muskelaufbau und auch bei allen anderen Trainingszielen.
- Eine gesunde Faszie bietet Ihnen deutlich mehr Bewegungsfreiheit und damit Lebensqualität im Vergleich zu einer verfilzten, verkümmerten Faszie.
- Eine gesunde Faszie sorgt dafür, dass Sie eine aufrechte Körperhaltung einnehmen. Ihre gesamte Erscheinungsform wirkt gesünder, jugendlicher, straffer. Die Gelenke werden optimal zueinander ausgerichtet, was Belastungen und Beschwerden reduziert.
- Eine geschmeidige, elastische Faszie ist die Basis für eine gute Körperwahrnehmung und Koordinationsfähigkeit, inklusive eines funktionierenden Gleichgewichtssinns.
- Eine gut trainierte Faszie ist in der Lage, eine große Menge an Energie zu speichern und diese bei Bewegungen einzusetzen. Damit übernimmt sie teilweise die Arbeit der Muskulatur, was wiederum jede Menge Energie einspart. Das gilt auch für alltägliche Bewegungen wie beispielsweise normales Gehen.
- Eine gesunde Faszie trägt zur ausreichenden Versorgung all Ihrer Organe mit den benötigten Nährstoffen bei.
- Eine gesunde Faszie minimiert das Risiko von Beschwerden oder gar Verletzungen, denn sie ist der Garant dafür, dass alle Bewegungen und Prozesse im und mit dem Körper schmerzfrei und wirklich reibungslos verlaufen.
- Eine gesunde Faszie sorgt für eine gute Durchblutung und Versorgung mit Lymphflüssigkeit in allen Körperbereichen. Das hält das Gewebe gesund, steigert die Regenerationsfähigkeit und hält Sie auch an kalten Tagen besser warm.
- Alle in Kapitel 1 angesprochenen Körpersysteme arbeiten reibungsloser mit einer optimal aufgebauten Faszie, die diese Systeme miteinander verbindet.
- Da sie mit allen Körpersystemen verbunden ist, hat eine gesunde Faszie einen entscheidenden Einfluss auch auf Ihre Psyche und Ihr gesamtes Wohlbefinden.

Allgemeine Grundlagen des Faszientrainings

Ehe Sie zu jedem der auf Seite 25 genannten vier Trainingsschwerpunkte gezielte Tipps mit auf den Weg bekommen, finden Sie hier Antworten auf die zehn wichtigsten Fragen rund um das Thema Faszientraining. Sehen Sie diese Infos als grundsätzliche Prinzipien, die für das Training der Faszie immer gelten. Wer sich daran hält, wird belohnt. Und zwar schon bald, denn im Gegensatz zu anderen Trainingszielen wie dem Aufbau von Ausdauer oder Kraft zeigen sich beim Faszientraining schnell Erfolge. Schon während oder unmittelbar nach einer Einheit können Sie in der Regel ein angenehm-wohliges Gefühl verspüren. Das liegt daran, dass sich bereits mit wenigen Dehn-, Druck- oder Federimpulsen Verklebungen im Gewebe zu lösen beginnen. Wer regelmäßig trainiert, schafft es daher schon nach sechs bis acht Wochen, eine verfilzte Faszie wieder geschmeidig zu machen!

Um auf der energetischen Ebene Erfolge zu erzielen und die Feder- und Katapulteffekte der Faszie zu verbessern, brauchen Sie ein wenig mehr Geduld, da sich die nötigen Proteine erst bilden und strukturieren müssen: Nach etwa einem halben Jahr zeigt sich ein fühlbares „Dickenwachstum" der Faszie, sprich: Sie profitieren von dem Katapulteffekt.

Wie oft soll ich die Faszie trainieren?

Durch die Belastung in einer Trainingseinheit verändert sich die Struktur in den beanspruchten Bereichen. Ähnlich wie bei der Wirkung von Krafttraining auf das Muskelgewebe, kommt es beim Faszientraining zunächst zu einer Unterversorgung mit Nährstoffen und kleinen „Zerstörungen" in der Gewebestruktur. Konkret heißt das: Verbrauchte, veraltete oder nicht mehr funktionsfähige Fasern (darunter Kollagen-Eiweiß) werden abgebaut, zugleich und im Anschluss daran neue Fasern aufgebaut. Bis die Faszie mit neuer, elastischerer Struktur wiederhergestellt ist, vergehen etwa 72 Stunden, bei Untrainierten kann es noch länger dauern. In dieser Regenerationsphase sollten Sie die entsprechenden Zellen nicht mit einer neuerlichen Beanspruchung stören. Das bedeutet für Sie:

> Führen Sie für ein und dieselbe Körperregion beziehungsweise Faszienbahn höchstens zwei- bis dreimal pro Woche ein intensives Faszientraining durch. Je Trainingseinheit reichen manchmal bereits 10 Minuten aus, viel mehr als 20 bis 30 Minuten müssen Sie auf keinen Fall einplanen.

Kann ich das Faszientraining in mein herkömmliches Training integrieren?

Im Idealfall absolvieren Sie das Faszientraining als eigenständige Einheit. Sie können sogar einzelne Elemente wie das Dehnen herauslösen und extra trainieren. Doch auch eine Kombination des Faszientrainings mit Ihrem sonstigen Training ist natürlich möglich. So lassen sich Beweglichkeits- oder federnd-plyometrische Übungen (aus den Übungskapiteln 3.2 und 3.3) gut in Ihr Kraft- oder Ausdauertraining integrieren. Weniger geeignet ist intensives Dehnen oder Ausrollen nach einem anstrengenden Krafttraining, da die beim Training beanspruchten Muskelfasern geschwächt sind und durch zu viel Zug und Druck Schaden nehmen könnten. Sie können aber mit einem – nicht allzu langsam-intensiv ausgeführten – Ausrollen vor einem Krafttraining die beanspruchte Muskulatur vorbereiten, so Ihre Mobilität erhöhen und letztlich effektiver trainieren.

Kann ich trainieren, wo ich möchte?

Abgesehen von einigen komplexeren (Kraft-)Übungen kommen Sie bei vielen Faszienübungen ohne Gerätschaften aus. In der Regel ist Faszientraining gleich Bodyweight-Training, also ein Training, bei dem Sie den eigenen Körper beziehungsweise sein Gewicht einsetzen. Das gilt auch für den Massagepart, für den Sie natürlich (die leicht zu transportierende) Rolle und/oder einen Ball benötigen – Sie arbeiten grundsätzlich immer mit dem eigenen Körpergewicht. Dementsprechend können Sie eigentlich überall trainieren, wo Sie wollen: am Strand, im Studio, im Keller, im Büro …

Eigengewichtstraining hat den Vorteil, dass es funktionell und alltagstauglich ist: Sie trainieren Ihren Körper mit Blick auf die Anforderungen des Lebens, verbessern das Zusammenspiel verschiedener Muskelgruppen (entlang der Faszienbahnen) und fördern damit Ihre „Bewegungsintelligenz“.

Wie sieht der Ablauf eines Faszientrainings aus?

Im Normalfall ist es sinnvoll, das Faszientraining mit dem Ausrollen auf der Rolle und/oder dem Ball zu beginnen (die Übungen aus Kapitel 3.1). So bereiten Sie die Faszienbahn vor, lösen Schmerzpunkte und gehen mit einem derart entspannten Gewebe in den „aktiveren“ Teil des Faszientrainings. Führen Sie als Nächstes lockerere Mobilisationsübungen durch (die Übungen aus Kapitel 3.2), die das massierte Gewebe wieder schneller mit Nährstoffen füllen helfen. Danach schließen Sie dynamisch-federnde Bewegungen sowie funktionell fordernde (Kraft-)Übungen an (die Übungen aus Kapitel 3.3), bevor Sie zum Abschluss den Stretching-Part (die Übungen aus Kapitel 3.4) absolvieren.

Muss ich mich vor dem Faszientraining gezielt aufwärmen?

Wenn Sie mit der Selbstmassage der trainierten Partien beginnen, müssen Sie in der Regel kein zusätzliches Warm-up durchführen. Schaden kann es allerdings auch nicht, und je intensiver die anstehende Einheit zu werden droht, desto eher macht es Sinn, den Körper vorab für fünf Minuten ein wenig in Wallung zu bringen: durch ganz lockere Hüpf-, Lauf-, Kreis- oder Drehbewegungen beispielsweise oder auch durch leichtes Kardio-Training, etwa auf einem Fahrrad beziehungsweise Ergometer. Das kurbelt die Durchblutung an, schärft Ihre Aufmerksamkeit, aktiviert die Muskelansteuerung und fördert die Bildung von Gelenkflüssigkeit, die die Gelenke im Anschluss reibungsloser arbeiten lässt.

Was sind die wichtigsten Grundsätze für das Faszientraining?

Das Training des Bindegewebes hat einen gänzlich anderen Schwerpunkt als „herkömmliche" Trainingskonzepte, bei denen der gezielte Aufbau von Kraft oder Ausdauer oder auch der Muskelaufbau im Vordergrund stehen. Es geht nicht um „schneller, höher, weiter". Es geht nicht darum, besonders viel zu leisten oder abzureißen. Die drei wichtigsten Grundsätze für ein zielführendes Faszientraining lauten vielmehr:

> 1) Entspannen Sie sich so weit Sie können und spüren Sie bei jeder Wiederholung unter voller Konzentration in Ihren Körper hinein. Qualität geht vor Quantität!

Faszientraining heißt in besonderem Maß auch Training der Körperwahrnehmung und Entspannung. Sie erreichen Ihr Bindegewebe – insbesondere bei den Selbstmassageübungen – nur dann optimal, wenn Sie innerlich wirklich „runterkommen": Versetzen Sie Ihr vegetatives Nervensystem in einen entspannten Modus und erlauben Sie so auch Ihrer Muskulatur loszulassen. Dann ist der Weg ins Gewebe frei.

Dafür ist vor allem die richtige Atmung ein ganz entscheidender Faktor (siehe die nächste Seite). Darüber hinaus ist es hilfreich und sogar notwendig, jede Art von Druck-, Zug- oder Spannungsveränderungen im Körper wahrzunehmen. Und zwar bei jeder Gelegenheit, möglichst in jeder Sekunde des Trainings. Wie fühlt sich eine Bewegung an? Läuft sie geschmeidig? Oder wo hakt es? Was passiert, wenn Sie eine kleine Bewegungsänderung einbauen, noch intensiver auf die Atmung achten oder die Augen schließen? Für diese Konzentrationsarbeit ist es zweckmäßig, wenn Sie sich beim Training nicht ablenken lassen, etwa

Bauchatmung fürs Bindegewebe

Mit einer gleichmäßigen, ruhigen Bauchatmung (auch Zwerchfellatmung genannt) regeln Sie das vegetative Nervensystem, das etwa den Herzschlag beeinflusst und auch den Grundtonus der Muskulatur, also den Grad der Spannung im Muskelgewebe. Fürs Faszientraining gilt: je entspannter das Muskelgewebe, desto effektiver das Training der Faszie. Diese einfache Übung verdeutlicht die Bauchatmung:

- Aufrecht und entspannt hinsetzen und die Augen schließen. Alternativ rücklings entspannt auf den Boden legen.
- Eine Hand auf den Bauch legen und bewusst und relaxed in den Bauch hineinatmen, sodass sich die Bauchdecke mit der Hand beim Einatmen nach außen, beim Ausatmen nach innen bewegt.
- Die Bauchdecke immer lockerer werden lassen und versuchen, ohne „Gewalt" immer tiefer in den Bauch hineinzuatmen – auf der Suche nach dem natürlichen Atemimpuls: Ihr Körper sagt Ihnen, wann der Zeitpunkt zum Ein- und wann zum Ausatmen gekommen ist.

durch Fernsehen, Small Talk mit dem Trainingspartner oder stressige Musik.

2) Bringen Sie möglichst viel Abwechslung ins Training! Im Idealfall ist jede Wiederholung oder jede Sekunde anders als alle anderen.

Variieren Sie wo immer möglich in minimaler Form die Bewegungsabläufe beziehungsweise die Spannungsverhältnisse, etwa beim Dehnen – dort ist eine Variationsvielfalt besonders sinnvoll (siehe Seite 147). Die Betonung liegt auf minimal: Sie sollen nicht vollkommen andere Übungen durchführen als vorgegeben. Es geht um klitzekleine Veränderungen, zum Beispiel ein leichtes Kippen des Fußes oder ein zusätzliches Drehen des Daumens. Die Übungsbeschreibungen in Kapitel 3 geben grundsätzliche Bewegungen vor, denen Sie dann mit den skizzierten kleinen Veränderungen mehr Würze verleihen. Insgesamt gilt: Mit einem spielerischen Ansatz und möglichst viel Spaß bei der Sache haben Sie den größten Erfolg.

3) Führen Sie Bewegungen nicht isoliert, sondern dynamisch aus ganzen Muskelketten heraus aus.

Arbeiten Sie mit dem Bild der Faszienbahnen: Visualisieren Sie die Zugverhältnisse – dabei ist es egal, ob Sie sich die Leitbahnen beziehungsweise Muskelketten als Energie-Autobahnen vorstellen oder lieber mit dem Bild von Gummizügen (wie im Tensegrity-Modell, siehe Seite 15) trainieren. Wichtig ist die Vorstellung, dass keine noch so kleine Bewegung isoliert ist. Alles hat Auswirkungen auf den übrigen Körper – und die Kraft für die Ausführung einer Bewegung kommt nicht aus einem oder auch mehreren Muskeln allein, sondern aus der Funktionsgesamtheit, zu der auch die Faszie ihren Beitrag leistet. Getreu dem Motto „Das Ganze ist mehr als die Summe seiner Teile!"

Muss ich bei der Atmung etwas beachten?

Ihr Atem sollte während der gesamten Trainingsausführung möglichst ruhig und gleichmäßig fließen. Betonen Sie dabei vor allem das Ausatmen, das gern länger dauern darf als das Einatmen und von vielen vernachlässigt wird. Das Ausatmen ist notwendig, um nicht in eine Sauerstoffschuld zu geraten, sondern in der Lunge Platz zu schaffen für neue, sauerstoffreiche Luft. Bedenken Sie zudem: Einatmen bedeutet tendenziell Anspannung, Ausatmen bedeutet eher Entspannung. Dementsprechend ist es bei Dehnübungen beispielsweise einfacher, in die Ausatmung hinein loszulassen. Zur perfekten Atmung im Rahmen des Faszientrainings, der Bauchatmung, siehe ganz links.

Kann ich auch einmal ein paar Wochen lang aussetzen?

Vermeiden Sie längere Phasen ohne Training und versuchen Sie lieber, regelmäßig Ihre Faszie zu pflegen. Das hält Sie im wahrsten Sinne des Wortes geschmeidig und zahlt sich auch langfristig für Ihre Gesundheit, Ihr Wohlbefinden und Ihre Leistungsfähigkeit aus. Viel müssen Sie ja wie gesagt gar nicht tun.

Meine Schokoladenseite schafft deutlich mehr als die andere – ist das schlimm?

Das ist vor allem ein Zeichen für eine Dysbalance in Ihrem Körper. Die im Übrigen jeder hat. Jeder hat das, was als Schokoladenseite bezeichnet wird – und schon damit losgeht, dass Sie entweder Rechts- oder Linkshänder sind. Dementsprechend übt jeder bestimmte Handgriffe immer mit derselben Seite aus, schultert schwere Dinge vorzugsweise mit stets derselben Schulter oder steigt immer von derselben Seite aufs Fahrrad. Das ist nicht schlimm, sollte Ihnen aber bewusst sein! Und möglicherweise den Impuls geben, im Sinne der Faszienpflege derartige Routinen auch einmal bewusst zu durchbrechen (siehe auch Seite 10). Für Ihr Training bedeutet das einmal mehr: Spüren Sie in Ihren Körper hinein und finden Sie Dysbalancen, Haltungsfehler und Schwachstellen. Vergleichen Sie, wie sich eine Übung auf der einen und wie auf der anderen Seite anfühlt. Kümmern Sie sich verstärkt um die Seite, die eher Probleme bereitet – so wie Sie sich bei der Selbstmassage auch um die Stellen gezielt kümmern, die besonders verhärtet oder schmerzhaft sind.

Wie verhalte ich mich bei Verletzungen und wie, wenn ich schlapp oder krank bin?

Grundsätzlich gilt: Hören Sie auf Ihren Körper! Jeder hat einmal einen schlechten Tag – Gründe dafür gibt es reichlich: zu wenig Schlaf, zu viel Alkohol, Stress mit der Liebsten, eine lange Autofahrt, die Ihnen in den Knochen steckt. Akzeptieren Sie das und schalten Sie dann einfach einen Gang runter. Ganz aussetzen sollten Sie Ihr Training immer dann, wenn Sie (ernsthaft) krank oder verletzt sind:

- Nach einer Operation oder ambulanten Wundversorgung warten Sie die Ausheilung ab und lassen sich vom Arzt beraten, wann Sie das Training wieder aufnehmen können.
- Muskuläre Verletzungen wie Zerrungen oder Risse haben einen ausgesprochen negativen Einfluss auf die Zugfestigkeit und Dehnfähigkeit des Bindegewebes. Dies braucht sechs bis zwölf Monate, bevor es wieder seine volle Zugstärke erreicht hat. Deshalb: Beginnen Sie nur äußerst vorsichtig wieder mit

Tschüs, Muskel-, hallo, Faszienkater!

Faszien müssen reißen. Klingt brutal? Ist aber nützlich: Kleinste Mikrorisse im Bindegewebe regen dessen permanente Neubildung an und sorgen unter anderem dafür, dass die Faszie beweglich bleibt und nicht verklebt.

Die Rissbildung verstärkt sich, wenn Sie Ihren Körper intensiv fordern. Laut Untersuchungen etwa der Universität Aalborg in Dänemark sind diese Faszienrisse ausgeprägter als die Risse in der beim Training beanspruchten Muskulatur. Da zudem die Schmerzrezeptoren im Bindegewebe stecken, spricht vieles dafür, dass wir es nach einem intensiven Training in Wirklichkeit mit einem Faszienkater zu tun haben.

Pimpen Sie Ihr Krafttraining
Sie können praktisch jede Gewichtsübung zum Faszientraining nutzen! Denn einige Faszienanteile sprechen Sie auch mit „herkömmlichen" Bewegungsmustern an. Die Grundregel: Führen Sie kleine Wippbewegungen aus, wenn der trainierte Muskel unter Anspannung lang gestreckt ist – beim Bankdrücken etwa, wenn sich die Langhantel knapp über der Brust befindet, oder beim Bizeps-Curl, wenn der Arm fast gestreckt ist. Diese minimalen federnden Bewegungen wiederholen Sie drei- bis fünfmal zügig nacheinander mit einem maximalen Ausschlag von einem Zentimeter. Je feiner diese Bewegungen, desto wirksamer sind sie! Aber Vorsicht: Arbeiten Sie zunächst nur mit etwa einem Drittel des üblichen Gewichts, damit Sie sich keine Zerrung holen.

dem Training und steigern Sie sich langsam in Rücksprache mit Ihrem Arzt.

- Entzündungen im Körper können die Strukturen Ihres Bindegewebes angreifen (vor allem, wenn sie direkt in der Faszie auftreten). Schrauben Sie die Belastungsintensität im Training zurück, schonen Sie stark entzündete Bereiche ganz. Bekämpfen Sie zunächst die Entzündung und warten Sie die vollständige Ausheilung ab, bevor Sie wieder richtig ins Training einsteigen.
- Bei Infekten oder Ähnlichem, die Ihren Körper merklich schwächen, reduzieren Sie die Intensität oder setzen das Training ganz aus.
- Sollten Sie bei einem bestimmten Bewegungsablauf Schmerzen verspüren, beobachten Sie das im Lauf des Trainings und lassen Sie die Übung gegebenenfalls weg. Können Sie eine Übung nicht (mehr) im vollen Umfang durchführen, vereinfachen Sie den Bewegungsablauf.

So weit die allgemeinen, grundsätzlichen Dinge, denen Sie beim Training Ihrer Faszie Beachtung schenken sollten. Hinzu kommen jetzt selbstverständlich noch gezielte Trainingsempfehlungen für die vier Schwerpunkte Ihres Faszientrainings: Ausrollen, Mobilisieren, Federn und Dehnen.

Grundsätze für das Ausrollen der Faszie (Kapitel 3.1)

Was passiert bei der Faszienselbstmassage? Es sind vor allem zwei Dinge:

1) Im Bindegewebe ist Flüssigkeit eingelagert, die es auch umspült. Die Selbstmassage mit Rolle oder Ball funktioniert nach dem Prinzip von Kompression (Belastung beziehungsweise Druckaufbau, was Flüssigkeit wie bei einem Schwamm herausdrückt) und Dekompression (Entlastung, was Flüssigkeit wieder einströmen lässt). Bei der Selbstmassage drücken Sie also die Bindegewebsflüssigkeit heraus und regen so die Hydration an, das heißt eine erneute Flüssigkeitsaufnahme mit frischen Nährstoffen. Die Hydration sorgt dafür, dass das Bindegewebe von innen heraus verjüngt und neu aufgebaut wird.
2) Durch den Druck mit der Rolle von außen (und die dadurch entstehende Wärme) bringen Sie sowohl die einzelnen Bindegewebsschichten untereinander als auch das Bindegewebe und das Muskelgewebe gegeneinander in Bewegung.

Beides sorgt für eine unmittelbare Verbesserung der Gleitfähigkeit und löst letztlich Verklebungen im Bindegewebe. Die Faszie wird geschmeidiger, flexibler und elastischer.

Ausrollen als Warm-up oder Cool-down

Das Ausrollen von Bindegewebe wirkt grundsätzlich gewebeanregend und regenerationsbeschleunigend, da es wie beschrieben den Flüssigkeits- und damit den Nährstoffaustausch fördert. Dementsprechend können Sie die Selbstmassage gut im Rahmen des Aufwärmprogramms, bedingt (nicht zu intensiv!) auch als Cool-down-Element nach dem Training einsetzen. Das Ausrollen vermittelt zumeist ein Gefühl der Entspannung.

In einer reinen Faszientrainingseinheit können Sie das Ausrollen als Einstieg in das Workout so durchführen, wie es in den meisten Übungsbeschreibungen angegeben ist. Wenn Sie die Selbstmassage dagegen als Warm-up zur Aktivierung bestimmter Körperbereiche in einem (intensiven) Kraft- oder Ausdauertraining absolvieren, sollten Sie dabei nicht zu intensiv vorgehen: Sie wollen das Gewebe nur anregen, nicht vollständig auspressen. Dazu rollen Sie zügiger und weniger „tief" in das Gewebe hinein. Denn: Wenn Sie zuviel Flüssigkeit durch die Selbstmassage aus dem Gewebe herausgedrückt haben, ist dieses zunächst spröde und verletzungsanfällig. Es fehlt das „Gleitmittel", um reibungslos arbeiten zu können. Und auch an Nährstoffen mangelt es, um die beanspruchte Muskulatur ausreichend zu versorgen. Erst nach ungefähr zwei Stunden ist das Bindegewebe dann wieder vollständig mit neuer Nährflüssigkeit aufgefüllt.

Weitere konkrete Trainingstipps zum Ausrollen Ihrer Faszie finden Sie auf Seite 45.

Grundsätze für Faszien-Mobilisationsübungen (Kapitel 3.2)

Eine Mobilisation des Körpers und der Faszie sollte vor allem heißen, natürliche Bewegungen auszuführen, für die der menschliche Körper gemacht ist. Das sind fast immer komplexe, mehrere Gelenke einschließende Bewegungen auf allen Körperachsen, sozusagen ein Training in 3-D. Die Umsetzung solcher Bewegungsformen zur Steigerung der Mobilität ist schon mal die halbe Miete – und die andere Hälfte: Befolgen Sie die folgenden Grundsätze.

- Bei Bewegungen im klassischen Krafttraining geht es

Wässern Sie Ihre Faszie

Ausreichendes und regelmäßiges Trinken – vorzugsweise von reinem Wasser – ist essenziell für die Gesundheit und Leistungsfähigkeit Ihrer Faszie. Faustregel: Trinken Sie in den zwei Stunden vor einer Trainingseinheit einen halben Liter Wasser, dann während des Trainings alle paar Minuten einige Schlucke stilles Wasser. Auf diese Weise ist ausreichend Grundsubstanz, auch Matrix genannt, im Gewebe enthalten, zudem ist die Nährstoffversorgung optimal und die Faszie kann auch unter Belastung gut gleiten.

zumeist darum, von A nach B zu kommen und zurück: „Arm beugen, Arm strecken" – mit solchen Bewegungsmustern wäre der Urmensch sicher kein Erfolgsmodell auf diesem Planeten geworden …

- Denken Sie besser groß, denken Sie dynamisch, denken Sie funktionell! Sie können von den Ansätzen des funktionellen Trainings (siehe auch Seite 40) lernen. Bei Mobilisationsübungen für die Faszie gilt: Der Weg ist das Ziel! Oder auch: von A nach B, aber über C, D, E und manchmal auch über F, G, H. Unbedingt und möglichst oft auch mit Rotationsbewegungen beziehungsweise mit Kombinationen aus Beuge- und Streck- sowie rotierenden Bewegungen. So geht Bewegung – frei nach dem Leitsatz des modernen funktionellen Trainings: Trainiere Bewegungen, keine Muskeln! Na, das passt doch wunderbar zu den Prinzipien des Faszientrainings!
- Variieren Sie, wo immer es möglich und sinnvoll ist, Ihre Körperausrichtung, sei es mit einer alternativen Ausgangsstellung, einem einbeinigen anstelle eines zweibeinigen Stands oder Ähnlichem. In jedem Fall bietet es sich auch hier an, spielerisch und konzentriert zu arbeiten (siehe den Grundsatz Nummer 2 auf Seite 30).
- Apropos einbeinig: Sogenanntes sensomotorisches oder propriozeptives Training stellt den Gleichgewichtssinn und die Koordinationsfähigkeit Ihres Körpers massiv auf die Probe und ist damit ideal für Ihre Faszie! Bei dieser Trainingsform (die bei einigen Übungen dieses Buches Anwendung findet, so beim Beinschwingen auf Seite 136) wird der Körper etwa durch einbeinig ausgeführte Übungen zu Ausgleichsbewegungen gezwungen. Sie sollten diese verschärften Trainingsbedingungen wo immer möglich gewinnbringend einbauen, indem Sie auf „instabilen" Untergründen trainieren – zum Beispiel einer Weichbodenmatte, einer Matratze, einem unebenen Boden, auf Sand – oder Geräte wie einen Schlingentrainer einsetzen.
- Auch wenn sie auf den ersten Blick gar nicht zum Faszientraining zu passen scheinen: Bauen Sie rumpfstabilisierende Übungen wie Unterarm- oder Seitstütz in Ihr Workout ein. Eine stabile Rumpfmuskulatur ist die Basis dafür, dass Sie die oben beschriebenen dreidimensionalen und vielschichtigen Bewegungsabläufe ökonomisch und effizient umsetzen können.

Zu weiteren Tipps in Sachen Faszienmobilisation siehe Seite 77.

Grundsätze für federnde Faszienübungen (Kapitel 3.3)

Im Tierreich gibt es beeindruckende Vorbilder für die Fähigkeit, mit der Kraft aus der Faszie zu arbeiten: Katzen oder Eichhörnchen etwa beherrschen die Kunst der faszialen Energieverwertung vorzüglich und kommen damit auf enorme Sprungleistungen. Die Energie dafür ist niemals allein durch die Kontraktionskraft der Muskulatur zu erklären – was im Übrigen ebenso für die Wurfstärke eines Speerwerfers oder die Aufschlagshärte eines Tennisspielers gilt. Es ist die Spannkraft der Faszie, die sich gesteuert im richtigen Moment entlädt. Die Power aus der Faszie beginnt dabei bereits mit der richtigen Vorspannung: Während sich die Katze vor dem Sprung duckt, holen Speerwerfer und Tennisspieler weit aus. Diese Beobachtungen liefern wichtige Hinweise für das perfekte Training der Faszienspannkraft.

Im Gegensatz zur Sprungfeder leiert die Faszie durch wiederholte dynamische Belastungen nicht aus, sondern entwickelt vielmehr zusätzliche Kräfte, da das Training die Faszienfaser zu neuem Wachstum anregt. Insbesondere bewirken federnde Bewegungen, dass sich das Elastin in der Faszie vermehrt, ein – wie der Name andeutet – elastisches Faserprotein, das für zusätzliche Spannkraft sorgt. Dabei erschließen Sie sich durch die Ausführung entsprechender Übungen (wie denen in Kapitel 3.3) nicht nur neue Energiequellen, sondern werden auch insgesamt deutlich geschmeidiger und effizienter in Ihren Bewegungen.

Der Einsatz von Schwung

Manchmal ist der Übergang von einer federnden zu einer mit Schwung ausgeführten Bewegung fließend. Schwung ist nicht per se schädlich und darf auch bei den federnden Übungen zum Einsatz kommen. Achten Sie dann nur darauf, dass es eben nicht nur der Schwung ist und/oder die Schwerkraft, die bei einer Bewegung anschiebt, sondern dass Sie vielmehr den Bewegungsimpuls, also die elastische Energie am Umkehrpunkt einer Bewegung, voll ausspielen und auskosten.

Der Einsatz von explosiver Muskelkraft

Sprünge beziehungsweise das sogenannte plyometrische Training (explosives Schnellkrafttraining) sind eine Steigerung von federnden Bewegungen – unter Zuhilfenahme von muskulärer Kraft. Auch das ist im Rahmen des Faszientrainings erlaubt und daher finden Sie in Kapitel 3.3 ab Seite 115 auch einige Sprungübungen.

Eine kurze Warnung, da manche Sprünge durchaus belastend für den Bewegungsapparat sind: Sollten Sie Probleme mit den Kniegelenken oder den Bandscheiben haben, tasten Sie sich zunächst vorsichtig an explosive Bewegungen wie etwa intensive Sprünge heran. Oder fragen Sie vorab lieber einmal zu viel als zu wenig den Physiotherapeuten Ihres Vertrauens, ob Sie bereit sind für solche Schnellkraft-Moves.

Grundsätze für Faszien-Dehnübungen (Kapitel 3.4)

Ihnen dürfte die Mechanik (schmerzlich) bekannt sein: Werden Muskeln nicht über den ihnen zur Verfügung stehenden Bewegungsweg regelmäßig gefordert, verkürzen sie mit der Zeit. Der Effekt betrifft in unserer Gesellschaft fast jeden, allein schon deshalb, weil wir alle an einer weitverbreiteten Zivilisationskrankheit leiden: dem permanenten Sitzen.

Wenn Muskeln verkürzen, verkümmert auch das betreffende Bindegewebe. Zum Glück lässt es sich relativ schnell wieder „zum Leben erwecken": Durch passendes Stretching wird in der Faszie eine frische, belastbare Kollagenstruktur aufgebaut. Allerdings reicht reines Stretching allein nicht aus, denn: Während Muskelgewebe von Sehne zu Sehne verläuft, also vom Ursprung zum Ansatz eines Muskels in eine Richtung, zeigt das ihn umgebende Bindegewebe in alle möglichen Richtungen. Einige Fasern laufen quer, andere parallel zur beziehungsweise direkt in Muskelzugrichtung.

Grob vereinfacht gesagt, können Sie sich dazu merken:

- Faszienfasern, die quer zur Muskelfaserrichtung verlaufen, werden durch Kontraktion des jeweiligen Muskels gedehnt. Dazu führen Sie „normales" Kraft- oder Kraftausdauertraining aus (siehe dazu auch die Randbemerkung auf Seite 32).
- Faszienfasern, die in Muskelfaserrichtung zeigen (das sind vor allem die Sehnenansätze des Muskels), lassen sich nicht durch Stretching, sondern durch federnde Belastungen dehnen (siehe dazu die „Grundsätze für federnde Faszienübungen" auf Seite 35 sowie die Übungen in Kapitel 3.3).
- Faszienfasern, die parallel zu den Muskelfasern verlaufen (wie die Bindegewebehüllen um die einzelnen Muskelfasern), dehnen Sie durch ein Stretching des Muskels, etwa mit den Übungen in Kapitel 3.4.

Das ideale Faszien-Stretching

Um die im letzten Punkt genannten parallel verlaufenden Faszienfasern durch Stretching zu erreichen und in ihnen eine Einlagerung von frischem Kollagen anzuregen, bieten sich grundsätzlich zwei verschiedene Dehnmethoden an: das langsame passiv-statische Dauerdehnen, vor allem aber das wiederholte dynamische Dehnen.

FASZIEN-STRETCHING	
Methode	**Ausführung**
A) Passiv-statisches Dauerdehnen	• *Gehen Sie in eine Dehnspannung und entspannen Sie für wenigstens 30 Sekunden* in diese hinein.* • *Atmen Sie ruhig weiter, erhöhen Sie dann die Spannung etwas (ohne sie vorher wieder zu lösen) und halten Sie sie abermals für wenigstens 30 Sekunden.* • *Führen Sie so einen Durchgang mit insgesamt zwei bis drei Minuten unter anhaltender Dehnspannung durch.* • *Intensivieren und verändern Sie die Wirkung auf die Faszie, indem Sie den in Dehnung befindlichen Muskelbereich gezielt anspannen!*
B) Wiederholtes dynamisches Dehnen	• *Gehen Sie in die Dehnspannung und federn Sie dann locker und sanft in die mögliche Endposition hinein.* • *Zwischen dem Schieben lösen Sie die Spannung nur ganz leicht, atmen aus und versuchen, bei jedem neuen sanften Schieben ein wenig mehr in die Dehnspannung zu gelangen.* • *Führen Sie zwei bis drei Durchgänge von jeweils 45 bis 60 Sekunden* unter Dehnspannung durch. In jedem Durchgang sollten Sie wenigstens 20- bis 30-mal sanft in die Endposition hineinfedern. Zwischen den Durchgängen entspannen Sie sich für fünf bis zehn Sekunden.*

* Über die Ausführungs- und Haltedauer bei Dehnübungen gibt es in der Wissenschaft keinen Konsens. Die hier angegebenen Zeiten sind Richtwerte, die sich an den üblichen Vorgaben aus dem reinen Stretching sowie aus den zumeist längeren Dehnphasen im Yoga orientieren.

Weitere gezielte Trainingstipps zu einem wirklich optimalen Stretching Ihrer Faszie bekommen Sie auf der Einleitungsseite zu den Dehnübungen auf Seite 147.

Gewebepflege in Sport und Alltag

Das gezielte Training Ihres Bindegewebes ist gut und schön. Doch selbst wenn Sie sich täglich für etwa 20 Minuten mit Eifer daranmachen, bleiben immer noch 98,6 Prozent Ihrer Zeit – in der Sie was tun? Das Wohlergehen Ihrer Faszie zu vernachlässigen und sich gehen zu lassen wäre keine gute Idee. Sehen Sie die Zeit nach einer Trainingseinheit als Zeit vor einer Trainingseinheit – und nutzen Sie die riesige Ressource, die Ihnen Ihr Alltag und Ihre Freizeit bieten!

Feind der Faszie: Einseitigkeit

Bei manchen Sportarten ist es besonders wichtig, dass Sie sich um Ihre Faszie kümmern. Vor allem bei Ausdauerdisziplinen, bei denen immer wieder dasselbe relativ beschränkte Bewegungsmuster abgerufen wird wie beim Laufen oder Rennradfahren, aber auch bei exzessivem, isoliertem Krafttraining. Setzen Sie bei Ausdauersportarten konsequent auf kleine Pausen. Denn: Die dauerhaft wiederholten Belastungen quetschen Flüssigkeit aus dem Gewebe wie aus einem Schwamm. Zwei, drei Minuten Pause reichen bereits aus, damit sich die Faszie wieder mit Flüssigkeit füllen kann.

So stimulieren Sie Ihre Faszie rund um die Uhr

Es gibt sehr viele Möglichkeiten, Alltag und Freizeitaktivitäten zu nutzen, um Ihrer Faszie Gutes zu tun. Hier sind zehn Anregungen – setzen Sie davon jeden Tag wenigstens eine um!

- Machen Sie möglichst viele Dinge auf einem Bein: einfach so dastehen (etwa in der Bahn auf dem Weg zur Arbeit), telefonieren, Brote schmieren, Zähne putzen. Wippen Sie dabei immer wieder federnd – und vergessen Sie den Beinwechsel nicht.
- Vermeiden Sie dauerhaft einseitige Belastungen und Haltungen. Wer einen Bürojob hat oder sonst viel sitzen muss: Jede Stunde für wenigstens fünf Minuten aufstehen, gehen, bewegen. Stellen Sie dazu einen wiederkehrenden Alarm auf dem Smartphone ein.
- Alle halbe Stunde (Smartphone stellen!) führen Sie dieses Miniprogramm durch: Erst recken und strecken Sie sich für etwa 30 Sekunden, so wie Sie es morgens im Bett tun. Integrieren Sie dabei alle Gelenke – strecken Sie also auch den ganzen Körper in einer langen Spannung. Dann drehen Sie direkt danach den Oberkörper nacheinander zu beiden Seiten (als würden Sie sich beim Rückwärtseinparken nach hinten umdrehen). Dazu den Rumpf aus dem Becken heraus drehen, die Bewegung von dort über das Brustbein zum Kopf hin fortsetzen. Der Rumpf richtet sich bei dieser Spiraldrehung leicht auf und streckt sich.
- Führen Sie alltägliche Bewegungen und Handgriffe (sofern es nicht gerade das Arbeiten mit einem scharfen Fleischermesser ist) mit oder von der anderen Seite durch: Zähne putzen, Haustür aufschließen, aufs Rad steigen …
- Bei jeder Treppe (das werden einige sein, denn ab sofort ist Schluss mit Fahrstuhlfahren!) bewegen Sie sich möglichst geschmeidig und lautlos hinauf oder hinunter. Mal langsam Stufe für Stufe, mal im Sprint – wechseln Sie das Tempo von Stockwerk zu Stockwerk.
- Betätigen Sie immer wieder die Lichtschalter in Ihrem Haus mit dem Fuß. Versuchen Sie, das Bein dabei in einer geschmeidigen bis tänzelnden Weise zu schwingen – und dies mal vorwärts und mal rückwärts zu tun.
- Hängen Sie einfach mal ab: beidhändig an einem festen Ast, einem Klettergerüst oder Ähnlichem. Sie müssen keine Klimmzüge machen – nur abhängen und dabei den Körper hin- und herschwingen. Schaffen Sie noch einen Aufschwung?
- Sie haben ein Kind? Ein kleines? Gut, dann nehmen Sie

sich vor, sich an jedem Wochenendtag für zehn Minuten exakt so zu bewegen wie Ihr Nachwuchs. Und verbringen Sie mit ihm einmal pro Woche eine halbe Stunde kraxelnd und krabbelnd auf dem Spielplatz.

- Ob Koffer, Wäschekorb oder Bierkiste: Nutzen Sie jede Gelegenheit, um dynamische Hebearbeit zu verrichten. Dazu wie bei einer Kniebeuge (siehe Seite 91) zunächst das Gesäß nach hinten schieben, die Knie beugen und dann das Gewicht in einer möglichst sauberen, elastischen Federungsbewegung beim Ausatmen anheben. Sanftes und lautloses Absetzen ist natürlich Ehrensache!
- Ausdauersportler bewegen sich möglichst federleicht und betonen dabei jede Wiederholung (Schritte beim Laufen, Pedalumdrehungen beim Radfahren, Züge beim Schwimmen), als wäre es eine ganz andere als alle zuvor. Abwechslung ist willkommen: rückwärts laufen, einbeinig pedalieren, die Schwimmlage wechseln …

Faszienfördernde Sportarten

Sie sehen: Es gibt viele Bewegungsmuster, die auf Gesundheit und Qualität Ihrer Faszie einzahlen. Das gilt auch für sportliche Aktivitäten. Selbst wenn Sie eine Lieblingssportart haben, sollten Sie darüber hinaus versuchen, Abwechslung in Ihre sportliche Freizeit zu bringen. Ein Überblick über Top-Faszien-Sportarten:

Tanzen

Dynamische Impulse, viele federnde Bewegungen: Tanzen ist in Schritte übersetztes Faszientraining. Wenn es nicht immer nur der langsame Walzer ist …

Capoeira

Dies dürfte die wohl dynamischste und akrobatischste Weise sein, seine Faszie fit zu halten und sich eine überragende Beweglichkeit anzueignen, die dann im Alltag vor vielen Zivilisationswehwehchen bewahrt! Um Capoeira zu erlernen, brauchen Sie Geduld – doch die zahlt sich mit Blick auf die gesundheitlichen Effekte aus.

Tai-Chi

Eine entspanntere Form des Faszientrainings werden Sie kaum finden: Die langsamen, flüssigen Techniken der alten Kampfkunst sind in Bewegung gegossene Faszienenergie! Im Kern geht es um energetische Prozesse, die nichts mit Muskelkraft zu tun haben und trotzdem dafür sorgen, dass Sie ein Gegenüber durch den Raum fliegen lassen könnten.

Andere Kampfkünste

Viele andere Kampfkünste (und Kampfsportarten) setzen ebenfalls auf die Kraft aus der Faszie, denn in der Situation Mann gegen Mann geht es stets dar-

Allheilmittel Trampolin?
Müsste Trampolinspringen nicht das Mittel der Wahl sein für ein Training federnder Faszien? Nicht unbedingt, denn: Das Trampolintuch nimmt der Faszie die Arbeit ab und sorgt für die Elastizität, die Sie nach oben katapultiert. Das geht auch mit völlig steifen Beinen – ohne einen wirklich positiven Effekt auf die Faszie (abgesehen von der Wahrnehmung, wie sich Dynamik und Elastizität in der Wende anfühlen). Sie fördern die Federkraft der Faszie eher, wenn Sie auf hartem Boden möglichst lautlose Hüpfer üben.

um, gleichzeitig stabil, beweglich und energetisch durchlässig zu sein. Das schafft keine Muskelkraft.

Pilates
Nicht ganz so alt, aber auch schon traditionell – mit sehr vielen Übungen, die Muskulatur und Bindegewebe entlang der großen Faszien-Zugbahnen ansprechen.

Yoga
Ein Klassiker für Faszien-Jünger: Yoga bietet (je nach Ausprägung) neben meditativen, respiratorischen und teils auch transpirierenden Effekten jede Menge Übungen, die mit spiralförmigen oder diagonalen Bewegungsausrichtungen Ihrem Bindegewebe guttun.

Funktionelles Training
Dieser relativ moderne Fitnessansatz hat erstaunliche Parallelen zum Faszientraining. Er nimmt Bewegungen, nicht einzelne Muskeln in den Fokus und beschreibt diese funktionell, also der Funktionsweise des menschlichen Körpers entsprechend. Daher stehen hier Muskelketten im Zentrum des Trainings und die sind das muskuläre Pendant zu den Faszien-Zugbahnen.

Turnen/Kunstturnen
Über die Gesamtheit der Disziplinen gesehen ist Turnen ein sehr faszienfördernder, wenngleich auch körperlich strapazierender Sport. Die turnerischen Bewegungsformen verdienen in jedem Fall gute A- und B-Noten für ihren positiven Effekt auf Beweglichkeit, Koordinationsvermögen und Körperbeherrschung im Allgemeinen.

Klettern/Bouldern
Die archaischen Greif- und Streckbewegungen beim Klettern und Bouldern sind dem Körper samt Faszienhülle wie auf den Leib geschnitten. Selbst trainierte Zeitgenossen überkommt hier immer wieder Muskel-, Entschuldigung: Faszienkater an Stellen, wo niemand Muskeln vermutet hätte – ein gutes Zeichen für die Faszienansprache!

Leichtathletik
Für viele Leichtathletikdisziplinen ist enorme Beweglichkeit und Körperbeherrschung Pflicht. Ob Speerwerfer, Weit-, Hoch- oder Stabhochspringer: Leichtathleten brauchen die Kraft aus dem Bindegewebe – und trainieren es dementsprechend.

Schwimmen
Gelenkschonend und aus Fasziensicht wahrlich im Flow: Schwimmen lebt von Streckbewegungen. Die können wir als dauergebeugt sitzende Zivilisationsmenschen gut gebrauchen.

Wenn die Faszie mal mehr Aufmerksamkeit braucht
Manchmal lässt es sich nicht vermeiden: Sie haben mit Be-

schwerden oder gar Verletzungen im Rücken-, Schulter- oder Kniebereich zu kämpfen. Dann gibt es eine Reihe von zielführenden therapeutischen Maßnahmen, die Ihrer Faszie wieder auf die Beine helfen:

Meridiantherapie, auch Akupunktur oder Reflexzonenmassage

Derartige zum Teil jahrtausendealte Behandlungsmethoden setzen direkt an der Faszie an. Mehr als 80 Prozent der traditionellen Akupunkturpunkte am menschlichen Körper sind Faszienkreuzungs- und Durchlasspunkte. Und die Idee der Meridiane deckt sich mit der körperweiten Vernetzung durch die hochsensible, mit zahlreichen Sensoren gespickte Faszie.

Rolfing (teils auch: Osteopathie)

Beim Rolfing übt ein Therapeut manuell mehr oder weniger intensiven (und schmerzhaften) Druck auf betroffene Körperpartien aus, um Verklebungen und Verhärtungen in der Faszie aufzulösen. Die Behandlung ähnelt der Selbstmassage mit Rolle und Ball, ist nur feinfühliger und wirkt deutlich gezielter, was bei strukturellen Problemstellen wichtig ist, die Beschwerden wie Rückenschmerzen oder Ähnliches auslösen.

Fasziendistorsionsmodell (FDM)

Bei dieser sehr komplexen Behandlungsmethode von faszialen Problemen spürt ein speziell ausgebildeter Therapeut aus sechs verschiedenen Fasziendistorsionen (das sind strukturelle Probleme wie Verklebungen, Verkalkungen oder Verdrehungen im Bindegewebe) die im jeweiligen Fall vorliegende Problemstellung heraus und behandelt sie mit manuellen Drucktechniken wie beim Rolfing, die ebenfalls schmerzhaft sein können, aber eine sofortige Verbesserung ermöglichen.

Myofasziales Taping

Hierbei klebt ein Therapeut (oder Sie sich selbst) ein Funktionstape auf eine Faszienpartie, die Beschwerden verursacht. Das Tape wird in der Regel unter stärkeren Zug gesetzt, um das darunter liegende Bindegewebe zu entlasten und in eine entspannte Lage zu ziehen. Das Tape bleibt für rund fünf Tage auf der Haut, wirkt also die ganze Zeit über entspannend und heilend auf das Gewebe ein. Die Behandlung wird dann zumeist mehrmals wiederholt.

Allgemeine Physio- und Sporttherapie

Sportmediziner und Physiotherapeuten verfügen heutzutage über ein so breites Wissen um das Bindegewebe, dass sie die oben genannten und andere Behandlungsmethoden – auch in Kombination – anwenden können. Bei anhaltenden muskulären Schmerzen und Beschwerden, die Sie durch Selbstmassage nicht loswerden, lohnt sich also der Gang zum Experten.

Bei kleinen Beschwerden hilft Bewegung

Vielleicht haben Sie diese Erfahrung auch schon einmal selbst gemacht: Kleinere muskulär-fasziale Beschwerden (die nicht einer akuten Entzündung oder einer strukturellen Verletzung wie einem Faserriss entspringen) können verschwinden, indem Sie sich einfach bewegen! Wie funktioniert das? Durch Bewegung aktivieren Sie Bewegungsrezeptoren in der Faszie. Diese funken nun vermehrt Signale ans Gehirn, die die Signale der ebenfalls in der Faszie angesiedelten Schmerzrezeptoren überlagern. Dann kann es passieren, das sich die betreffende Muskel- und Faszienpartie entspannt. Die Schmerzsignale werden eingestellt und der Bereich ist wieder voll belastbar.

Kapitel 3

Die besten Übungen für Ihre Faszie

Jetzt kann's losgehen: Freuen Sie sich auf rund 160 Übungen plus viele Varianten für ein trainiertes, strapazierfähiges und gesundes Bindegewebe.

Im Gegensatz zum üblichen Faszientraining geht es hier nicht nur um die Arbeit mit der Faszienrolle. Dieses Training ist zwar ein wichtiges Element, das auch in diesem Buch umfassend behandelt wird, aber allein lässt es entscheidende Möglichkeiten der Faszienpflege außer Acht. Dieses Buch setzt ganzheitlich an und fördert und fordert das Bindegewebe in allen Belangen. Dazu gehören die vier Bereiche, die Ihnen schon in Kapitel 2 begegnet sind:

- lösende Bewegungen mit Faszienrolle und -ball
- mobilisierende Bewegungen
- federnde Bewegungen
- Stretching-Übungen

Alle Übungen sind grundsätzlich dazu geeignet, Bewegungsmuffel in ein bewegteres, beschwerdefreies Leben zu führen und darüber hinaus (Profi-)Sportlern jeglicher Disziplin bei der Steigerung ihrer Leistungsfähigkeit zu helfen. Viel Erfolg bei all Ihren Trainingszielen!

Aufteilung der Übungen

Ebenso wie im Körper durch das Bindegewebe alles miteinander verwoben ist, so sind auch die in diesem Buch beschriebenen Bewegungsformen nicht immer eindeutig zu trennen. Anders ausgedrückt: Manche Mobilitätsübungen könnten je nach Ausführung auch in das Kapitel mit den federnden Übungen passen, manche Übung aus dem Dehnkapitel enthält mobilisierende Elemente und so weiter. Damit ist die vorgenommene Aufteilung nicht als strenger (wissenschaftlicher) Maßstab zu verstehen, sondern dient der Übersichtlichkeit und unterstreicht die Bedeutung aller vier Bereiche für das Faszientraining.

Beschreibung der Übungen

Vor allem bei den Selbstmassageübungen geht es nicht um ein klassisches Hin und Zurück bei einer Bewegung, sondern um die vollständige Bearbeitung eines Körperbereichs. Dabei gilt: Wie Sie die Übung ausführen, hängt immer von der Rückmeldung ab, die Ihnen Ihr Körper gibt. In den Übungsbeschreibungen finden Sie Hinweise wie „immer wieder mit der Rolle anhalten“ oder „in die schmerzenden Bereiche vorsichtig hineingehen“. Wie lange eine solche Übung dauern sollte? Sofern nicht gänzlich anders angegeben: Mit zwei bis drei Minuten Einsatz pro Übung kommen Sie zumeist auf einen ausreichenden Trainingsumfang. Zwischen den Übungen dürfen Sie eine kurze Pause von 30 bis 60 Sekunden einlegen. Gestalten Sie diese Pausen aktiv: kurz ausschütteln, auf der Stelle hüpfen etc.

Die besten Tools fürs Faszientraining

Faszienrolle und Trainingsmatte sind nicht alles, was Ihre Faszie aus der Reserve lockt. Ein Überblick über die nützlichsten Hilfsmittel fürs Bindegewebstraining:

Matte

Schont die Gelenke, wenn Sie sich hinknien oder mit den Händen abstützen. Die ideale Matte fürs Faszientraining verfügt über eine dichte Gewebestruktur (die auch verhindert, dass Schweiß in die Matte dringt!), gibt bei Druck also nicht zu stark nach. 1 bis 1,5 Zentimeter Stärke sind optimal. Die Matte sollte rutschfest sein und von Kopf bis Unterschenkel Platz bieten.

Faszienrollen

Gibt es inzwischen beinahe wie Sand am Meer. Die übliche Hartschaumstoff-Rolle ist etwa 30 Zentimeter lang und hat einen Durchmesser von knapp 15 Zentimetern. Es sind auch kleinere Rollen erhältlich, die für kleinere Muskelgruppen wie die Unterarme gedacht sind. Zudem gibt es Rollen mit Riffelungen, Noppen oder Ähnlichem, die für eine zusätzliche Stimulation des Gewebes sorgen sollen. Faszienrollen weisen verschiedene Härtegrade auf.

Faszienbälle

Sie sind ebenfalls in der Regel aus hartem Schaumstoff und werden in verschiedenen Größen angeboten. Dabei gilt: Je kleiner der Ball, desto tiefer dringt er punktuell in das Gewebe ein und kann hartnäckig verklebte Bereiche besser lösen.

Springseil

Ein gutes Springseil fliegt geschmeidig, wenn Sie es schleudern – dazu braucht es ein gewisses Eigengewicht. Das Seil muss längenverstellbar sein, die Griffe sollten für eine gut gelenkte Drehung sorgen.

Schlingentrainer

Ein einfaches Gurtsystem, das richtig viele Übungen mit dem eigenen Körpergewicht ermöglicht. Besonders gut für das Fas-

Schwierigkeitsgrad der Übungen

Einsteiger und Fortgeschrittene finden in diesem Buch sowohl leichtere als auch komplexere und schwierigere Übungen. Um zu erkennen, welche Bewegungsform grundsätzlich eher leicht, welche schwieriger ist, sind bei jeder Übung Hanteln abgebildet. Diese stehen für:

= leichte Übung, vor allem für Einsteiger geeignet

= mittelschwere Übung, eher für Fortgeschrittene geeignet

= schwere Übung, nur für erfahrene Trainierende geeignet

Je komplexer ein Bewegungsablauf ist, je mehr er Muskeln und Gelenke belastet oder je mehr Kraft und Beweglichkeit Sie einsetzen müssen, desto mehr Hanteln kennzeichnen eine Übung. Natürlich vermögen diese groben Kategorien nicht abzubilden, wie schwer Ihnen ganz persönlich ein bestimmter Bewegungsablauf fällt. Probieren Sie also aus, was zu Ihnen passt, und tasten Sie sich an die 2- bis 3-Hantel-Übungen vorsichtig heran.

Bei den eher schwereren Übungen finden Sie in vielen Fällen eine Einstiegsvariante, die Ihnen, der Name sagt's, einen Einstieg in diese Bewegung ermöglichen soll. Andersherum finden fortgeschrittene Trainierende bei manchen leichteren Übungen eine sogenannte Powervariante, die diese Übung auf ihr Leistungslevel anhebt.

Alltagsgegenstände
Sie müssen sich nicht zwingend in Unkosten stürzen: Nutzen Sie Ihre Umgebung zur kostenfreien Unterstützung Ihres Faszientrainings. Etwa mit diesen Dingen:

- eine Eieruhr oder der Timer Ihres Smartphones zum Stoppen von Trainingszeiten
- Mauern, Bänke, Steine, Stühle, Tische, Betten – als Erhöhung zum Hinsetzen, Draufspringen etc.
- Stangen, Äste, Türzargen als Klimmzugstangenersatz
- Laternenpfähle, Metallbügel, Fahrradständer – zum Abstützen
- Steine, Wasserflaschen oder Kisten, dicke Bücher, Werkzeug, Rucksäcke (auch gefüllt) als zusätzliche Trainingsgewichte
- Handtücher als Unterlage oder als Widerstand zum Ziehen
- Kissen, Matratzen, Decken (indoor) und Sand, weiche Wiesen, unebene Waldwege etc. (outdoor) als instabile Untergründe
- lose Äste, kleine Steine oder liegende Baumstämme – zur Markierung, zum Drauf- und Drüberspringen etc.

zientraining: Ein Schlingentrainer sorgt bei jeder möglichen Übung für eine Menge Instabilität, die die tiefen Gewebestrukturen, unterschiedlichste Faszienfasern und stets längere Muskelketten anspricht.

Kettlebell
Die Kugelhanteln eignen sich für Schwungbewegungen mit Gewicht sowie für dynamische Druck- und Zugbewegungen. Sie sind wie gemacht für das Training von größeren Muskelketten, denn praktisch jede Kettlebell-Übung ist eine Ganzkörperübung. Männer nutzen für das Faszientraining in der Regel Gewichte von 8 bis 16, vielleicht sogar 20 bis 24 Kilo. Achten Sie darauf, dass der Griffbereich sauber gearbeitet ist.

Kurz- und Langhanteln
Eine Ergänzung für alle, die den Kräftigungsanteil beim Faszientraining erhöhen wollen. Bei manchen Übungen (siehe zum Beispiel Seite 83 unten) dient das Gewicht als Schwungmasse. Im Idealfall sind die Verschlüsse verschraubbar – das bietet die höchste Sicherheit.

Klimmzugstange
Zum Abhängen und Herumpendeln: Ihr Körper ist zum Hängen, Schwingen, Klettern an und mit den Händen gemacht. Dazu können Sie sich eine Klimmzugvorrichtung zu Hause installieren oder Sie nutzen draußen jede Gelegenheit: Jeder Trimm-dich-Pfad oder Spielplatz bietet viele Hänge- und Klettermöglichkeiten!

Gymnastikball
Eine hilfreiche Sitz- und Ablagemöglichkeit, die für Instabilität sorgt – das fordert das Bindegewebe! Ideal sind 55 bis 65 Zentimeter Durchmesser. Sollte auch unter Belastung nicht platzen.

Medizinball
Fördert Griffkraft, Taktilität und Reaktionsfähigkeit, ist zudem ein vielseitig fordernder Gewichtsersatz. Je nach Anwendungsbereich sind Bälle zwischen zwei und fünf Kilo ideal. Das Material (Leder, Kunststoff etc.) ist Geschmackssache.

Slamball
Schwer, außen sehr robust und innen mit einem losen Gewichtskern (etwa aus Sand), der dafür sorgt, dass der Ball nach dem Aufprall liegen bleibt (siehe die Übung auf Seite 127).

Widerstandsbänder
Gibt's in vielen Varianten: Das längere, dehnfähige Theraband (in verschiedenen Stärken und auch von anderen Herstellern), kleine Minibänder oder das feste, dicke Deuserband. Sie alle setzen Muskeln unter (zunehmende) Spannung. Feste Varianten sind außerdem geeignet, Gelenke zu fixieren (siehe die Übung auf Seite 169) oder Übungen wie Klimmzüge zu erleichtern.

Lösende Bewegungen für eine geschmeidige Faszie

Da sind sie, die „wahren" Faszienübungen, an die Sie vielleicht beim Kauf dieses Buches gedacht haben: Das Ausrollen des Gewebes mit Rolle und Ball umfasst die neuesten Übungen, mit denen das Thema Faszientraining in den letzten Jahren en vogue geworden ist. Diese Übungen in Form einer Selbstmassage sind tatsächlich ein wichtiges Element der Faszienpflege – aber wie Sie in diesem Buch ja schon mehrfach gelesen haben, bei Weitem nicht der einzige Trainingsansatz auf dem Weg zu einer gesunden und leistungsfähigen Faszie.

Tipps zum Einsatz von Faszienrolle und Ball

- Beginnen Sie das Ausrollen einer Muskelpartie, indem Sie etwa zehnmal locker und möglichst gleichmäßig von unten nach oben über das Gewebe rollen, um es auf die anschließende intensivere Selbstmassage vorzubereiten.
- Langsames Rollen ist effektiver als schnelles – lassen Sie sich also Zeit: Ein Zentimeter Positionsveränderung pro Atemzug ist ein guter Anhaltspunkt.
- An besonders festen Stellen (also leider da, wo es am meisten wehtut) sollten Sie verweilen und mit kleinen kreisenden beziehungsweise wippenden Bewegungen in den Schmerz hineinarbeiten. Lassen Sie immer wieder in den Druck hinein los. Sie werden merken, wie sich Gewebeschicht für Gewebeschicht unter dem Druck des Eigengewichts löst. Da bei Beschwerden das Problem oft nicht im schmerzenden Bereich selbst liegt, bietet sich die „Upstream-Downstream"-Methode an: Rollen Sie die Bereiche über und unter der Problemstelle aus – dort steckt zumeist die Ursache.
- Es geht nicht um größtmöglichen Schmerz, sondern darum, ein spürbares neuronales Signal auszusenden. Das bedeutet: Auf einer Skala von 1 (kein Schmerz) bis 10 (unerträglich) trainieren Sie bei maximal 6 bis 7.
- Wenn das Gewebe durch Rolle oder Ball unter Druck steht, bewegen Sie langsam und kontrolliert die Extremitäten, etwa indem Sie den Fuß kippen oder das Bein beziehungsweise den Arm wiederholt anwinkeln und strecken. Auf diese Weise werden die Faszienfasern bewegt, unter Druck sozusagen über die Rolle gezogen, und weichen so schneller auf. Sorry, der Nebeneffekt sind auch diesmal wieder stärkere Schmerzen ...
- Wenn Sie mehrere Körperpartien ausrollen wollen, beginnen Sie immer im Fußbereich und arbeiten sich dann am Körper weiter nach oben.
- Rollen Sie innerhalb einer Muskelpartie von Gelenk zu Gelenk und von unten nach oben aus, also beim Oberschenkel zum Beispiel vom Knie zur Hüfte. Decken Sie dabei die gesamte Fläche der Muskulatur ab.
- Verändern Sie bei Bedarf das Belastungsgewicht und spielen Sie mit dem Druck auf die Faszie, indem Sie sich mehr oder weniger abstützen. So können Sie sich beispielsweise an eine schmerzhafte Stelle herantasten und mit zunehmend weniger Abstützen in das Gewebe hinein loslassen. Wenn Sie sehr große Schmerzen empfinden, probieren Sie eine weichere Rolle aus oder führen Sie, sofern möglich, eine Übung im Stehen (etwa unter Zuhilfenahme einer Wand) statt im Liegen aus, um nicht die Last des ganzen Körpergewichts ertragen zu müssen.

Weitere Hinweise zum Thema Selbstmassage finden Sie in Kapitel 2 ab Seite 32.

Lösende Bewegungen

Ausrollen der Oberschenkel-Vorderseiten

A

- Hinknien und auf den Händen abstützen. Eine Faszienrolle unter dem rechten Oberschenkel platzieren, dann das rechte Bein gestreckt darauf ablegen und mit den Unterarmen auf dem Boden abstützen. Das linke Bein auf dem Boden anwinkeln.
- Den rechten Oberschenkel langsam über die Rolle führen und bis zum Ende des Satzes den Druck auf dem Gewebe halten. Dabei den gesamten Bewegungsweg von oberhalb des Kniegelenks bis zur Hüfte einmal abdecken. Zudem alle paar Zentimeter …

Spielen Sie mit dem Druck auf den Oberschenkel, indem Sie das abstützende Bein mehr oder weniger belasten. Klingt brutal, ist aber für alle Rollenübungen sehr effektiv: Verweilen Sie an den Stellen, die besonders schmerzen, und bewegen Sie dann auch den Unterschenkel. Sie werden merken, wie sich die betreffende Stelle nach ein paar Sekunden bereits entspannt.

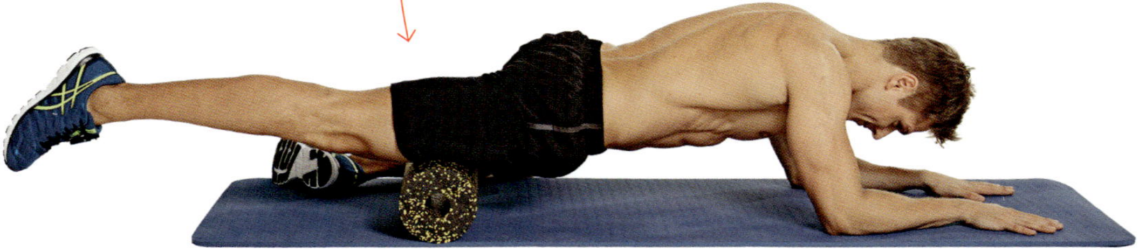

B

- … den rechten Unterschenkel anheben und eventuell ein wenig hin und her kippen – dadurch „massieren" Sie das Fasziengewebe besonders stark, da es unter Druck bewegt wird.
- Je einen weiteren Durchgang mit einem leicht nach außen und einem leicht nach innen rotierten Oberschenkel anschließen, um auch seitlichere Faszienanteile zu erreichen.
- Im nächsten Satz Beinwechsel.

POWERVARIANTE
Halten Sie das freie Bein in der Luft oder legen Sie es auf dem trainierten Bein ab, um den Druck auf das Fasziengewebe zu erhöhen.

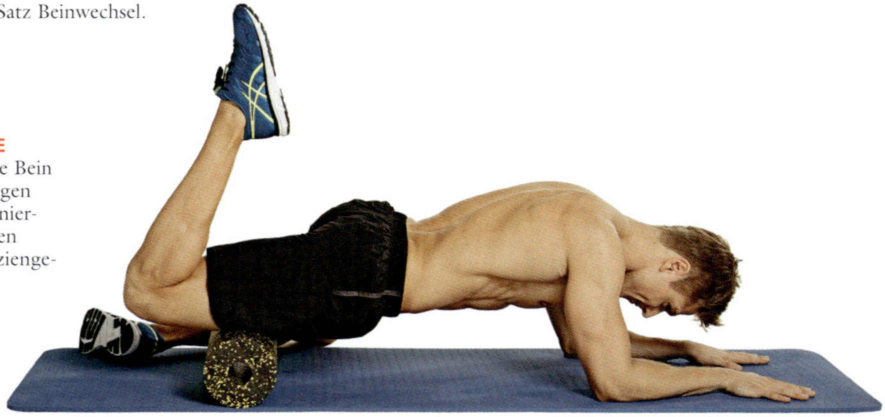

Ausrollen der Oberschenkel-Vorderseiten mit Ball

A

- Auf den Boden knien und auf den Unterarmen sowie dem linken Knie abstützen. Den rechten Oberschenkel knapp oberhalb der Kniescheibe auf einen (mittel-)großen Faszienball legen. Die Muskulatur lösen und den Druck auf den Ball erhöhen, bis Sie eine spürbare Wirkung auf das Fasziengewebe ausüben. Leicht hin und her rollen, dann …

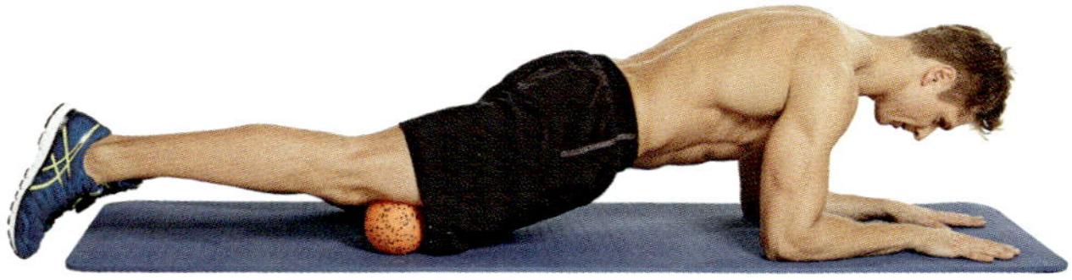

B

- … den Unterschenkel zunächst in die Senkrechte anheben, dann nach außen kippen und schließlich …

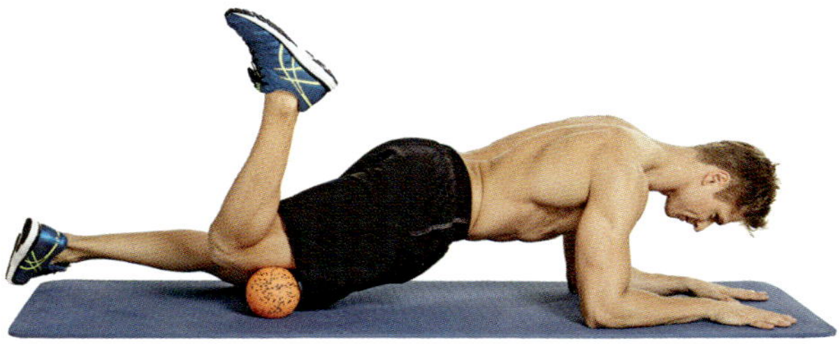

In jeder Position und nach jeder Veränderung der Beinhaltung absolvieren Sie die folgende Prozedur: Lassen Sie zunächst in den neuen Druck hinein los, was diesen weiter erhöht. Dann bewegen Sie das Bein auf dem Ball ganz leicht hin und her, um das Gewebe von allen Seiten zu erreichen. Danach erst gehen Sie in die nächste Position.

C

- … nach innen. Der Ball bewegt sich durch das Kippen fühlbar seitlich über das Oberschenkelgewebe.

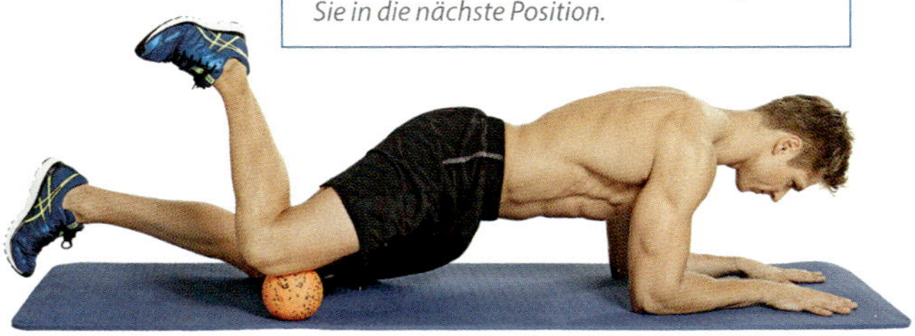

D

- Aus der nach innen gekippten Position den Unterschenkel wieder strecken, dann nochmals das Bein nach außen drehen.
- Kurz lösen und den Ball ein paar Zentimeter höher schieben. Diese Stelle wieder wie beschrieben bearbeiten, dann im Lauf des Satzes den ganzen Oberschenkel bis zum Hüftgelenk auf diese Weise abdecken.
- Im nächsten Satz die Beine wechseln.

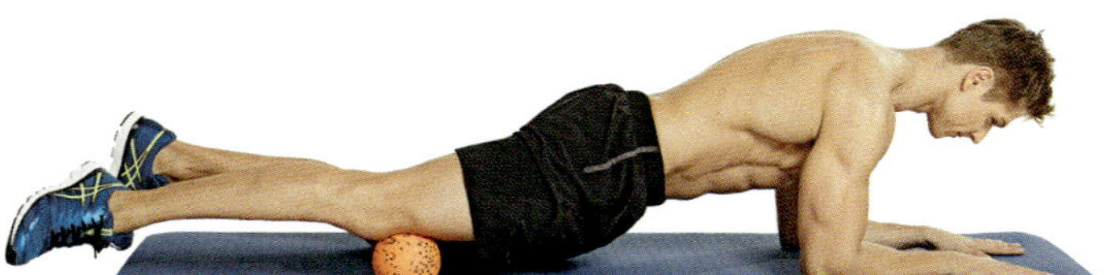

Lösende Bewegungen

Ausrollen der Oberschenkel-Rückseiten

A

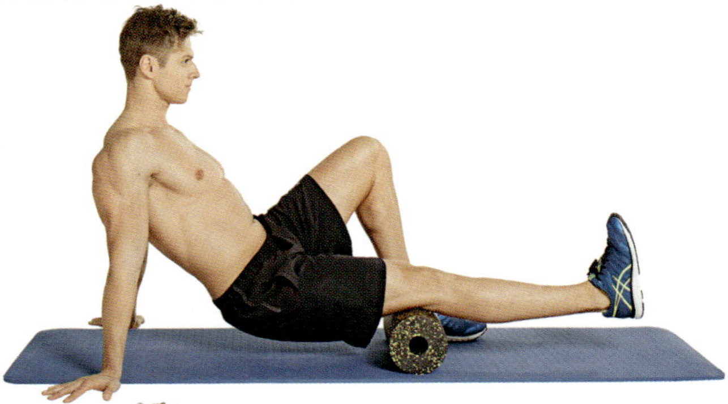

- Auf den Boden setzen und mit den Händen hinter dem Gesäß abstützen. Den linken Fuß aufstellen, das rechte Bein oberhalb der Kniekehle auf eine Faszienrolle legen. Den Druck auf die Rolle erhöhen und in das Gewebe hinein schwer werden. Den rechten Fuß so weit es geht anziehen, dann …

B

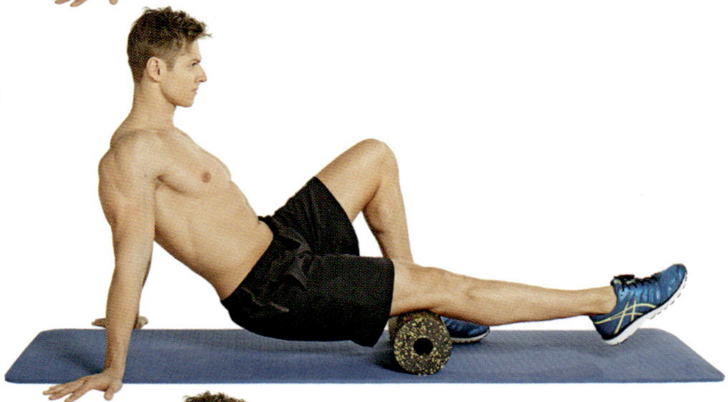

- … wieder strecken. Durch die Bewegung sollten Sie im bearbeiteten Gewebe eine Veränderung spüren. Nochmals in den neuen Druck hinein loslassen, dann den Fuß zwei-, dreimal hin- und herkippen.

C

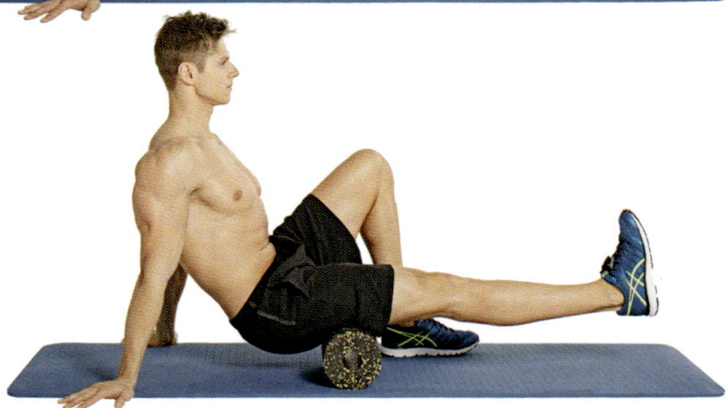

- Nun das Bein ein, zwei Zentimeter weiter in Richtung Hüfte auf der Rolle platzieren und diese Stelle auf die gleiche Weise bearbeiten.
- So fortfahren, bis der gesamte Oberschenkel abgedeckt ist. Dabei jedes Mal den rechten Fuß mehrmals langsam anziehen …

D

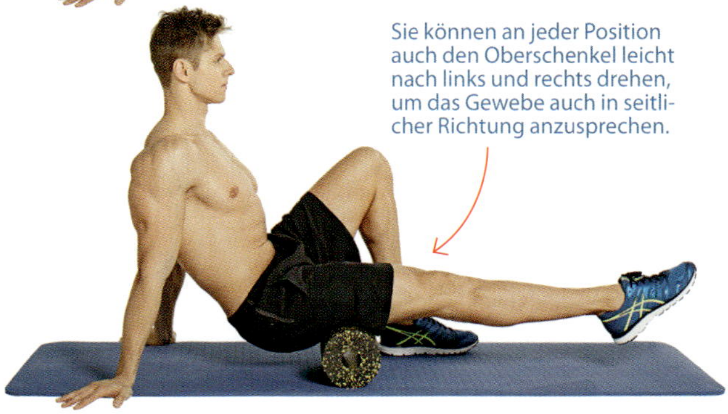
Sie können an jeder Position auch den Oberschenkel leicht nach links und rechts drehen, um das Gewebe auch in seitlicher Richtung anzusprechen.

- … und strecken.
- Im Anschluss das Bein wechseln.

POWERVARIANTE
Lösen Sie das Standbein vom Boden und legen Sie es auf das trainierte Bein – dadurch erhöhen Sie massiv den Druck.

Ausrollen der Oberschenkel-Rückseiten mit Ball

A

- Auf eine Erhöhung mit flacher Oberseite setzen, bei der im Idealfall Ihre Füße im Sitzen den Boden nicht erreichen und Ihre Unterschenkel in der Luft baumeln. Zur Not reicht ein sicher stehender Stuhl, auf den Sie unter den zu trainierenden Oberschenkel ein oder zwei dicke, großformatige Bücher legen.
- Den rechten Oberschenkel anheben und einen kleinen Faszienball zwischen Oberschenkel und Sitzfläche einklemmen. Der Unterschenkel hängt nun frei in der Luft. Den Oberschenkel entspannen und in den Ball hineinsinken lassen. Den Druck fühlen, dabei den Unterschenkel ganz leicht kreisen lassen.

B

- Ohne den Druck zu mindern, das rechte Bein strecken, sodass Ober- und Unterschenkel eine gerade Linie bilden. Den Oberschenkel leicht hin- und herdrehen, um Verspannungen zu erspüren. Diese dann gezielt mit dem Ball bearbeiten.
- Nach erneutem Lösen der Muskeln in den Ball den Unterschenkel wieder absenken.
- Den Oberschenkel kurz anheben, den Ball ein, zwei Zentimeter weiterschieben und die neue Stelle wie beschrieben bearbeiten. Im Lauf eines Satzes so den ganzen hinteren Oberschenkel großflächig massieren.
- Im nächsten Satz Beinwechsel.

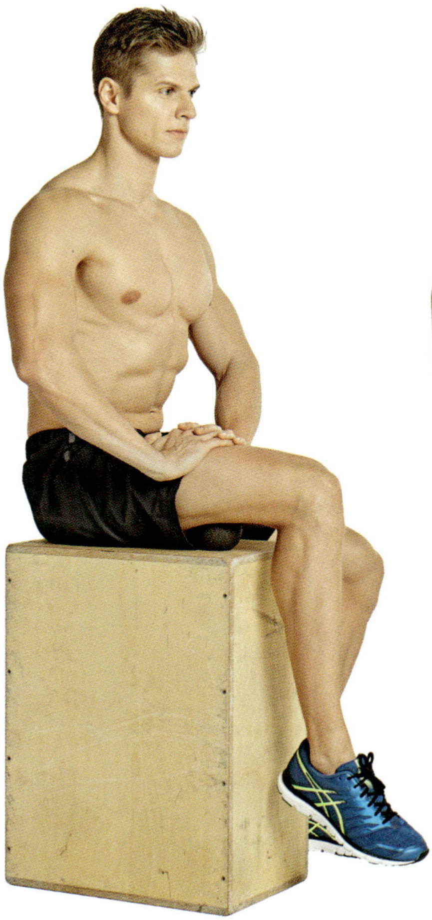

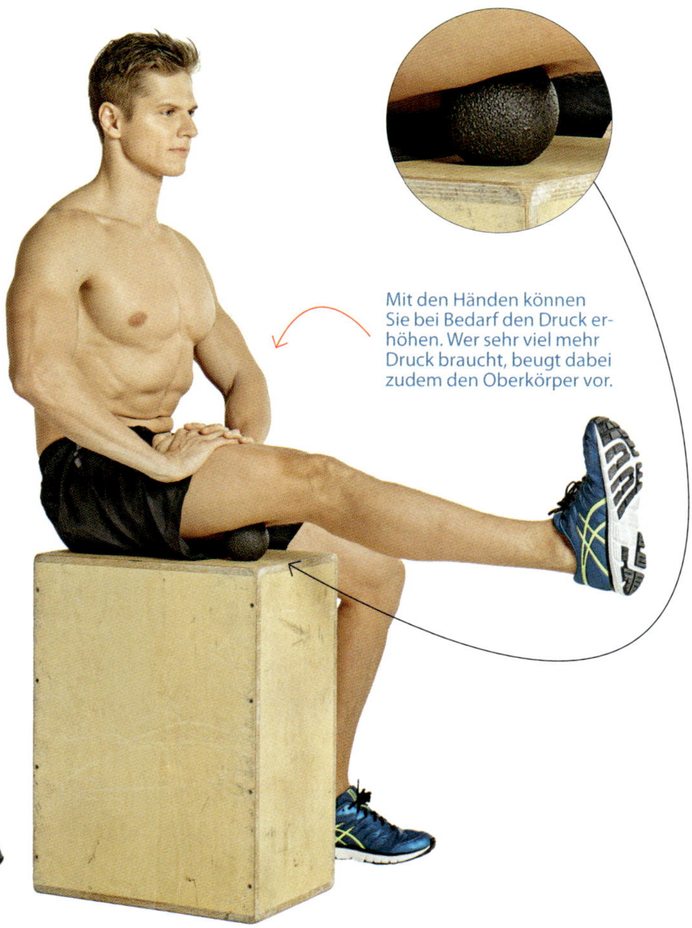
Mit den Händen können Sie bei Bedarf den Druck erhöhen. Wer sehr viel mehr Druck braucht, beugt dabei zudem den Oberkörper vor.

Lösende Bewegungen

Ausrollen der Adduktoren

A

- Auf den Boden knien und mit den Unterarmen abstützen. Das rechte Knie anheben und nach rechts führen, dann eine Faszienrolle unter den inneren Oberschenkel legen. Der rechte Fuß und Unterschenkel bleiben in der Luft. Druck auf das Gewebe aufbauen und leicht hin und her rollen. Dabei den Fuß so weit es geht anziehen, dann …

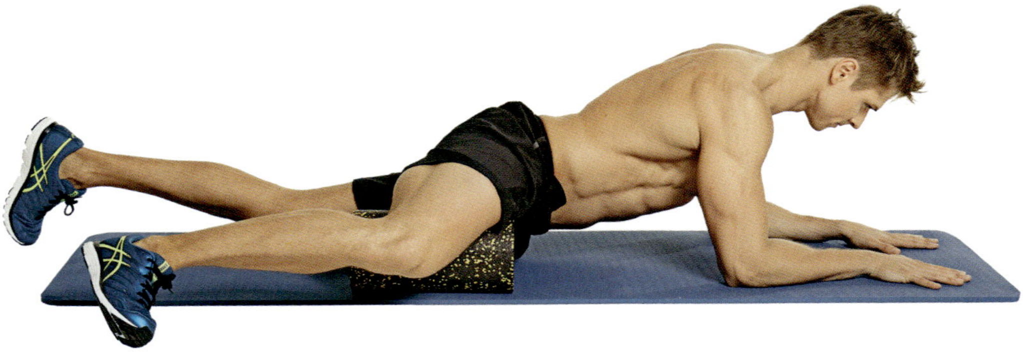

B

- … so weit wie möglich strecken. Dies zwei- bis dreimal wiederholen, dann ein paarmal den Oberschenkel über die Rolle vor- und zurückrollen. Dabei immer wieder den größtmöglichen Druck auf das Gewebe suchen.
- Ein, zwei Zentimeter weiterrollen, dann die Stelle auf die gleiche Weise massieren. In der Folge den gesamten inneren Oberschenkel vom Knie bis in den Schrittbereich bearbeiten.
- Im nächsten Satz Beinwechsel.

Sie können die Position des Oberkörpers ruhig verändern, wenn es der Wirkung der Rolle auf den Oberschenkel zugutekommt. Suchen Sie sich mit den Unterarmen einfach eine Stellung, aus der Sie den besten Druck ausüben können.

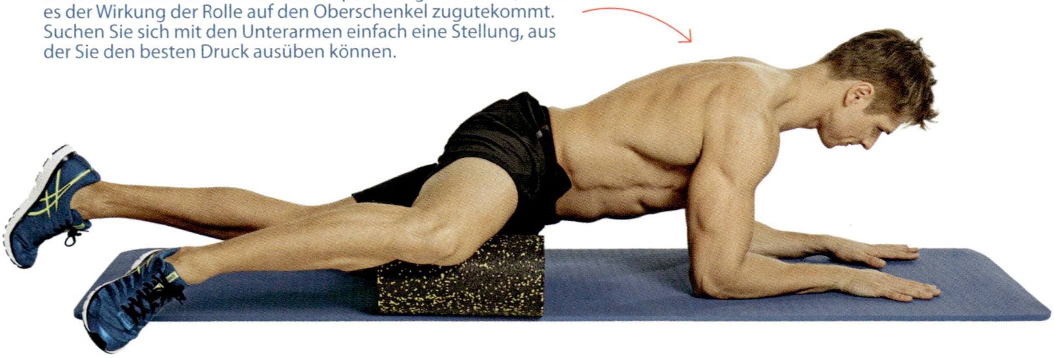

POWERVARIANTE
Führen Sie die Massage mit einem großen Faszienball aus, der noch tiefer auf das Gewebe einwirkt.

Ausrollen der Abduktoren

A

- Mit der rechten Körperseite auf den Boden legen. Auf den rechten Unterarm stützen und die Außenseite des rechten Oberschenkels auf einer Faszienrolle ablegen. Den linken Fuß zur Absicherung vorn aufsetzen, auch die linke Hand hilft dabei, das Gleichgewicht zu halten und den Druck zu dosieren.
- Das gestreckte rechte Bein schwer werden und in die Rolle hineinsinken lassen. Den rechten Fuß zwei-, dreimal so weit es geht strecken und wieder anziehen, dabei jedes Mal in den Druck hinein entspannen.

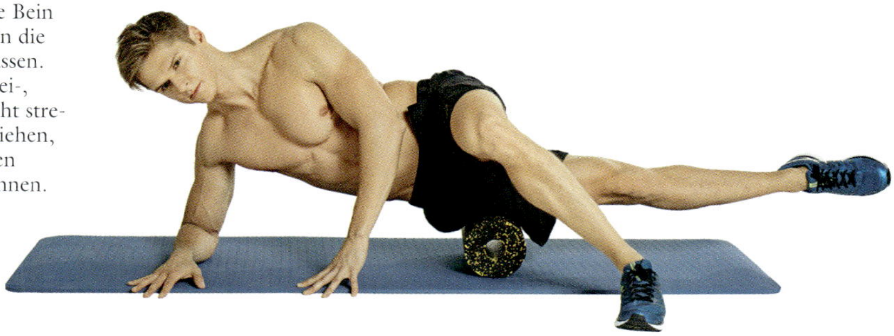

B

- Ohne den Druck zu lösen, das rechte Knie etwa rechtwinklig beugen. Auch in dieser Position den Fuß mehrmals anziehen und strecken, zudem den Oberschenkel auf der Rolle ein wenig vor- und zurückkippen lassen.
- Das Bein wieder strecken, dann ein bis zwei Zentimeter weiterrollen und diese neue Stelle bearbeiten. Auf diese Weise die gesamte Außenseite des Oberschenkels massieren.
- Das Bein im nächsten Satz wechseln.

Durch leichte Gewichtsverlagerungen des Oberkörpers bringen Sie den Oberschenkel auf der Rolle automatisch dazu, leicht nach vorn und hinten zu kippen. Das mobilisiert die Fasern zusätzlich.

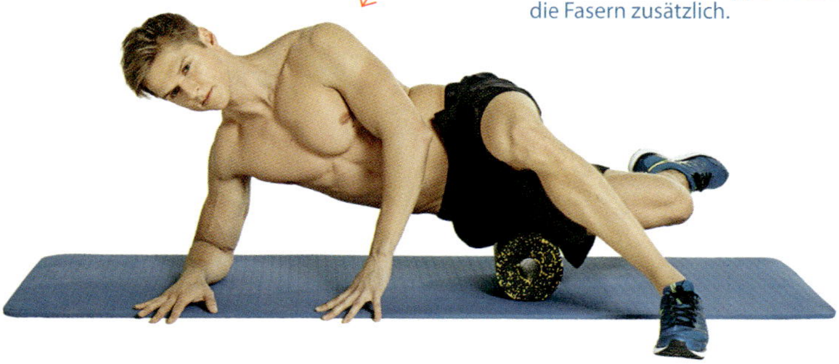

POWERVARIANTE
Halten Sie auch das obere Bein in der Luft oder legen Sie es auf dem trainierten Bein ab, um den Druck zu erhöhen.

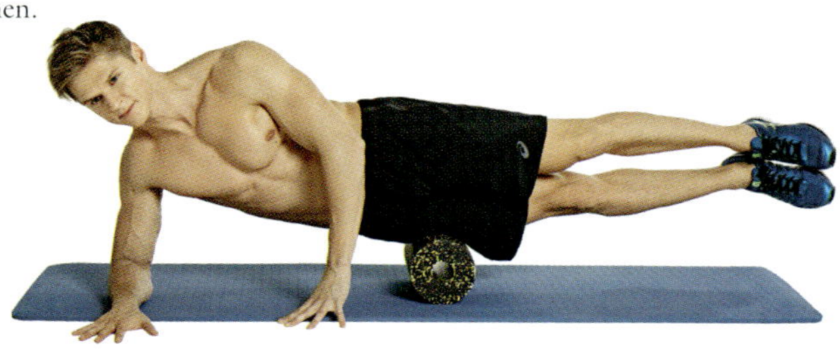

Lösende Bewegungen

Ausrollen des Gesäßes

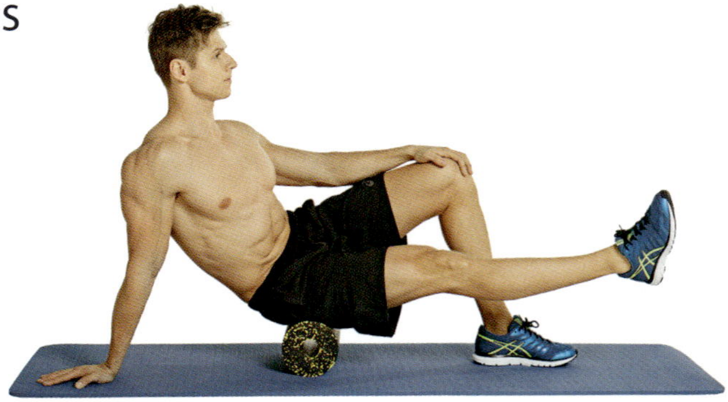

A

- Auf den Boden setzen und eine Faszienrolle unter die rechte Gesäßhälfte schieben. Den linken Fuß aufstellen. Mit linkem Fuß und rechtem Arm auf dem Boden abstützen. Die linke Hand locker auf das linke Knie legen. Das rechte Bein gestreckt in der Luft halten, dann die Muskulatur in die Rolle hinein loslassen.

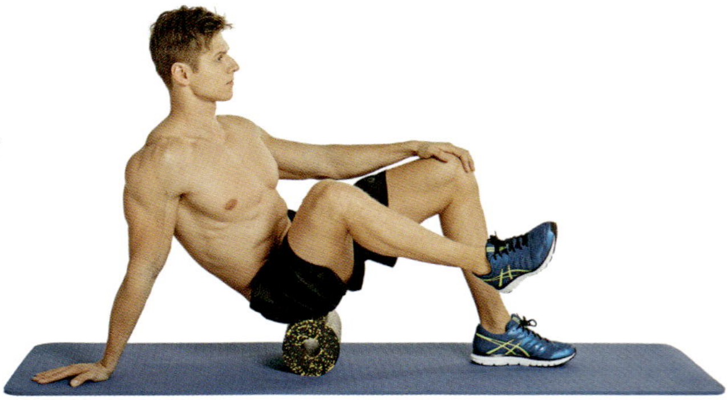

B

- Über die ganze Länge des Gesäßmuskels langsam hin und her rollen, dann das rechte Knie anziehen, ohne den Druck auf die Rolle zu verringern. Erneut über das ganze Gesäß abrollen, dabei immer wieder das Knie ein wenig nach außen fallen lassen und wieder nach innen führen.

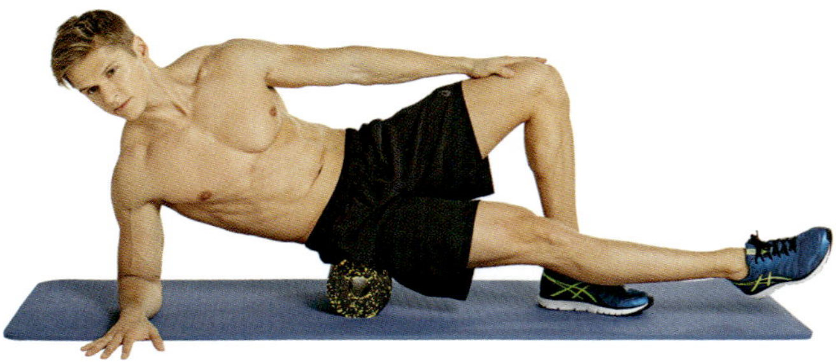

C

- Das rechte Bein wieder strecken, dann auf den rechten Unterarm stützen. Rumpf und Gesäß nach rechts kippen, sodass Sie mit der Außenseite des Gesäßes auf der Rolle liegen. Jetzt wieder wie beschrieben abrollen, dann …

Kippen Sie den Fuß in jeder Position ein paarmal hin und her und geben Sie dem jeweils neu entstehenden Druck nach.

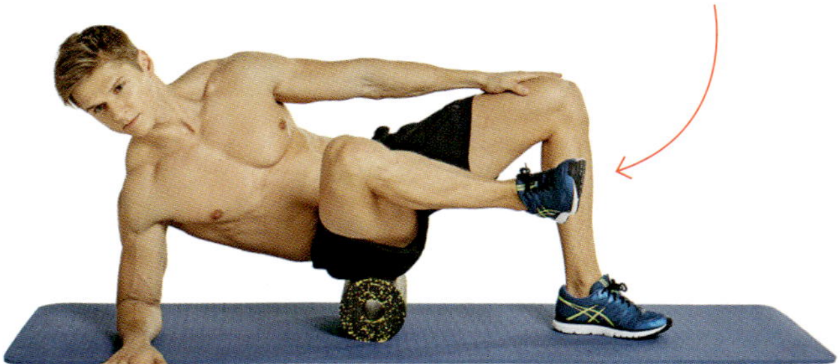

D

- … wie unter B beschrieben abermals das Knie anziehen und die Außenseite des Gesäßes bearbeiten.
- Im nächsten Satz die Seite wechseln.

Ausrollen des Gesäßes mit Ball

A

- Auf den Boden setzen, den linken Fuß aufstellen, dann den Körper nach rechts drehen und auf dem rechten Unterarm abstützen. Unter die rechte Außenseite des Gesäßes einen großen Faszienball schieben. Das rechte Bein gestreckt in der Luft halten. Dem Druck auf das Gewebe nachgeben und leicht auf dem Ball kreisen, zudem den Fuß wiederholt anziehen und strecken.

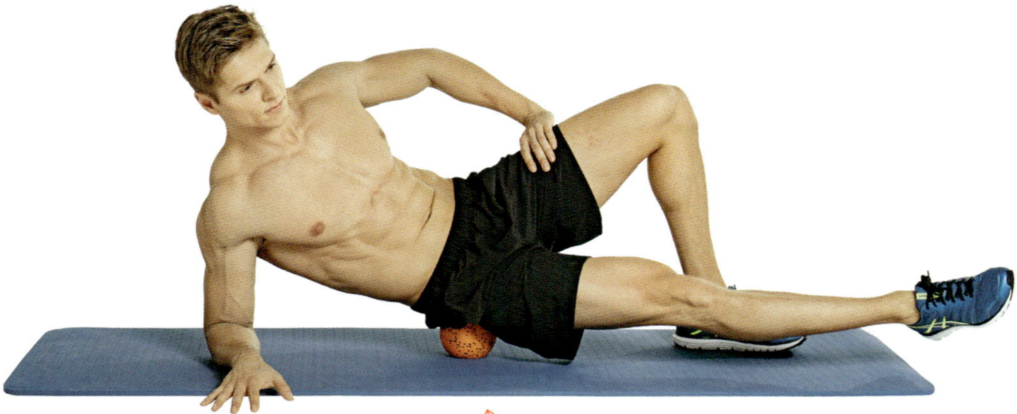

B

- Das rechte Knie anziehen, ohne das Gesäß zu entlasten. In die neuen Druckverhältnisse hinein loslassen, den Fuß mehrfach anziehen und strecken, dann das Bein wieder strecken.
- Wie beschrieben die weiteren Teile der rechten Gesäßhälfte bearbeiten, dann im nächsten Satz die Seite wechseln.

Setzen Sie den Ball an mehreren Stellen an, um die ganze Gesäßseite zu massieren. Danach erst wechseln Sie die Seite.

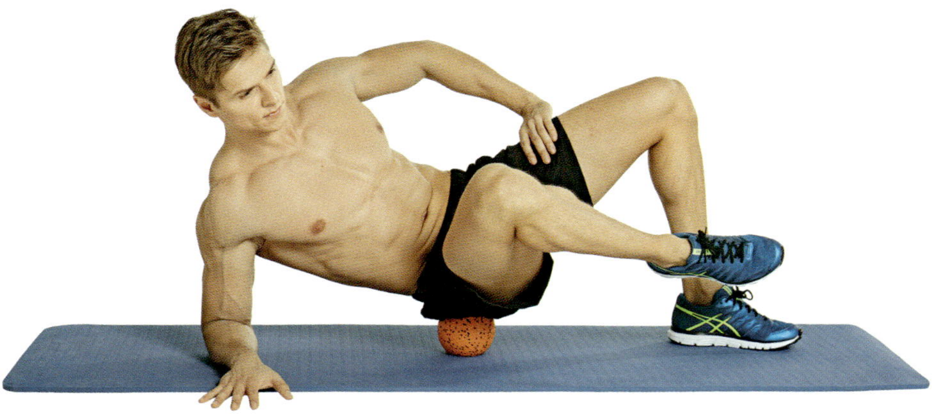

Lösende Bewegungen

Ausrollen der Leisten mit Ball

A

- Bäuchlings hinlegen und auf den Unterarmen abstützen. Einen (mittel-)großen Faszienball unter die rechte Leiste schieben, dann den Körper darauf ablegen. Das rechte Bein anheben und in der Luft halten. In das Gewebe hinein entspannen, dann …

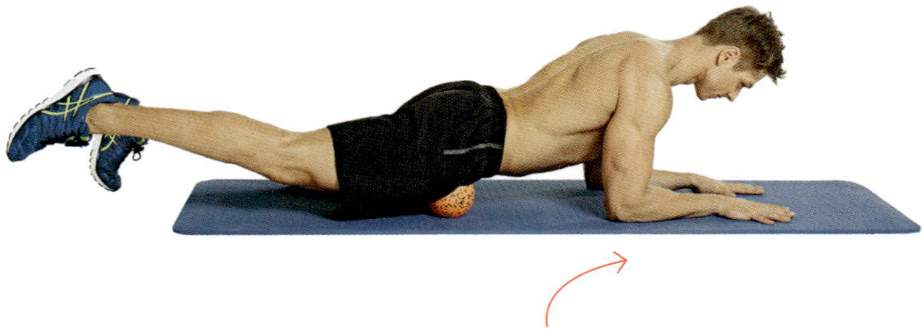

Durch Ihre Stützposition können Sie den Druck selbst bestimmen. Schieben Sie die Arme von sich weg und bringen Sie den Körper in eine flachere Position, wenn Sie den Ball tiefer ins Gewebe drücken wollen. Auch ein Entlasten des stützenden Beins erhöht den Druck.

B

- … unter anhaltendem Druck den Unterschenkel anheben. Wieder in das Gewebe loslassen, den Unterschenkel nach innen kippen, erneut loslassen, dann den Unterschenkel …

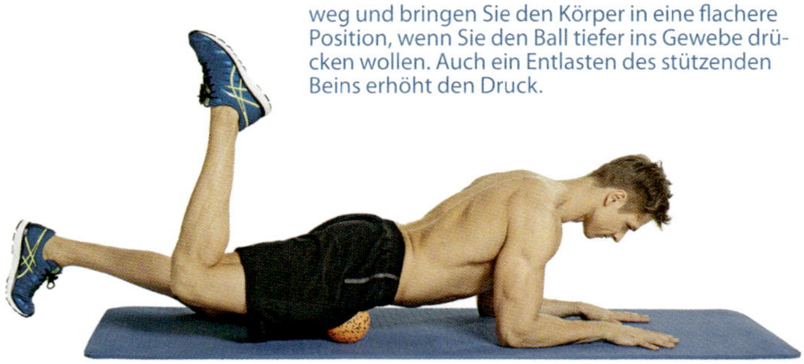

C

- … nach außen kippen. Nach wiederholtem Entspannen in das Gewebe das rechte Bein …

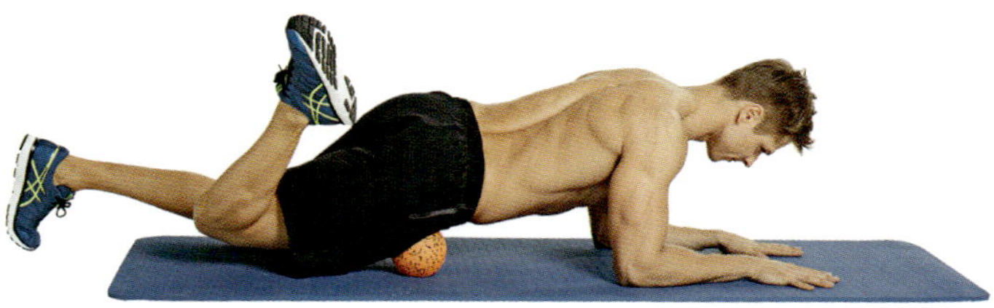

D

- … wieder strecken, ohne das Gewicht vom Ball zu nehmen.
- Bei Bedarf den Ball an eine andere Stelle der Leiste rollen und die Abfolge dort wiederholen.
- Im nächsten Satz mit der anderen Leistenseite fortfahren.

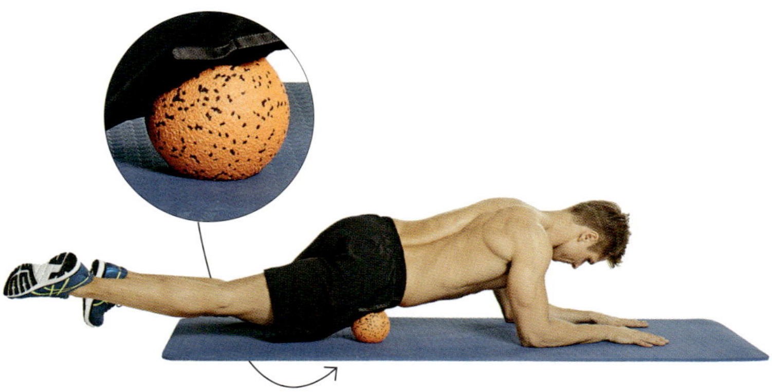

Ausrollen der Waden

A

- Auf den Boden setzen und die Beine ausstrecken. Eine Faszienrolle am Ansatz der Achillessehne unter dem rechten Unterschenkel platzieren, die Hände etwa schulterbreit aufstützen und das Gesäß anheben. Den linken Unterschenkel auf dem rechten Unterschenkel ablegen. In die Rolle hinein entspannen und den rechten Fuß strecken.

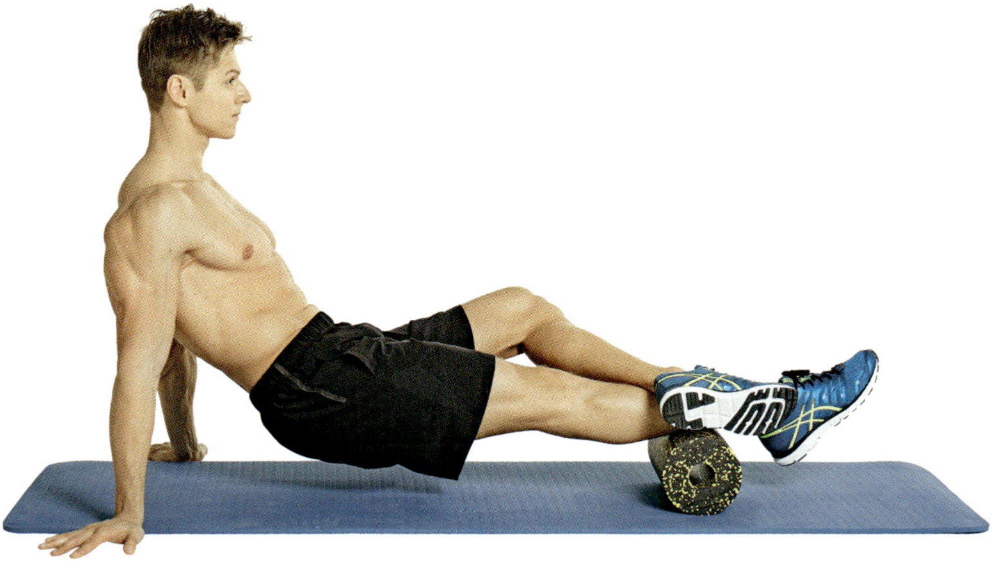

B

- Den rechten Fuß anziehen, während sich die Wadenmuskulatur in die Rolle hinein entspannt. Leicht hin und her rollen, dann den Fuß wiederholt strecken und anziehen.
- Ein, zwei Zentimeter weiter den Unterschenkel heraufrollen, dann dort das Fasziengewebe massieren. Auf diese Weise nach und nach bis unterhalb der Kniekehle vorarbeiten.
- Im nächsten Satz die Beine wechseln.

Sie können mit dem oberen Bein den Druck erhöhen, wenn Sie damit den trainierten Unterschenkel stärker in die Rolle pressen.

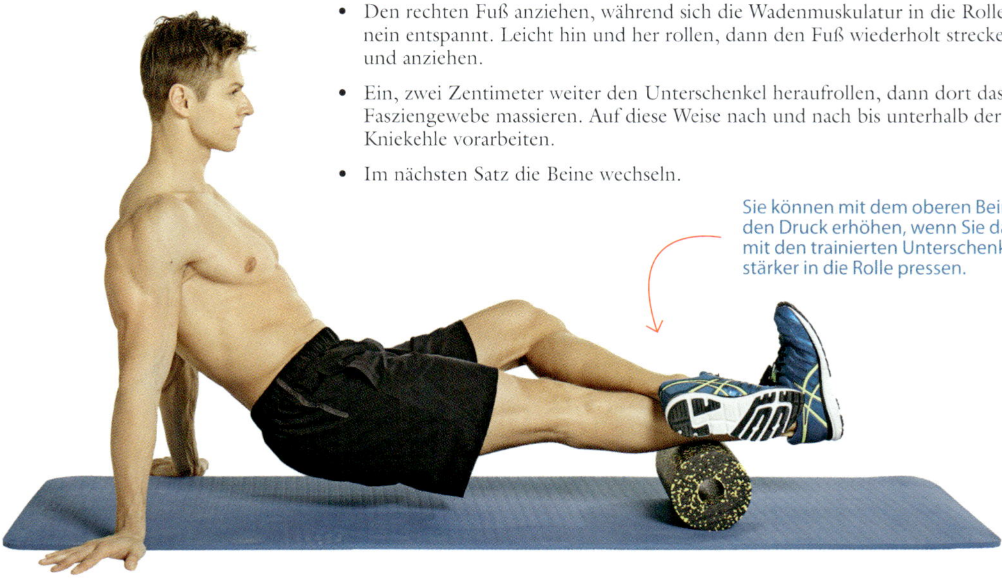

Lösende Bewegungen

Ausrollen der Waden mit Ball

A

- Auf den Boden setzen, Rumpfspannung aufbauen und einen (mittel-)großen Faszienball rechts zwischen Ober- und Unterschenkel klemmen. Dazu den Unterschenkel mit beiden Händen an den Körper ziehen. Das linke Bein ist gestreckt.
- Durch den Zug am Unterschenkel Druck aufbauen, in das Gewebe entspannen und dann den Fuß so weit es geht strecken.

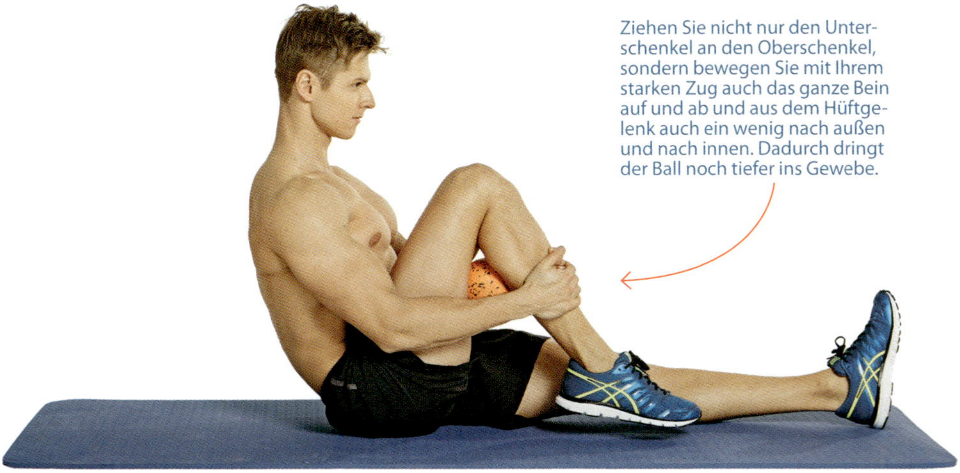
Ziehen Sie nicht nur den Unterschenkel an den Oberschenkel, sondern bewegen Sie mit Ihrem starken Zug auch das ganze Bein auf und ab und aus dem Hüftgelenk auch ein wenig nach außen und nach innen. Dadurch dringt der Ball noch tiefer ins Gewebe.

B

- Den Druck beibehalten und den rechten Fuß so weit es geht anziehen, dann hin- und herkippen und mit dem Fuß kreisen. Den Fuß mehrmals anziehen und strecken, dabei die Muskulatur immer wieder in den Ball hinein entspannen und anschließend erneut Druck aufbauen.
- Den Ball danach um ein, zwei Zentimeter versetzen, die gleiche Prozedur absolvieren und so in der Folge die gesamte Wadenpartie bearbeiten.
- Im nächsten Satz das Bein wechseln.

POWERVARIANTE

Führen Sie die Übung im Liegen aus und benutzen Sie bei Bedarf einen kleinen Faszienball. Auf diese Weise können Sie auch dank der Schwerkraft noch mehr Druck aufbauen.

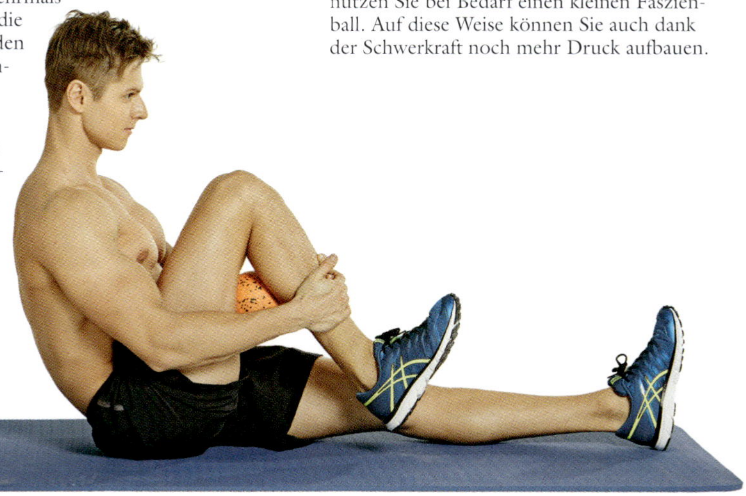

Ausrollen der Schienbeine

A

- Bäuchlings auf den Boden legen und auf den Unterarmen abstützen. Das rechte Schienbein auf einer Faszienrolle ablegen. Das linke Bein auf dem Boden anwinkeln und mit der linken Hand aufstützen, sodass der Körper leicht nach links ausrichtet ist.
- Die Hüfte anheben und so Druck auf den rechten Unterschenkel ausüben. Dann leicht auf und ab rollen und dabei den rechten Fuß zunächst so weit es geht strecken, dann …

Bei dieser Ausführung ist der Körper nach links geneigt. Um die Ausrichtung im zweiten Durchgang zu ändern, gehen Sie auf beide Unterarme. Im dritten Durchgang stützen Sie sich auf dem linken Unterarm und der rechten Hand ab, während der Körper sich etwas nach rechts dreht.

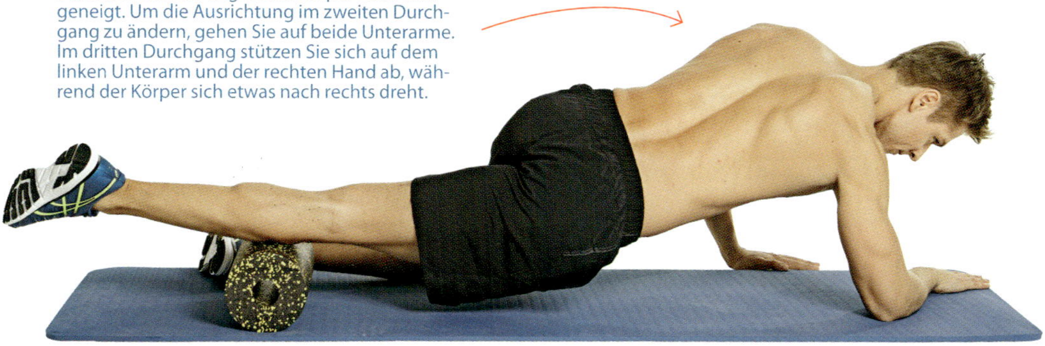

B

- … so weit es geht beugen. Weiter auf der gleichen Stelle rollen und dabei das Bein leicht nach links und rechts drehen.
- Noch ein paarmal den Fuß strecken und anziehen, dann ein, zwei Zentimeter weiter am Schienbein nach oben rollen und dort genauso verfahren. So auf dem gesamten Weg vom Sprunggelenk bis zum Knie vorgehen.
- Zwei weitere Durchgänge anschließen: einmal in gerader Ausrichtung zum Boden und ein weiteres Mal, bei dem der Körper leicht nach rechts ausgerichtet ist und somit die innere Seite des Schienbeins massiert wird.
- Im nächsten Satz Seitenwechsel.

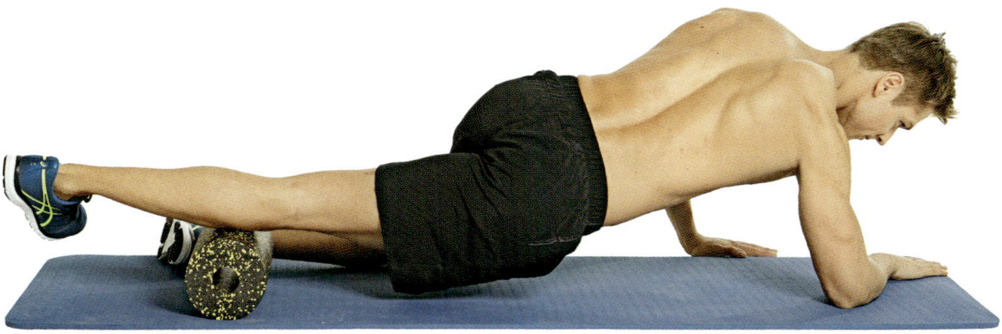

Lösende Bewegungen

Ausrollen der Unterschenkel-Außenseiten

A

- Auf die rechte Seite legen, dann auf dem rechten Unterarm abstützen. Den linken Fuß aufstellen, die Außenseite des rechten Unterschenkels oberhalb des Knöchels auf eine Faszienrolle legen, dann das Becken anheben. Mit der linken Hand zusätzlich abstützen.
- Durch Verlagerung des Körpergewichts Druck auf den Unterschenkel aufbauen, da hinein loslassen. Den rechten Fuß so weit es geht strecken und das Bein wieder in die Rolle sinken lassen, dann …

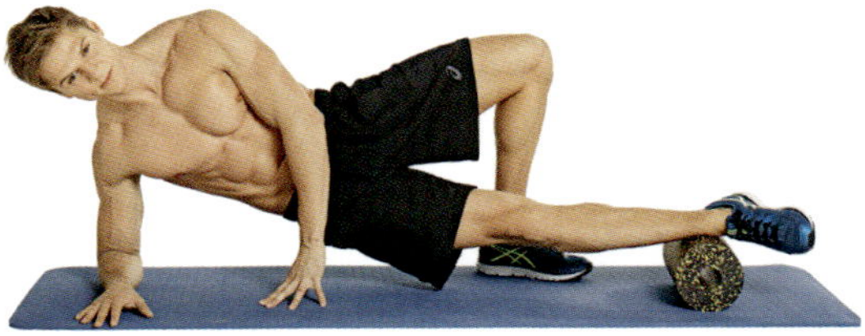

Sie können sich alternativ auch auf der rechten Hand statt auf dem rechten Unterarm abstützen.

B

- … den rechten Fuß so weit es geht anziehen. Den Fuß wiederholt kippen, dann mit der Rolle ein, zwei Zentimeter höher in Richtung Knie gehen. Dort wie beschrieben verfahren und in der Folge die gesamte Außenseite des Unterschenkels bis hoch zum Knie bearbeiten.
- Im nächsten Satz Seitenwechsel.

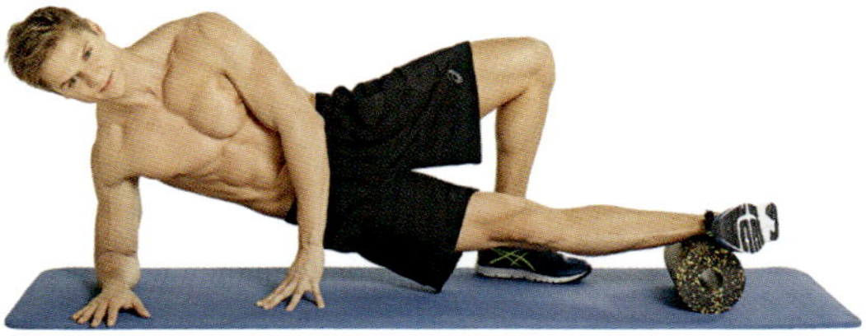

POWERVARIANTE
Anstatt ein Bein aufzustellen, legen Sie es auf das trainierte Bein.

Ausrollen der Unterschenkel-Außenseiten mit Ball

A

- Auf den Boden setzen, den linken Fuß aufstellen und mit der rechten Hand abstützen. Das rechte Bein so beugen, dass der Fuß hinter dem linken Bein kreuzen kann. Die Außenseite des rechten Unterschenkels auf einem großen Faszienball ablegen und die linke Hand auf das rechte Knie legen. Die Muskulatur in den Ball hinein lösen, dann den rechten Fuß zuerst so weit es geht anziehen und anschließend …

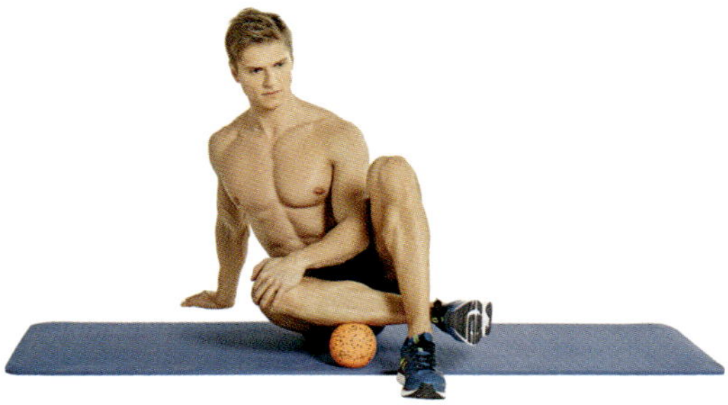

B

- … so weit es geht strecken. Immer einen spürbaren Druck auf die Massagestelle halten und den Fuß wiederholt anziehen und strecken.
- Den Ball ein, zwei Zentimeter weiterrollen, dort dann ebenso verfahren. Im Lauf des Satzes die gesamte Außenseite des Unterschenkels vom Knöchel bis zum Knie massieren.
- Im nächsten Satz Seitenwechsel.

Mit der Hand können Sie jederzeit zusätzlichen Druck ausüben – drücken Sie dazu bei Bedarf von oben auf den Unterschenkel.

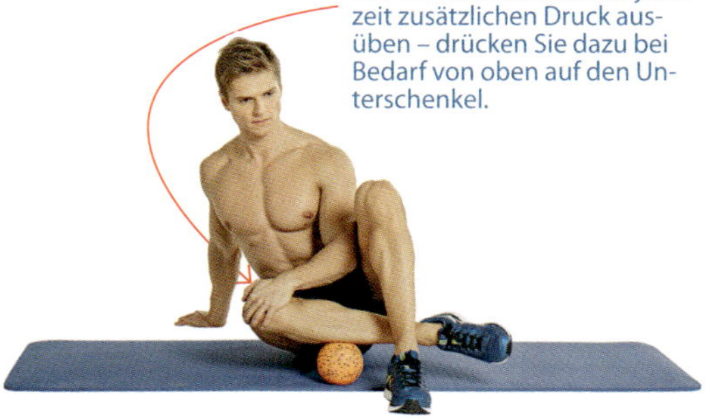

Ausrollen der Unterschenkel-Innenseiten mit Ball

A

- Auf den Boden setzen, das linke Bein strecken und das rechte Bein angewinkelt auf das linke Knie legen. Einen kleinen Faszienball auf die Innenseite des Unterschenkels legen und beide Hände darauf platzieren. Den Ball ins Gewebe drücken, dann den rechten Fuß zunächst anziehen, dann …

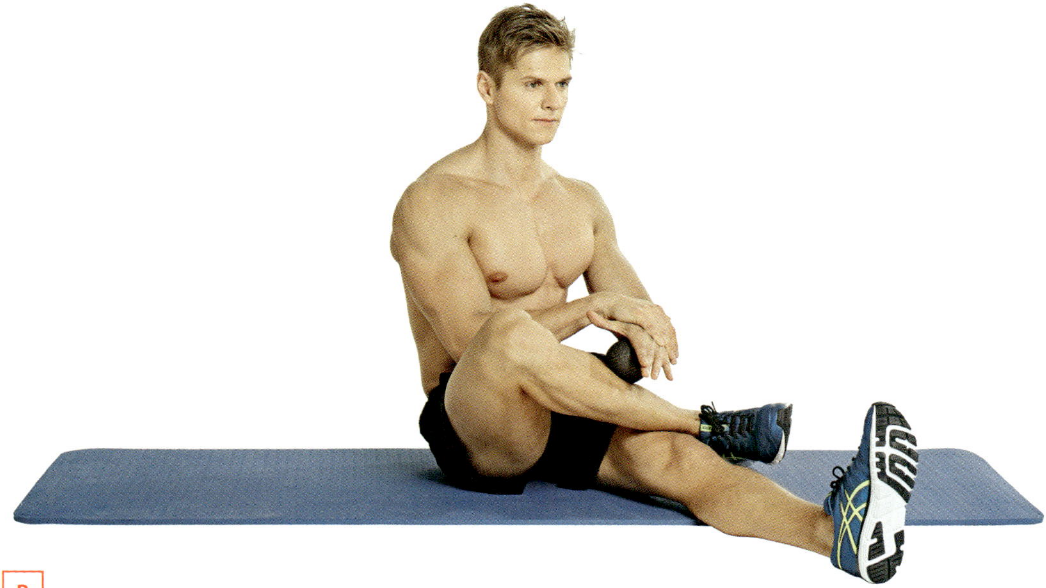

B

- … vollends strecken. Den Ball dabei immer wieder tiefer ins Gewebe drücken, ohne jemals mit dem Druck ganz nachzulassen. Den Fuß mehrmals kippen.
- Dann den Ball ein, zwei Zentimeter weitersetzen, diese neue Stelle ebenso bearbeiten und in der Folge so den gesamten inneren Unterschenkel vom Knöchel bis zum Knie massieren.
- Im nächsten Satz das Bein wechseln.

ALTERNATIVE
Anstatt das linke Bein zu strecken, legen Sie es ebenfalls gebeugt unter dem rechten Bein ab, sodass die Unterschenkel übereinanderliegen.

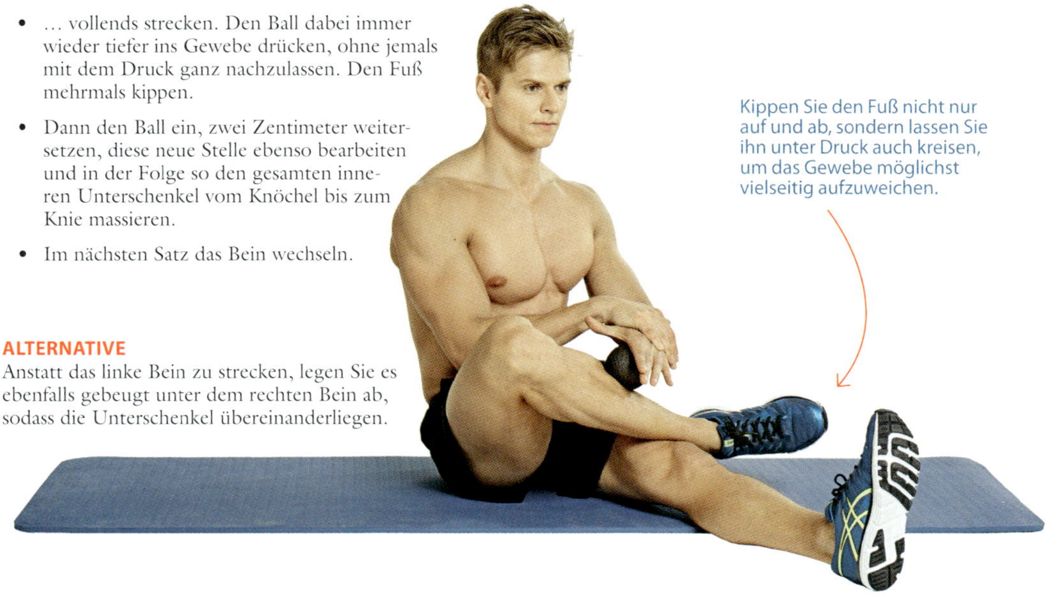
Kippen Sie den Fuß nicht nur auf und ab, sondern lassen Sie ihn unter Druck auch kreisen, um das Gewebe möglichst vielseitig aufzuweichen.

Lösende Bewegungen

Ausrollen der Füße

A

- Barfuß auf einen Stuhl setzen und einen kleinen Faszienball davor auf den Boden legen. Den linken Fuß mit dem Ballenbereich auf den Ball setzen, Druck ausüben und dann die Zehen beugen und …

B

- … strecken. Dabei immer wieder zwischendurch die Muskulatur entspannen und neuen Druck aufbauen. Mehrere Wiederholungen absolvieren, dann …

C

- … den Ball unter den Fersenbereich rollen. Jetzt den Fuß drehen und kippen und auch die Zehen wieder anziehen beziehungsweise …

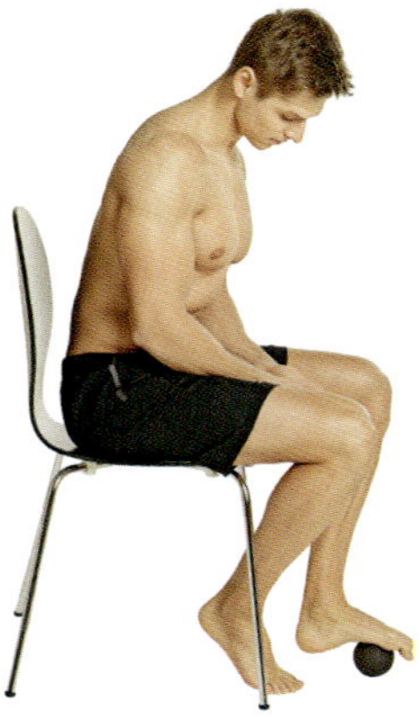

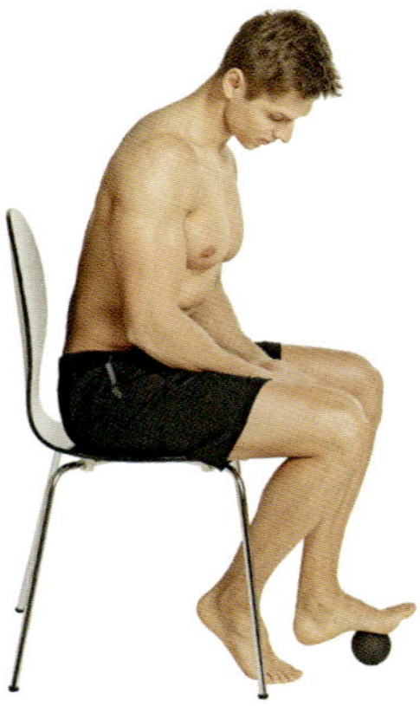

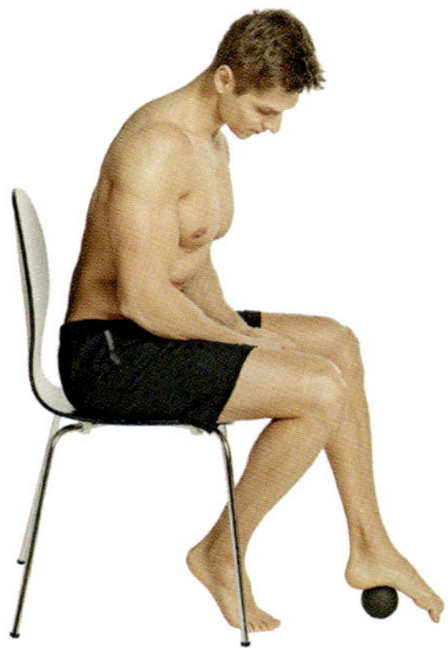

D

- … strecken. Hier ebenfalls mehrere Durchgänge mit gekipptem Fuß und verschiedenen Zehenstellungen ausführen. Dann die übrige Fußsohle, etwa den Mittelfußbereich, in gleicher Weise massieren.
- Im nächsten Satz kommt der andere Fuß dran.

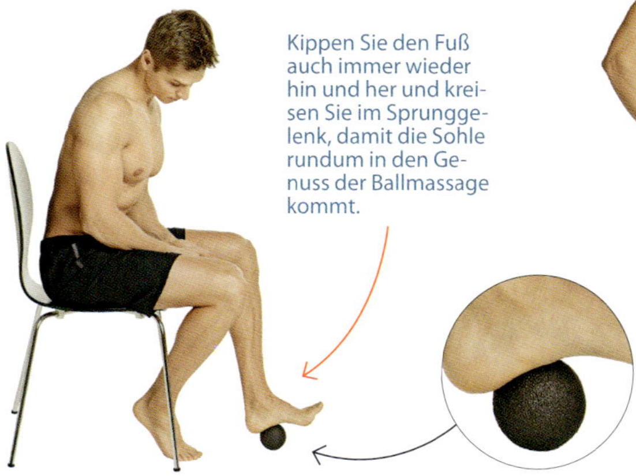

ALTERNATIVE
Sie können die Übung auch im Stehen durchführen.

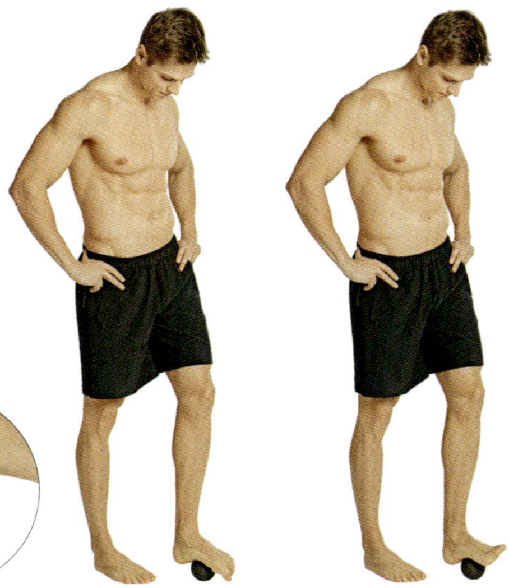

Ausrollen der Brustwirbelsäule

A

- Mit dem Rücken zu einer Faszienrolle auf den Boden setzen. Die Füße geschlossen aufstellen und die Arme um den Körper schlingen, als würden Sie sich selbst umarmen.
- Den Rücken zurückneigen und so ablegen, dass sich die Rolle am unteren Ansatz der Brustwirbelsäule befindet. Den Kopf auf die Brust legen, den Rücken rund machen und in die Rolle drücken.

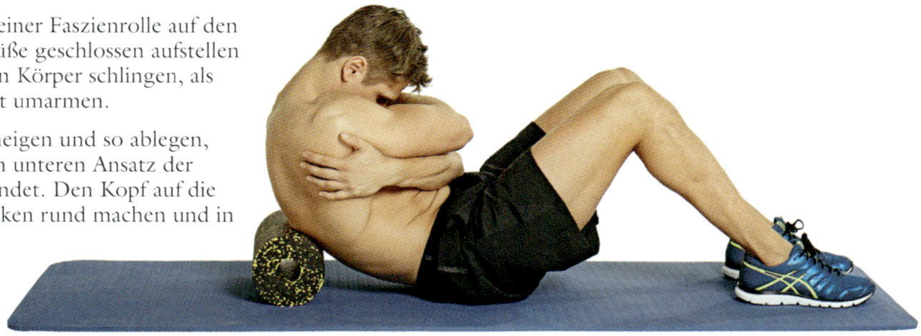

B

- Den Rücken Wirbel für Wirbel über die Rolle strecken, dann das Becken vom Boden abheben. Den Kopf in den Nacken hängen lassen.
- Kontrolliert für wenigstens 45 Sekunden über die Brustwirbelsäule rollen. Dabei den Rumpf immer wieder ein bisschen anders halten, etwa ganz leicht kippen.

Intensivieren Sie zwischendurch immer wieder Ihre „Umarmung" – ziehen Sie die Schultern vor und so den Rücken unterschiedlich weit auseinander.

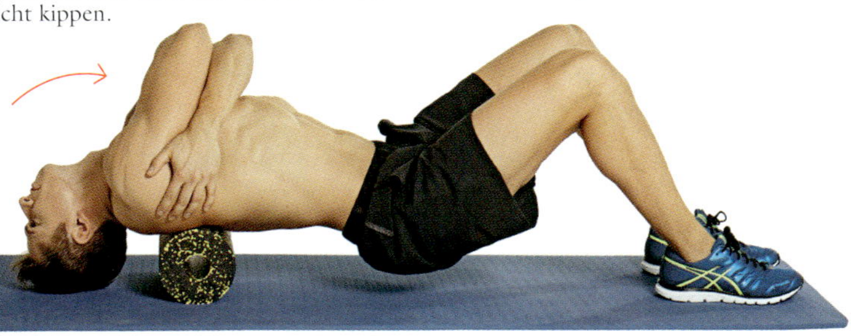

C

- Den Kopf wieder in die Verlängerung zur Wirbelsäule bringen, dann mit geradem Rücken den Rumpf zur Seite auf die rechte Schulterpartie drehen. Kontrolliert immer wieder auf und ab rollen, indem Sie mit den Füßen kleine Impulse geben. Anschließend auf die linke Schulterpartie wechseln.
- Den gesamten Ablauf bei Bedarf wiederholen.

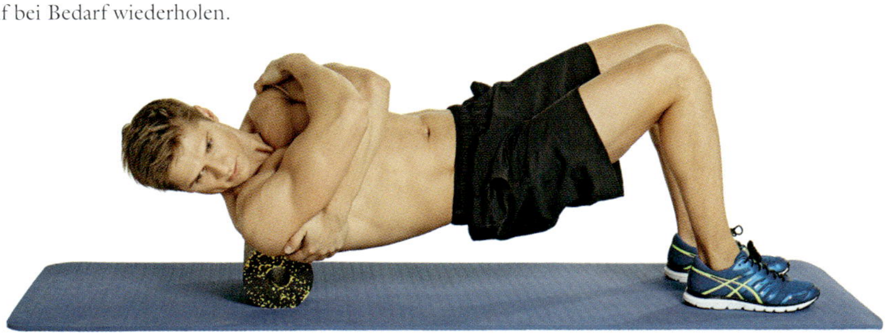

ALTERNATIVE
Sie können Schritt C auch im Sitzen ausführen. Dabei sitzen Sie wie zu Beginn der Übung auf dem Boden und lehnen sich mit der Schulterpartie gegen die Rolle.

Lösende Bewegungen

Ausrollen der Brustwirbelsäule an der Wand

A

- Mit dem Rücken in einem halben Meter Entfernung vor eine Wand stellen und etwa mit der Mitte des Rückens eine Faszienrolle gegen die Wand drücken. Die Füße stehen hüftbreit auseinander, die Knie sind leicht gebeugt, der Rücken ist gerade. Mit den Armen den Rumpf umschlingen.

B

- Die Brustwirbelsäule mehrmals für wenigstens 45 Sekunden ausrollen. Dabei nicht weiter als bis auf Höhe der Schulterblätter gehen, um die Halswirbelsäule nicht zu gefährden. Mit den Füßen den Druck erhöhen beziehungsweise verändern.

C

- Die Umarmung lösen, dann einen Arm gestreckt nach oben, den anderen gestreckt nach unten führen. Die Schulterblätter zusammenziehen, dann in dieser Haltung die Brustwirbelsäule, vor allem den Schulterblattbereich ausrollen. Die Arme dabei wiederholt um ihre Längsachse drehen.
- Auf diese Weise wieder für wenigstens 20 Sekunden ausrollen, dann die Arme wechseln und nochmals 20 Sekunden wie beschrieben ausrollen.

Drehen Sie auch im Rumpf ein wenig nach links und rechts, um so seitliche Anteile des Rückens zu berücksichtigen.

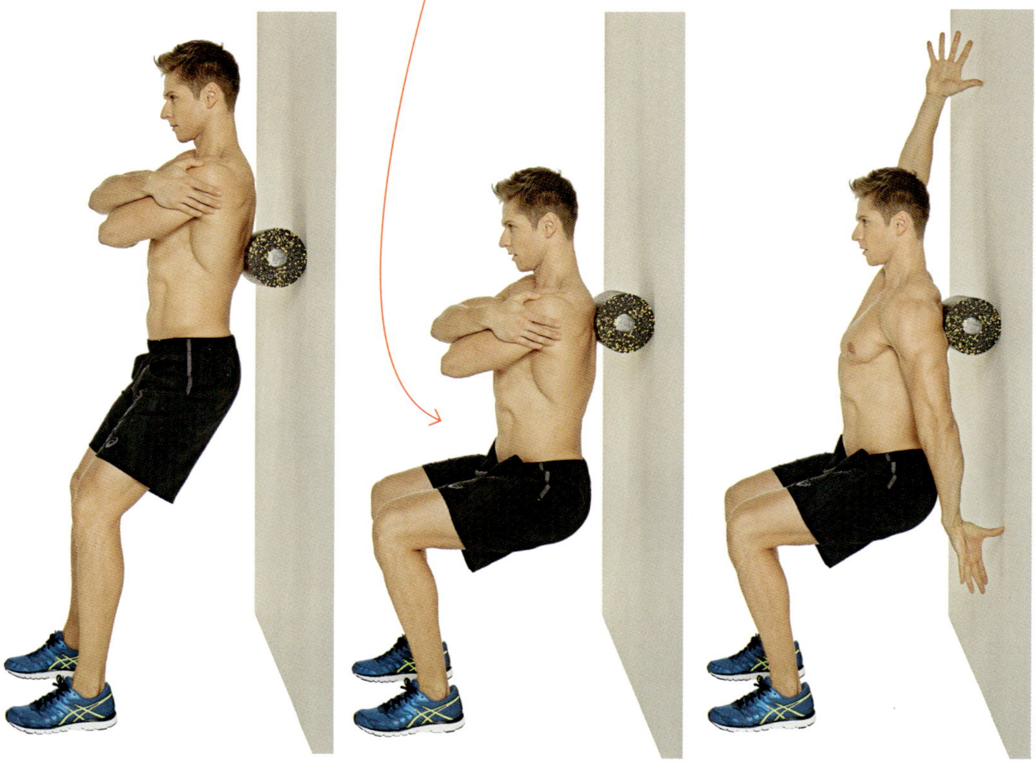

Ausrollen des unteren Rückens mit Ball

A

- Rücklings vor einen Stuhl legen und die Füße auf der Sitzfläche ablegen, sodass die Beine etwa rechtwinklig gebeugt sind. Einen kleinen Faszienball an der rechten Seite des unteren Rückens platzieren.
- Durch Beugen, Strecken und Zur-Seite-Drehen des Rumpfs den Ball ins Gewebe drücken, an besonders verspannten Stellen verharren und den Druck intensivieren.

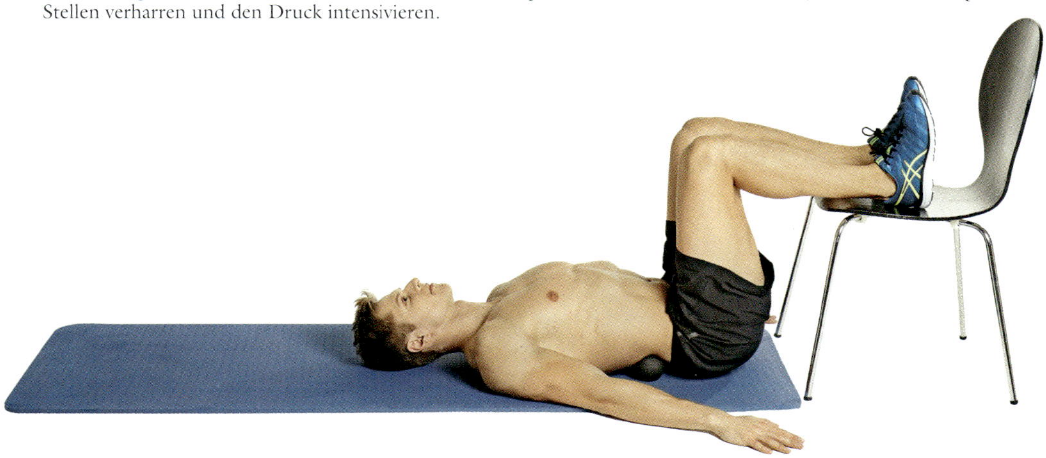

B

- Zusätzlich die Knie und die Füße auf dem Stuhl hin- und herkippen lassen, vor allem auf die Seite, auf der sich der Ball befindet, um weitere Faszienanteile zu erreichen.
- Den Ball auf Höhe des unteren Rückens ein Stück weit ins Zentrum schieben und dann das Vorgehen wiederholen. In der Folge alle „weichen“ Bereiche des unteren Rückens massieren.

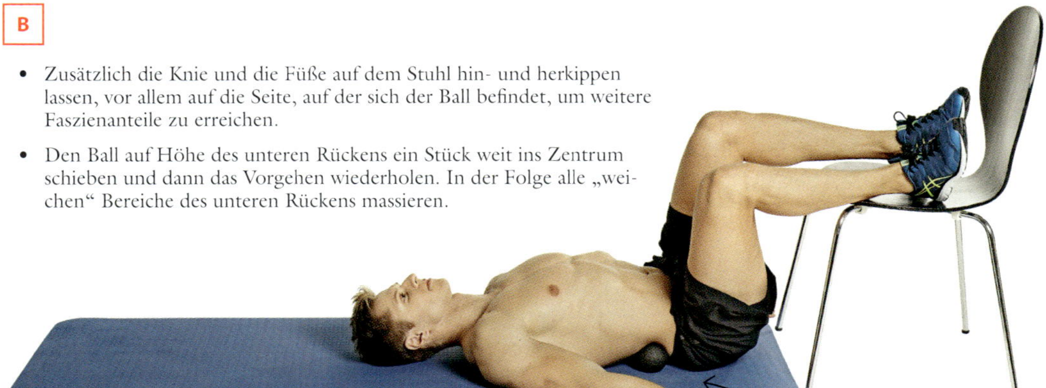

Wenn Sie den Ball im Lauf des Satzes weiter nach innen schieben, legen Sie sich auf keinen Fall mit der Wirbelsäule direkt darauf!

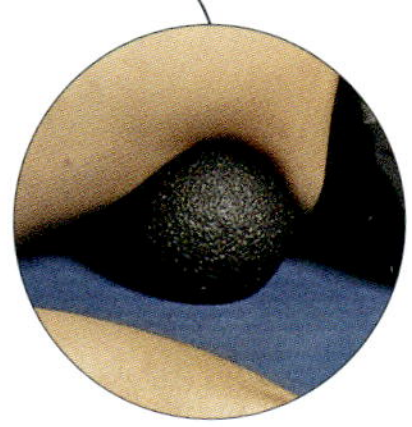

Lösende Bewegungen

Ausrollen des Nackens mit Ball an der Wand

A

- Mit dem Rücken vor eine Wand stellen. Einen kleinen Faszienball mit Daumen und Zeigefinger der rechten Hand greifen und über der linken Schulter in Position bringen – der Ball sollte dicht über der Schulter im weichen Nackenbereich ansetzen.

B

- Den Nacken vorsichtig gegen den Ball lehnen und den Druck durch Verlagerung des Körpergewichts moderat erhöhen. Eine Zeit lang auf der Stelle rollen, um ein Gespür für die sich dabei verändernde Intensität zu bekommen.

C

- Nun kontrolliert in die Knie gehen, um den Ball an der linken Nackenseite hinauf bis an den Hinterkopf zu rollen. Insgesamt die Nackenseite wenigstens 60 Sekunden lang ausrollen – lassen Sie sich Zeit.
- Den Ball wieder in die Hand nehmen, aufrecht hinstellen, dann einen Durchgang auf der rechten Nackenseite anschließen.

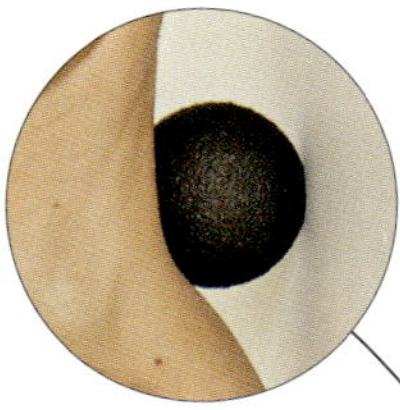

Bei dieser Übung bearbeiten Sie das weiche Gewebe der Muskulatur im Nacken- und hinteren Halsbereich. Üben Sie keinen zu großen Druck aus und setzen Sie den Ball niemals direkt auf die knöcherne Struktur der Halswirbel.

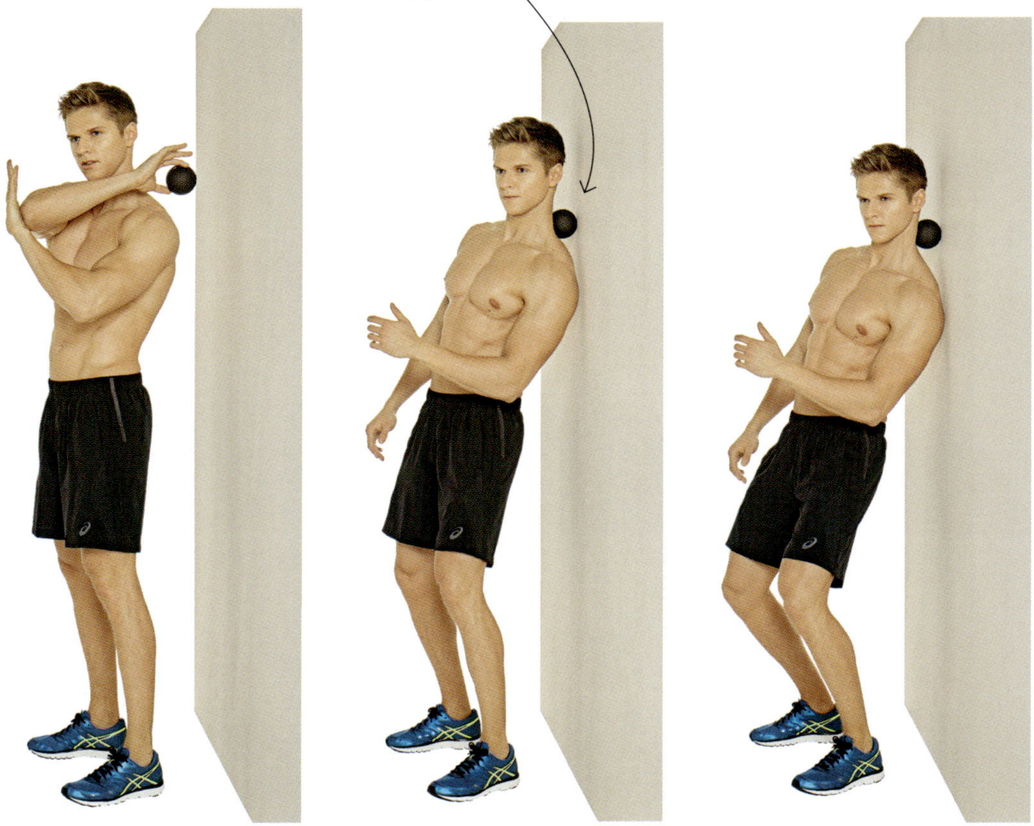

Ausrollen des Latissimus

A

- Mit der rechten Körperseite auf den Boden legen. Den linken Fuß aufstellen, auf Brusthöhe eine Faszienrolle unter den Rumpf schieben, den rechten Arm am Kopf vorbei parallel zum Boden ausstrecken und dann mit dem Rippenansatz des Latissimus auf die Faszienrolle legen. Mit dem linken Arm zur Sicherheit zusätzlich abstützen.
- Das Becken anheben und den Druck durch Verlagerung des Körpergewichts erhöhen, dann in die Rolle hinein entspannen.

Die Handfläche des bewegten Arms zeigt die ganze Zeit über nach oben.

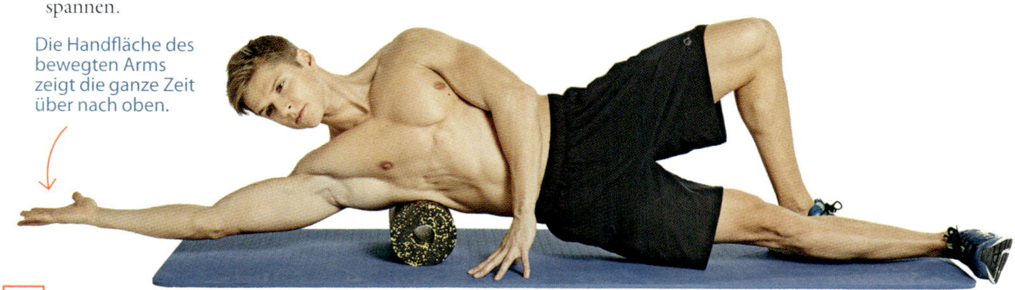

B

- Nach und nach den gesamten Latissimus langsam hinaufrollen. Alle paar Millimeter die Rolle an einer neuen Stelle anhalten, dabei kontrolliert den rechten Arm zunächst anziehen, dann …

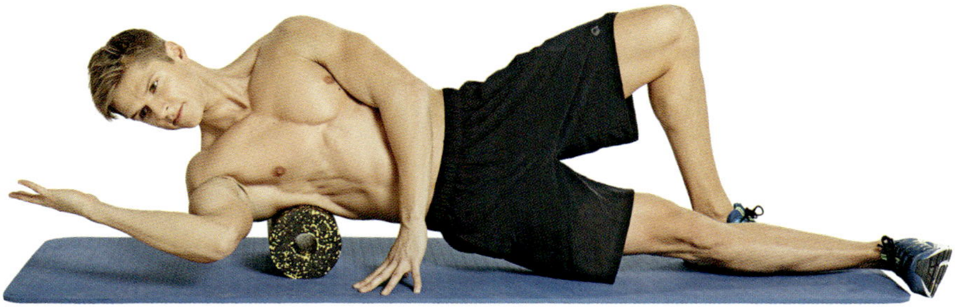

C

- … vor dem Körper strecken. Die Druckverhältnisse erspüren, immer wieder die Muskulatur in die Rolle einsinken lassen. Anschließend den Arm auf gleichem Weg zurückführen und erst dann weiterrollen.
- Im nächsten Satz Seitenwechsel.

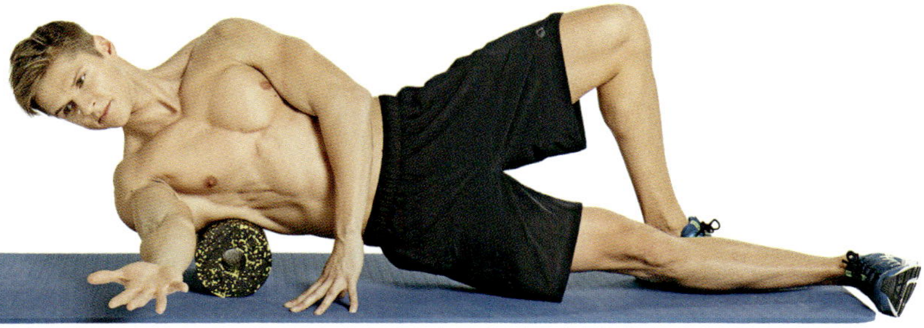

POWERVARIANTE

Um mehr Druck auf die Rolle zu erzeugen, stützen Sie sich mit der linken Hand nicht ab, sondern legen diese auf die Brust.

Lösende Bewegungen

Ausrollen des seitlichen Rumpfs mit Ball an der Wand

A

- Mit der rechten Körperseite vor eine Wand stellen. Einen großen Faszienball unterhalb des Schulterblatts platzieren und an die Wand drücken.
- Durch Gewichtsverlagerung Druck auf das Muskelgewebe aufbauen. Der rechte Arm ist nach vorn gestreckt, die linke Hand ruht unbeteiligt auf dem Bauch.

B

- Die Flanke des Rumpfs mit dem Ball nach und nach abrollen, dabei den Ball immer wieder anhalten und den gestreckten Arm dann kontrolliert nach oben führen. Vorsichtig mit dem Ball in schmerzende Bereiche hineingehen, die sich bei der Bewegung möglicherweise bemerkbar machen.

C

- Um auch die oberen Bereiche der Körperseite bis zur Schulter zu erreichen, ein wenig in die Knie gehen. Insgesamt wenigstens 60 Sekunden für eine Seite einplanen.
- Im nächsten Satz die Seite wechseln.

Drehen Sie den Rumpf während des Rollens immer wieder ein wenig nach vorn und nach hinten, um das Fasziengewebe optimal aufzulockern.

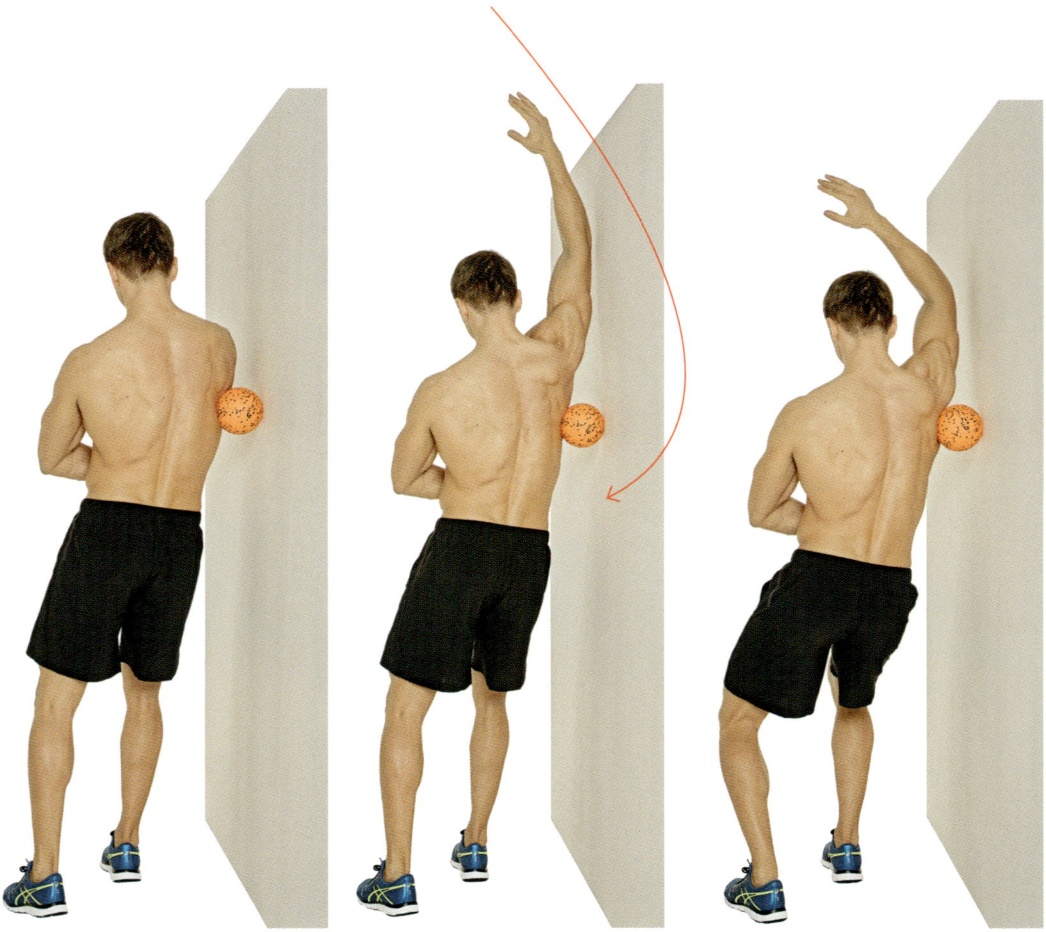

Ausrollen des Bauchs mit Ball

A

- Auf den Bauch legen und einen (mittel-)großen Faszienball an der rechten Seite des Bauchs unterhalb der Rippen einklemmen. Auf die Ellenbogen und den linken Fuß stützen und das rechte Bein gestreckt anheben.
- Durch Gewichtsverlagerung und Drehen des Rumpfs den Ball in das Gewebe drücken und dort langsam kreisen lassen. Verklebte Faszienbereiche intensiver behandeln.

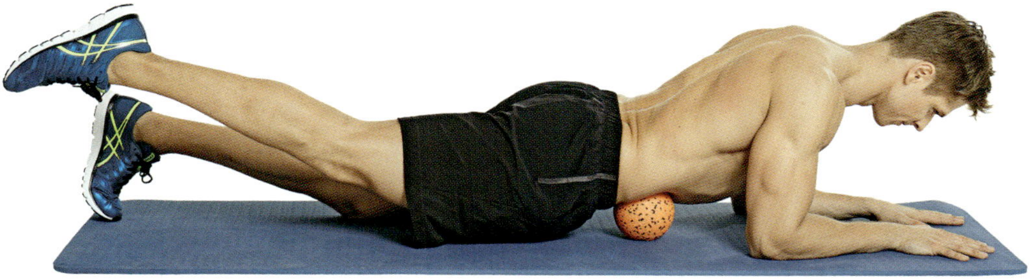

B

- Bei jeder zu behandelnden Stelle zusätzlich den Unterschenkel anheben, dann erneut den Bauch in den Ball drücken und drehen. Anschließend das Bein wieder kontrolliert absenken, ohne es abzulegen.
- Wenn auf der rechten Bauchseite alle Bereiche über der Leiste und unterhalb der Rippen bearbeitet sind, den Ball unter den mittleren Bauch, dann unter den linken Teil des Bauchs schieben und in beiden Bereichen genauso intensiv wie beschrieben vorgehen.

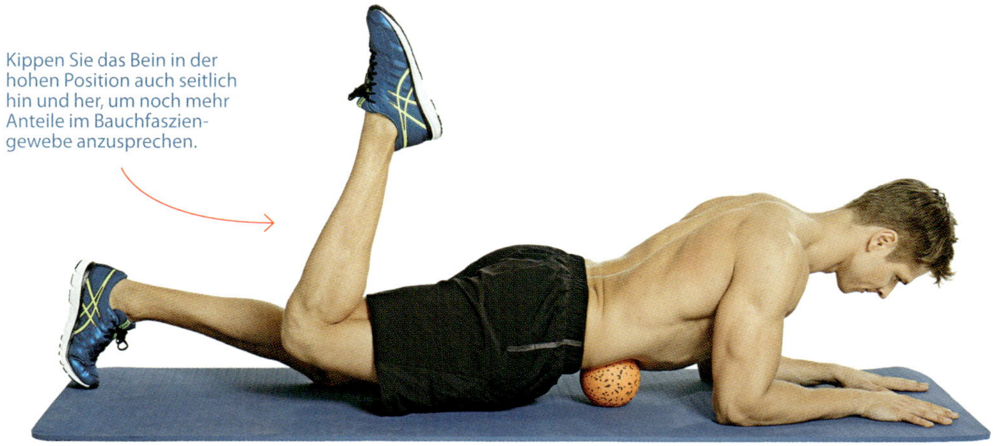
Kippen Sie das Bein in der hohen Position auch seitlich hin und her, um noch mehr Anteile im Bauchfaszien-gewebe anzusprechen.

POWERVARIANTE

Heben Sie das linke Knie vom Boden ab, sodass Sie sich nur noch auf dem linken Fuß und den Unterarmen abstützen.

Lösende Bewegungen

Ausrollen des Hüftbeugers mit Ball

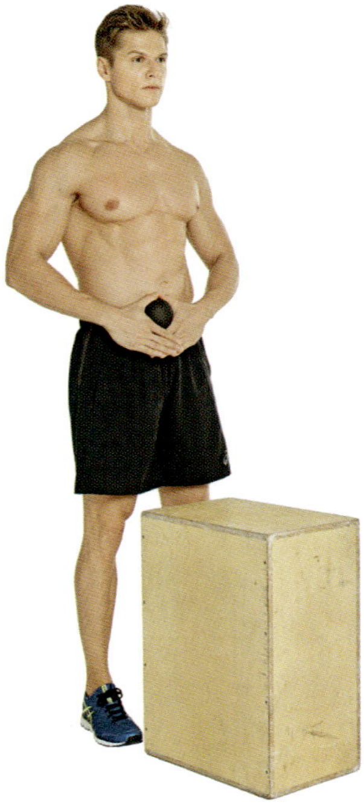

A

- Mit beiden Händen einen kleinen Faszienball vor dem Körper halten, dann den Ball vom Bauchnabel ausgehend etwa zwei Fingerbreit nach rechts und zwei Fingerbreit nach unten positionieren. Vor eine etwa kniehohe, stabile Erhöhung mit Kante stellen (ein sicher stehender Tisch tut es auch).

B

- Den Ball mit der rechten Hand in Position halten, mit links auf der Erhöhung abstützen. Dann den Ball zwischen Rumpf und Erhöhung einklemmen.

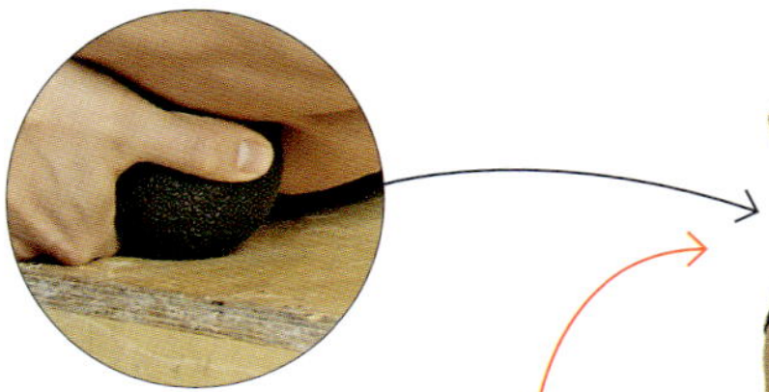

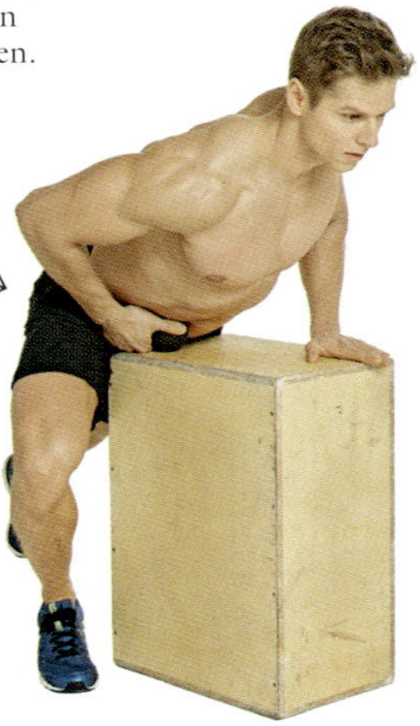

Sie müssen nicht den ganzen Bauch bearbeiten. Es genügt, den Ball an der Startposition und in deren direktem Umfeld immer wieder anzusetzen.

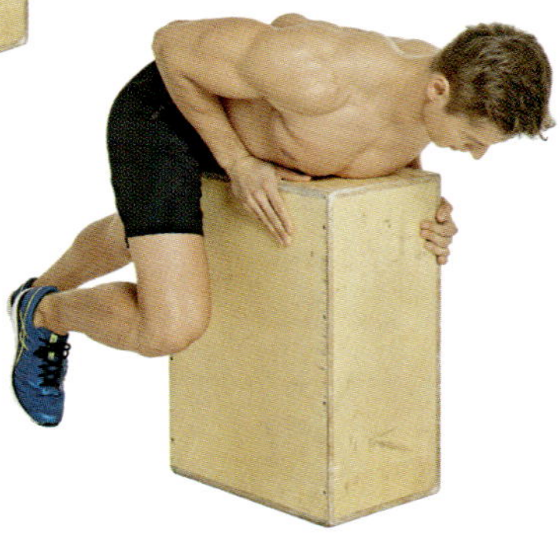

C

- Das linke Bein gegen den Boden stemmen, mit beiden Händen an der Erhöhung festhalten und das rechte Knie anziehen, sodass das Bein etwa rechtwinklig gebeugt ist. Durch Drehen des Rumpfs und Gewichtsverlagerungen den Ball in das Gewebe drücken, dabei in den Druck hinein entspannen.

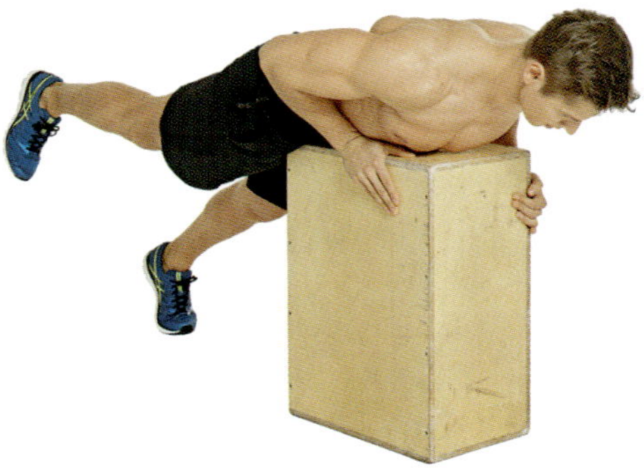

D

- Das rechte Bein strecken, dabei in den Bauch hinein einatmen und den Ball im Gewebe halten, gegebenenfalls den Druck sogar erhöhen. Das Bein einige Sekunden lang gestreckt halten, in sich ein wenig hin- und herdrehen und auch durch Gewichtsverlagerung den Ball tiefer in das Gewebe drücken.
- Das rechte Bein wieder anwinkeln, dann den Ball ein kleines Stück weiterbewegen und dort erneut wie beschrieben vorgehen.
- Im Anschluss das Ganze auf der anderen Hüftseite wiederholen.

Ausrollen der Brust mit Ball

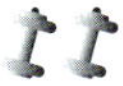

A

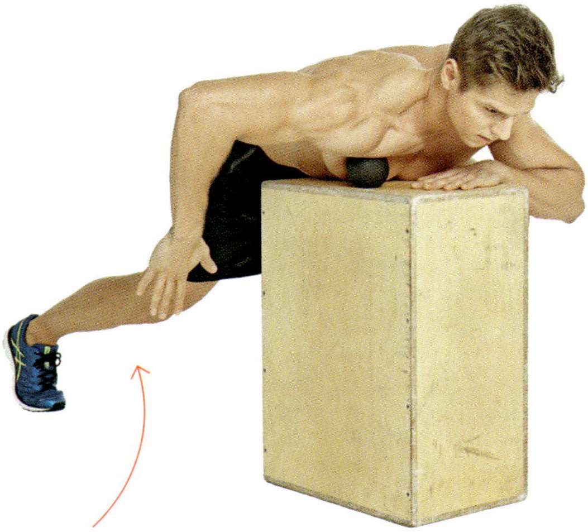

- Vor eine knie- bis hüfthohe, sicher stehende Erhöhung mit Kante stellen (auch ein stabiler Tisch eignet sich). Einen kleinen Faszienball mit rechts vor die rechte Brust halten. Mit links auf der Erhöhung abstützen, die Füße etwas zurücksetzen, den Oberkörper vorbeugen und den Ball zwischen Brust und Erhöhung einklemmen.
- Den rechten Ellenbogen anziehen, sodass der Oberarm waagerecht, der Unterarm senkrecht steht. Nun durch Gewichtsverlagerung Druck auf den Ball ausüben und das Fasziengewebe mit kleinen Bewegungen massieren.

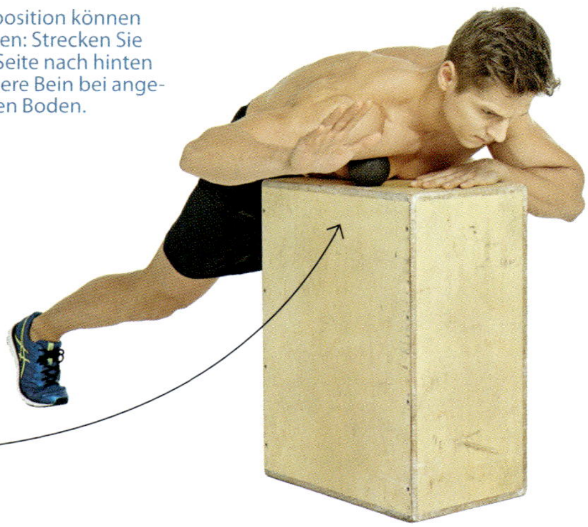

Mit der passenden Beinposition können Sie den Druck gut dosieren: Strecken Sie das Bein der trainierten Seite nach hinten und drücken Sie das andere Bein bei angewinkeltem Knie fest in den Boden.

B

- Den rechten Oberarm rotieren lassen, sodass sich der Unterarm in die Waagerechte dreht. Wieder dem Ball in minimalen Rollbewegungen nachgeben, dann …

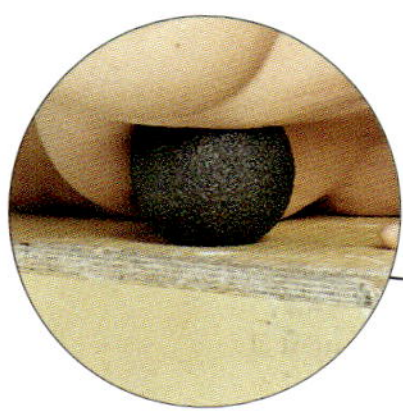

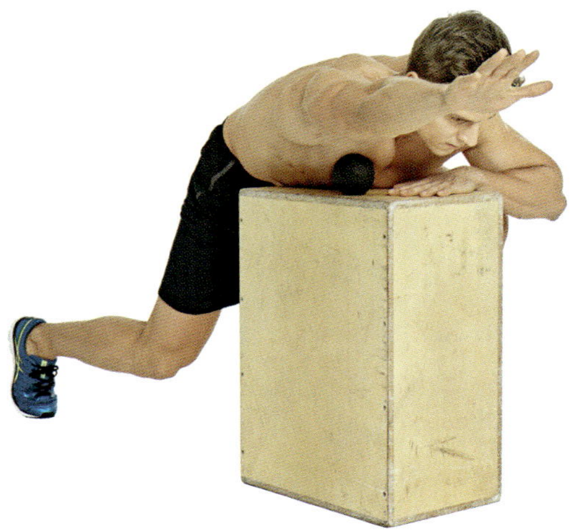

C

- … den rechten Arm nach vorn strecken. Die Brust wieder massieren, anschließend auf dem gleichen Weg zurück.
- Den Ball jetzt ein, zwei Zentimeter neben der ersten Stelle neu platzieren und auf die gleiche Weise vorgehen. So die gesamte Muskelpartie der rechten Brust bearbeiten.
- Im Anschluss mit der linken Brustseite fortfahren.

Lösende Bewegungen

Ausrollen der Schultervorderseiten mit Ball an der Wand

A

- Frontal vor eine Wand stellen und einen (mittel-)großen Faszienball mit der rechten Schulter etwa auf Höhe des Schlüsselbeins gegen die Wand drücken. Die rechte Hand auf den Rücken legen und die linke Hand zur Kontrolle des Stands flach an die Wand drücken, die Finger zeigen nach unten.
- Durch Eindrehen des Oberkörpers nach rechts und leichte Bewegungen hin und her sowie auf und ab den Ball in das Gewebe einmassieren.

B

- Dann den rechten Arm vom Rücken lösen und waagerecht zur Seite ausstrecken, ohne den Druck auf den Ball zu verlieren; der Daumen zeigt nach oben. Die Schulter wieder bearbeiten, dann …

C

- … den rechten Arm so weit es geht nach vorn rotieren lassen, der Daumen zeigt nun nach hinten unten. Erneut mit dem Ball in das Gewebe rollen, dann den Arm zurückdrehen und wieder auf den Rücken legen.
- Den Ball ein, zwei Zentimeter weiter platzieren und dort ebenso verfahren. Auf diese Weise die gesamte vordere rechte Schulterpartie bearbeiten.
- Die Übung direkt im Anschluss auf der linken Schulter wiederholen.

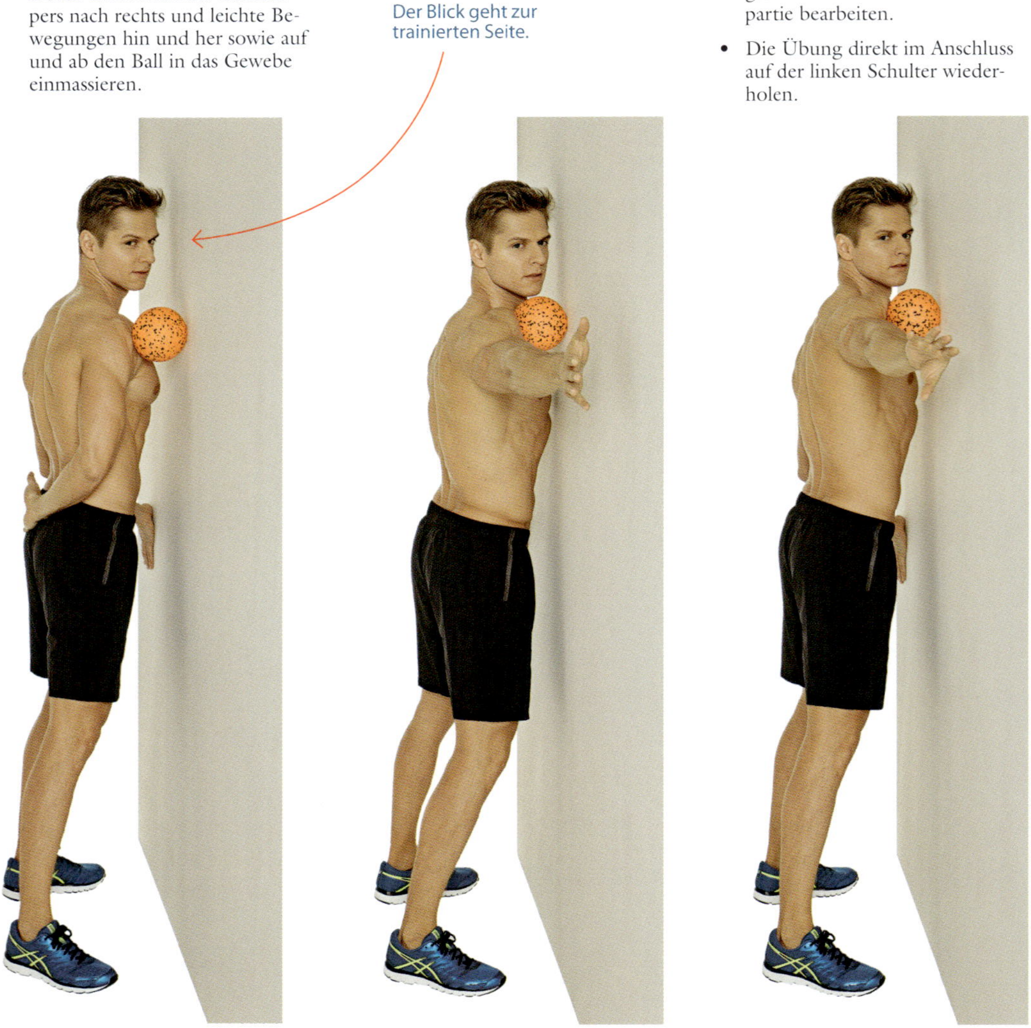

Ausrollen der Schulterseiten mit Ball an der Wand

A

- Mit dem Rücken so vor eine Wand stellen, dass sich die linke Körperseite näher zur Wand befindet. Auf Höhe des Schulterblatts einen (mittel-)großen Faszienball zwischen Körper und Wand klemmen. Eine leichte Rücklage einnehmen, um den Druck zu erhöhen. Den linken Arm dabei angewinkelt von der Wand weghalten.

B

- Durch Drehung des Rumpfs den Ball über die linke seitliche Schulterpartie bis in den Oberarm hinein rollen lassen. Immer wieder verweilen und den Druck intensivieren. Auf diese Weise die gesamte linke Schulterseite bearbeiten.
- Im Anschluss sofort die rechte Schulterseite massieren.

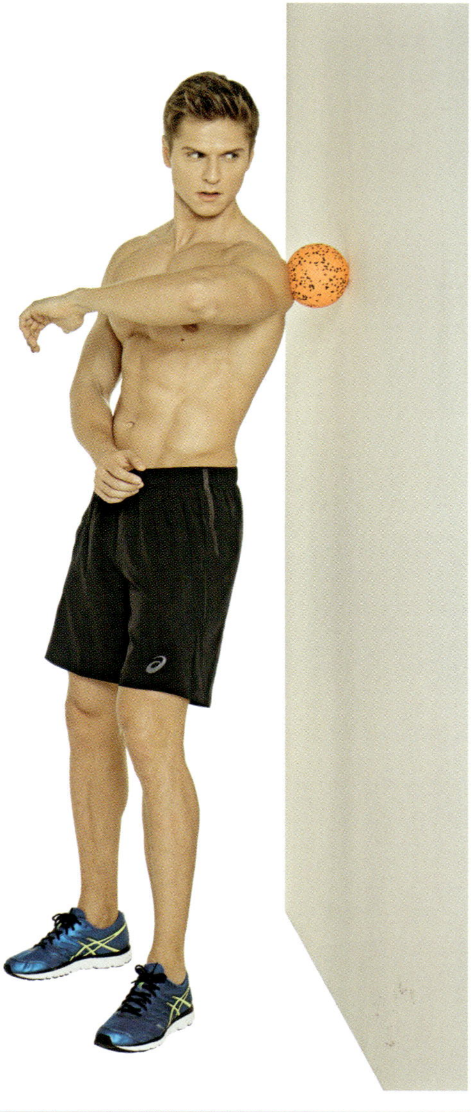

Um das Gewebe auch vertikal zu bewegen, gehen Sie zwischendurch wiederholt ein wenig in die Knie, sodass sich der Ball leicht auf- und abbewegt.

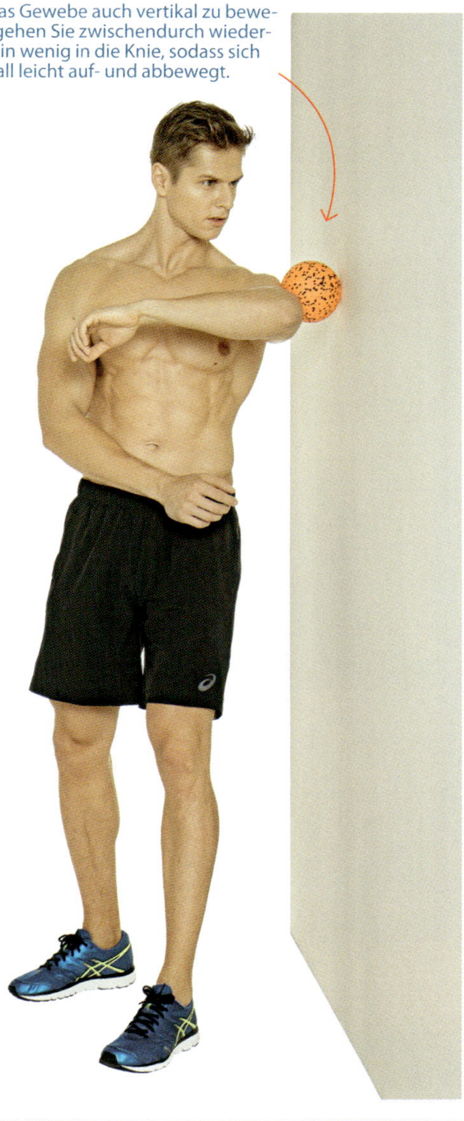

Lösende Bewegungen

Ausrollen der Schulterblätter mit Ball

A

- Rücklings auf den Boden legen, den rechten Arm am Kopf vorbei parallel zum Boden strecken. Einen kleinen Faszienball zwischen dem rechten Schulterblatt und dem Boden einklemmen. Durch Gewichtsverlagerung und Bewegen der Schulterpartie den Ball ins Gewebe massieren.

Sie können die Beine entweder – so wie hier gezeigt – entspannt ausstrecken oder Sie stellen die Füße von Anfang an auf: So können Sie etwas größeren Druck auf die Schulter beziehungsweise den Ball ausüben.

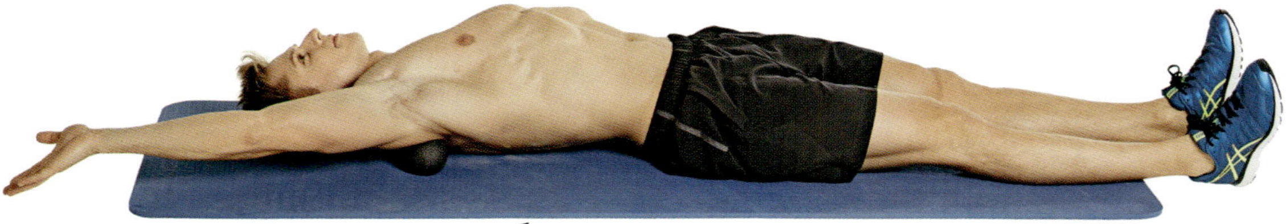

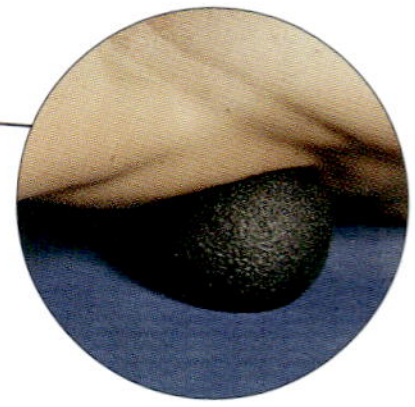

B

- Nach einiger Zeit den gestreckten rechten Arm langsam nach oben führen. Dabei immer weiter das Gewebe mit dem Ball bearbeiten. Den Arm dann …

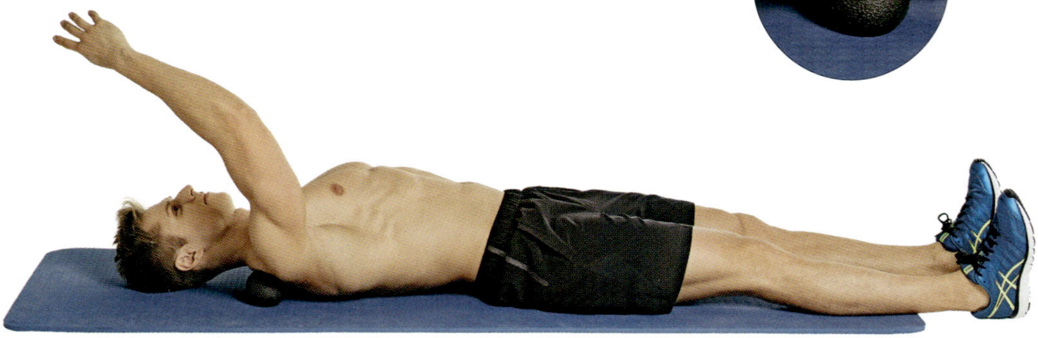

C

- … neben den Rumpf führen. Auch jetzt den Ball stetig einmassieren, dann den Arm langsam zurück in die Ausgangsposition bringen. Danach bei Bedarf den Ball an einer anderen Stelle des Schulterblatts platzieren.
- Im Anschluss das linke Schulterblatt in Angriff nehmen.

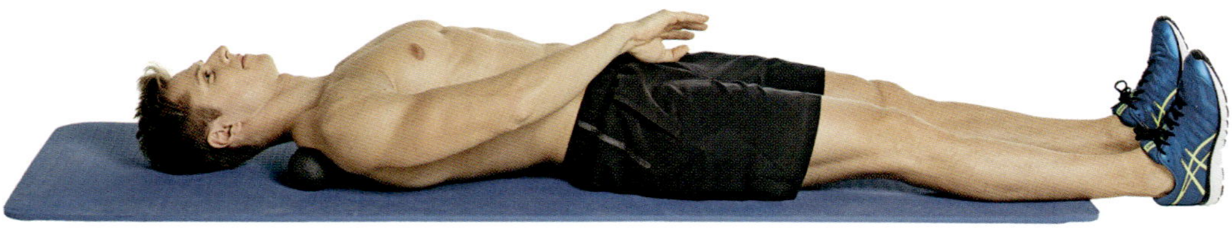

Ausrollen der Schulterrotatoren mit Ball

A

- Auf den Rücken legen und den rechten Arm rechtwinklig beugen, sodass der Ellenbogen nach rechts und der Unterarm am Kopf vorbei zeigt. Den Arm in der Luft halten, dann einen kleinen Faszienball zwischen Schulter und Boden platzieren.
- Das Körpergewicht auf den Schulterbereich verlagern und so Druck auf das Gewebe ausüben. Bei Bedarf die Füße aufstellen, um die Schulter stärker in den Ball zu drücken. Die Schulterpartie leicht hin und her bewegen, damit der Ball das Gewebe massieren kann.

Platzieren Sie den Ball direkt außen neben dem Schulterblatt. Der zu massierende Bereich liegt zwischen Schulterblatt-Außenseite, Achsel und Kopf des Oberarmknochens.

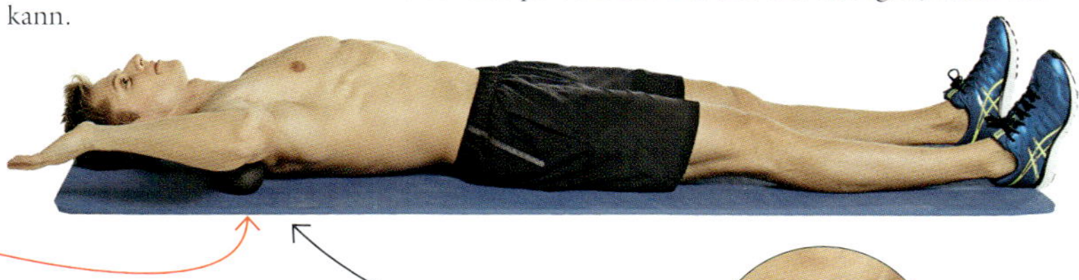

B

- Nach einiger Zeit den rechten Oberarm langsam drehen, sodass sich der Unterarm nach oben bewegt. Dabei immer wieder den Druck auf die Muskulatur nachjustieren und weitermassieren.

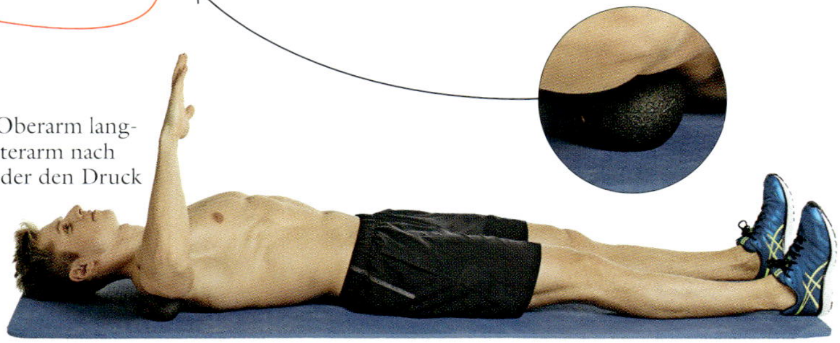

C

- Den Arm langsam weiterrotieren lassen, so weit es geht und so lange, wie noch eine Wirkung auf die Rotatorenmuskulatur spürbar ist. Durch stetiges Druckausüben den Arm langsam in die Ausgangsposition zurückdrehen. Danach bei Bedarf den Ball an eine andere Stelle in unmittelbarer Umgebung setzen.
- Im Anschluss kommt die linke Seite an die Reihe.

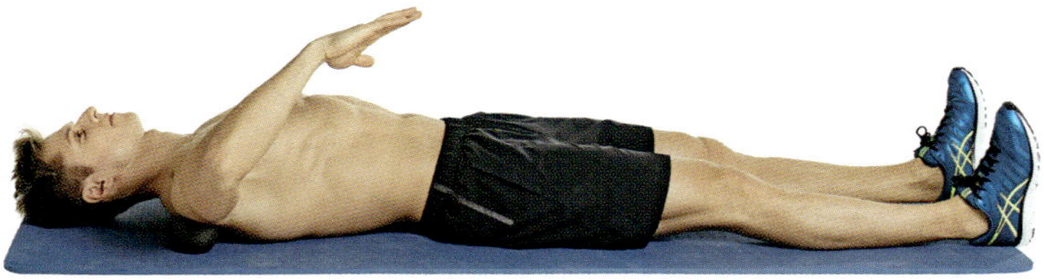

ALTERNATIVE
Sie können die Rotatorenmanschette auch an der Wand ausrollen. Nehmen Sie dazu eventuell einen etwas größeren Faszienball. Ansonsten gehen Sie genauso vor wie bei der Übung auf dem Boden.

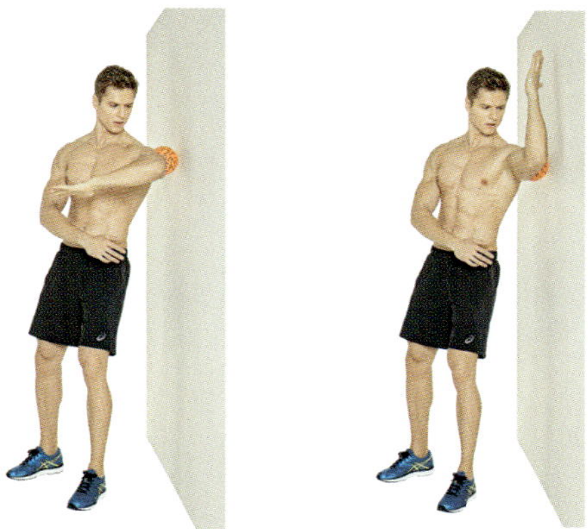

Ausrollen des Trizeps mit Ball an der Wand

A

- Mit dem Rücken so vor eine Wand stellen, dass sich die linke Körperseite näher zur Wand befindet. Zwischen der Wand und der Rückseite des linken Oberarms einen (mittel-)großen Faszienball einklemmen.
- Den linken Arm anwinkeln, dann leicht in die Knie gehen und durch Gewichtsverlagerung Druck auf das Oberarmgewebe ausüben. Durch kleine Bewegungen die Muskeln massieren, dabei …

B

- … den Arm langsam strecken, ohne die Muskulatur zu entlasten. Den Ball weiter mit kleinen Bewegungen durch die Muskulatur kreisen lassen, dann den Arm langsam wieder anwinkeln.
- Jetzt den Ball an einer anderen Stelle des hinteren Oberarms platzieren und diese ebenso bearbeiten. Auf diese Weise die gesamte Rückseite des Oberarms von der Schulter bis zum Ellenbogenansatz massieren.
- Direkt danach ist der rechte Arm an der Reihe.

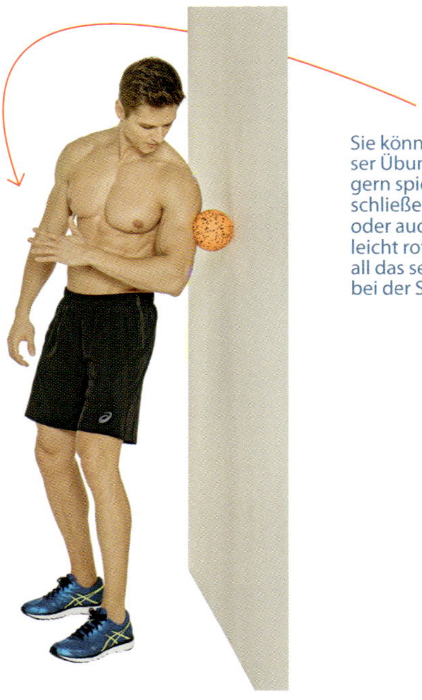

Sie können bei dieser Übung mit den Fingern spielen, die Hand schließen und öffnen oder auch den Arm ganz leicht rotieren lassen – all das setzt neue Reize bei der Selbstmassage.

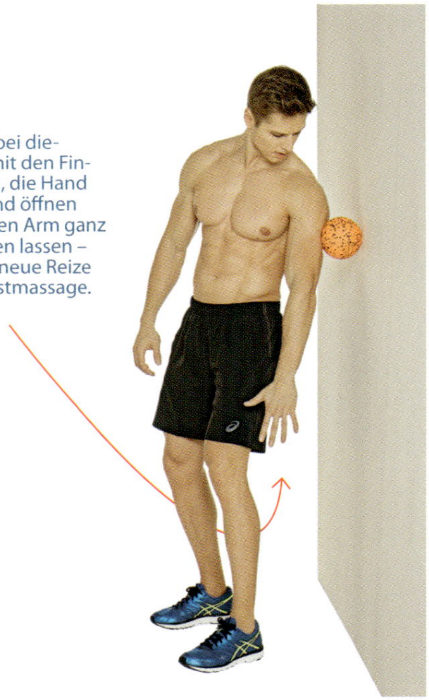

ALTERNATIVE

Führen Sie das Ausrollen der Trizepsmuskulatur auf dem Boden aus. Dazu legen Sie sich auf eine Körperseite, stützen sich mit dem oberen Bein und der Hand des oberen Arms ab und legen den gestreckten unteren Arm mit der Rückseite auf eine Faszienrolle. Beim Ausrollen der Muskulatur auch hier den Arm wiederholt langsam beugen und strecken.

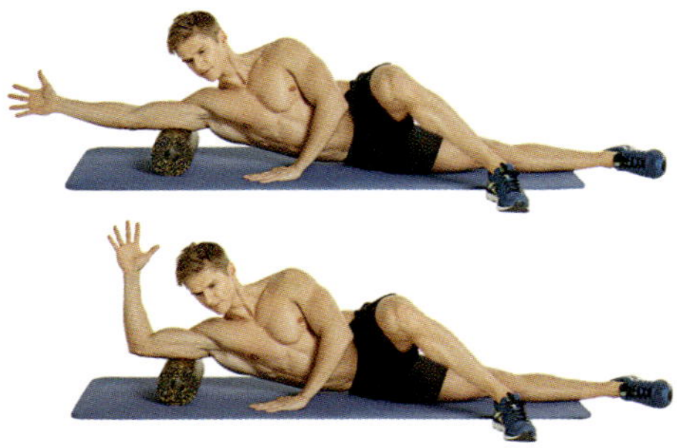

Ausrollen des Bizeps mit Ball an der Wand

A

- Frontal vor eine Wand stellen, mit der linken Hand daran abstützen und den rechten Arm auf Schulterhöhe so zur Seite ausstrecken, dass die Handfläche zur Wand zeigt.
- Mit der Vorderseite des rechten Oberarms einen (mittel-)großen Faszienball gegen die Wand drücken. Den Druck erhöhen und den Ball langsam und intensiv in das Gewebe einmassieren.

B

- Dabei den Arm langsam beugen, bis der Unterarm senkrecht steht. Das Gewebe weitermassieren, dann den Arm langsam wieder strecken.
- Den Ball ein, zwei Zentimeter versetzen und auch dort wie beschrieben vorgehen. In der Folge den gesamten Bizeps von der Schulter bis zur Armbeuge trainieren.
- Im Anschluss das Gleiche mit dem linken Arm durchführen.

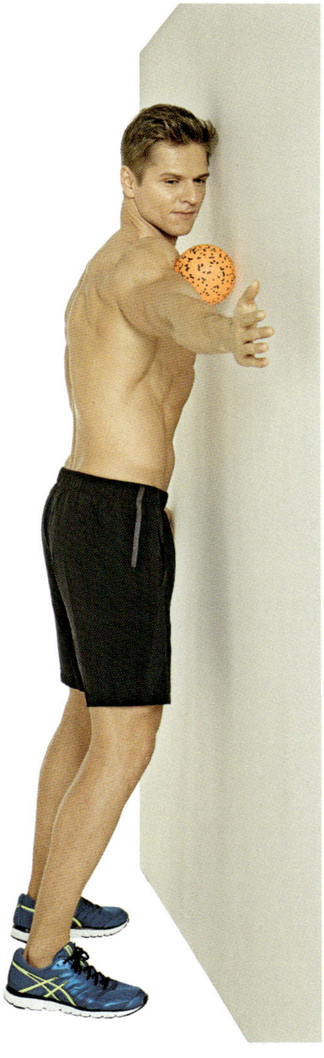

Absolvieren Sie den beschriebenen Ablauf noch zweimal mit rotiertem Arm. Dazu den Arm einmal so trainieren, dass der Daumen zur Wand zeigt (dabei können Sie den Arm nur bedingt beugen); das andere Mal zeigt der Daumen von der Wand weg.

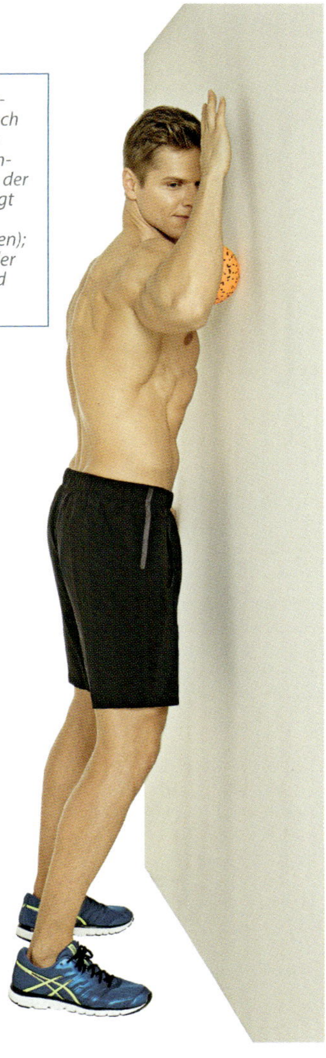

Lösende Bewegungen

Ausrollen der Unterarm-Außenseiten mit Ball

A

- In einen Vierfüßlerstand gehen: Die Knie unterhalb der Hüftgelenke aufsetzen, die Hände unterhalb der Schultern. Einen (mittel-)großen Faszienball unter der rechten Schulter platzieren und den rechten Unterarm mit der Außenseite darauf ablegen.
- Das Handgelenk so strecken, dass die Finger zum Boden zeigen. Den Unterarm in den Ball drücken und das Gewebe mit kleinen Gewichtsverlagerungen immer wieder neu massieren.

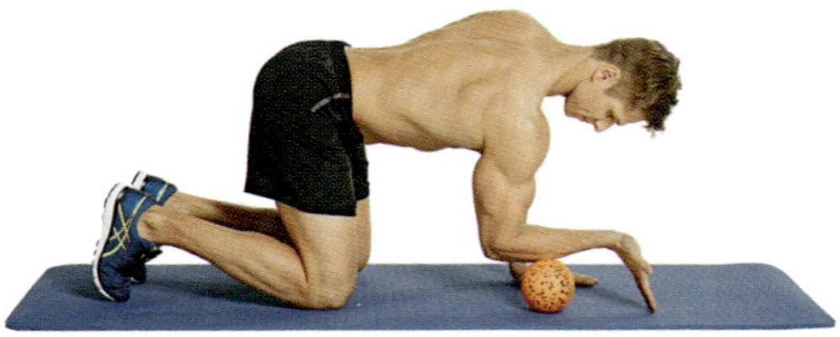

Drehen Sie den Unterarm immer wieder leicht hin und her, um auch die seitlicheren Stränge der Unterarmmuskulatur zu erwischen.

B

- Nach einiger Zeit die Hand langsam so weit beugen, dass die Finger nach oben zeigen. Dabei fortwährend und auch in der Endposition mit dem Ball Druck ausüben. Die Hand langsam wieder strecken, dann den Ball ein, zwei Zentimeter versetzen und das Ganze dort wiederholen.
- Auf diese Weise den gesamten äußeren Unterarm vom Ellenbogen bis zum Handgelenkansatz trainieren.
- Im nächsten Satz mit der Außenseite des linken Unterarms fortfahren.

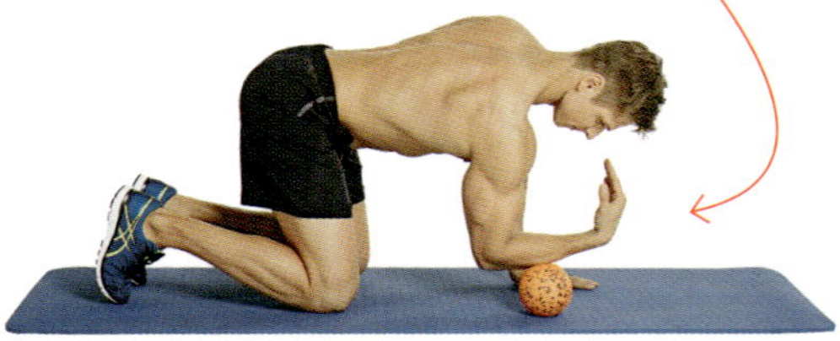

Ausrollen der Unterarm-Innenseiten mit Ball

A

- Aufrecht auf einen Stuhl setzen und den rechten Unterarm auf dem rechten Oberschenkel ablegen, sodass die Handfläche nach vorn zeigt und die Finger nach unten gestreckt sind.
- Mit der linken Hand einen kleinen Faszienball auf die Innenseite des rechten Unterarms legen, dann den Ball sanft in das Gewebe drücken und langsam den Druck erhöhen. Mit minimalen kreisenden Bewegungen die Stelle massieren.

B

- Nach einiger Zeit die Hand beugen, sodass die Finger nach oben zeigen. Weitermassieren, dann die Finger wieder strecken.
- Den Ball ein, zwei Zentimeter versetzen, dann den Ablauf wiederholen. In der Folge so die gesamte Unterarm-Innenseite bearbeiten.
- Im nächsten Satz Armwechsel.

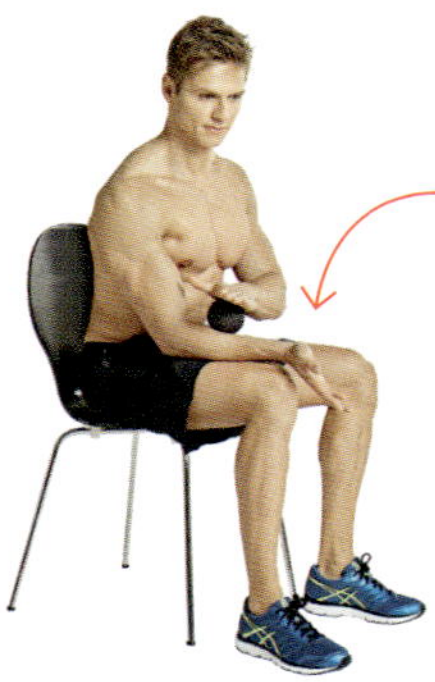

Klappen Sie die Finger an einer Stelle mehrmals rauf und runter – dadurch erreichen Sie mehr von den vielen kleinen Muskelsträngen, die sich im Unterarm drängen. Sie werden es durch ein „Knubbeln" im Arm merken, wenn das Bindegewebe darauf reagiert und diese Stränge hin und her geschoben werden.

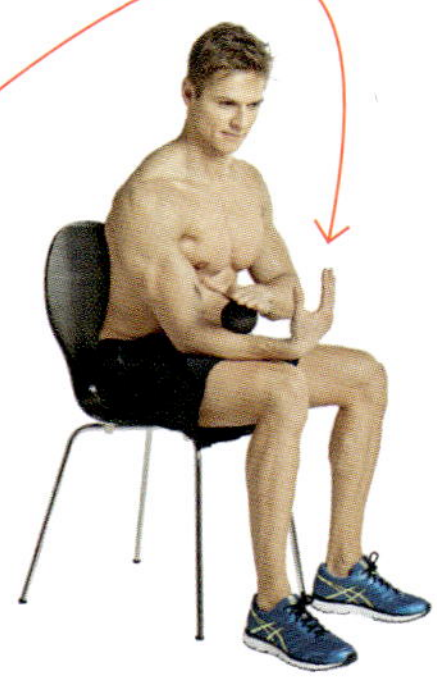

Mobilisierende Übungen für eine bewegliche Faszie

Neben Ausrollen und Stretching sollen auch mobilisierende Bewegungen dafür sorgen, das Gewebe möglichst geschmeidig zu machen. Beweglichkeit ist neben anderen Konditionsfaktoren wie Kraft oder Ausdauer ein wichtiger Baustein für einen ausbalancierten Körper und gleichermaßen für sportliche Höchstleistungen.

Dabei gilt wie immer (im Faszientraining): Ein Muskel ist nur so beweglich wie die gesamte funktionelle Bewegungskette, der er angehört. Dementsprechend sind in diesem Kapitel viele Ganzkörperübungen zu finden beziehungsweise solche, die möglichst viele Muskeln mit einbeziehen. Derartige Übungen haben zudem durchaus positive Nebeneffekte, die Sie mit Blick auf die Faszie sicher gern mitnehmen: Flüssige, weiche beziehungsweise „spielerische" Bewegungen verbessern nicht nur den Bewegungsspielraum der betreffenden Körperpartie (aus dem Englischen auch als „range of motion" bekannt), sondern fördern die „Bewegungsintelligenz" im Allgemeinen: Ihr Gleichgewichtssinn etwa wird verbessert, ebenso die mentale wie physische Fähigkeit Ihres Körpers, sich im Raum zu orientieren.

Seien Sie bei der Ausführung der folgenden Übungen also nicht zu ambitioniert, sondern versuchen Sie bei jeder Wiederholung (und zwar über den gesamten Bewegungsweg) zu erspüren, wie sich diese in der trainierten Region anfühlt und welche Auswirkungen sie auf den übrigen Körper hat.

Nicht alle Mobilisationsübungen dieses Kapitels zielen ausschließlich auf die Beweglichkeit. Einige enthalten kräftigende Elemente, andere bringen Dehneffekte mit sich. So soll es sein, denn: Eine strikte Abspaltung von Trainingseffekten ist – unter dem Aspekt des Faszientrainings – ebenso wenig zielführend wie das isolierte Training jedes einzelnen Muskels einer Muskelkette.

Die folgenden Übungen haben neben der Förderung der allgemeinen „Bewegungsintelligenz" auch die banale Aufgabe, Ihren Gelenkstrukturen neue beziehungsweise verloren gegangene Beweglichkeit zu schenken. Die haben viele von uns nötig: Egal ob Wirbelsäule, Hüfte, Knie, Schultern, Ellenbogen, Hand- oder Fußgelenke – bei kaum jemanden sind alle Gelenke in optimaler Verfassung. Schuld sind fast immer Dysbalancen in der gelenkstabilisierenden beziehungsweise der gelenkbewegenden Muskulatur – inklusive des dort enthaltenen Fasziengewebes, versteht sich. Diese Dysbalancen sind durch einseitige Bewegungen oder Haltungen zumeist über Jahre hinweg entstanden – und welche Auswirkungen solche Fehlhaltungen auf das ganze System des Körpers haben können, konnten Sie ja schon im Rahmen der Tensegrity-Modellbeschreibung auf Seite 15 sehen.

Sie haben grundsätzlich zwei Möglichkeiten, um die Situation zu ändern: Führen Sie das Faszientraining (mit den mobilisierenden Übungen dieses Kapitels) durch und minimieren Sie Ihre einseitigen Bewegungs- und Haltungsgewohnheiten (Schluss mit dem ständigen Sitzen!). Weitere Hinweise zum Thema Mobilisationsübungen für die Faszie finden Sie in Kapitel 2 ab Seite 33.

Mobilisierende Übungen

Schattenboxen

A

- Aufrecht und schulterbreit hinstellen. Die Knie ganz leicht beugen, den Rücken gerade und die Hände zu Fäusten geballt vor dem Kinn halten.

B

- Gegen einen imaginären Gegner boxen, dabei den Oberkörper aus dem Beckenbereich heraus dynamisch mitführen und mal mit rechts, mal …

C

- … mit links die Faust auf Schulterhöhe nach vorn schnellen lassen und gleich wieder zurückziehen. Die Beine beweglich halten und die Füße mitgehen lassen. Insgesamt geschmeidige Bewegungen durchführen und bei den Schlägen versuchen, einen maximal schnellen, federnden Effekt zu erzielen.

Achtung, Verletzungsgefahr für die Schulter: Schlagen Sie zügig, aber kontrolliert – lassen Sie die Arme nicht bis zur vollständigen Streckung nach vorn explodieren!

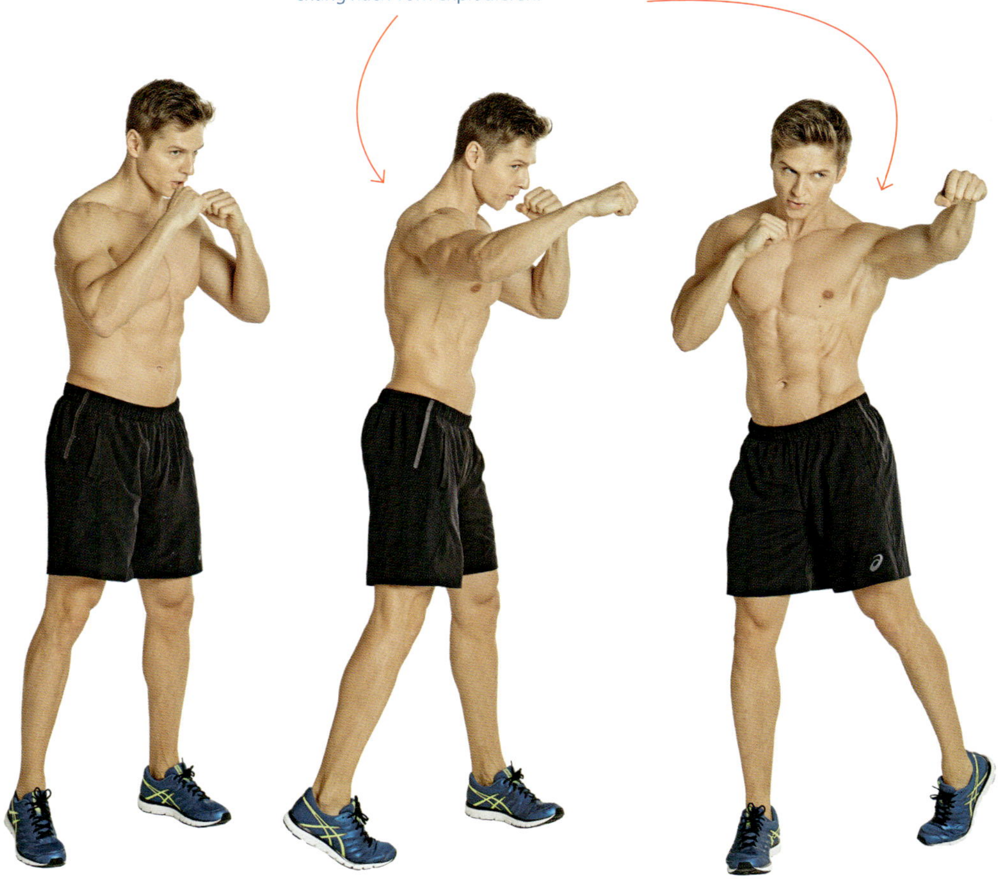

ALTERNATIVE

Gehen Sie in eine klassische Ausleger-Position wie beim Boxen. Dazu setzen Sie das linke Bein in einem kleinen Ausfallschritt nach vorn – oder alternativ in der „falschen" Auslage (von Linkshändern praktiziert) das rechte Bein nach vorn.

POWERVARIANTE

Tänzeln Sie während des Schattenboxens permanent, sodass abwechselnd immer nur ein Fuß den Boden berührt.

Handtuch-Ausschlagen

A

- Die beiden Ecken der kurzen Seite eines großen Badetuchs mit den Händen fassen. Schulterbreit hinstellen, das Gesäß leicht nach hinten schieben und etwas in die Knie gehen. Rumpfspannung aufbauen und die Schulterblätter zusammenziehen.
- Dann das Handtuch ausschlagen, indem Sie es zunächst nach oben reißen, dann …

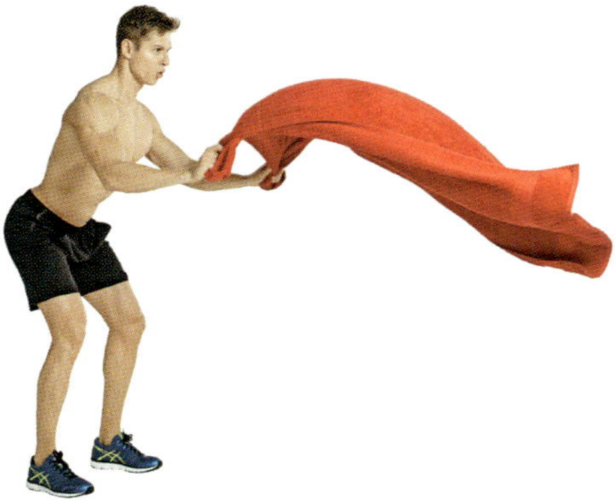

B

- … nur aus Schultern und Armen heraus nach unten schlagen. Ohne Pause das Handtuch auf und ab schlagen. Den Rücken dabei stets gerade und den Kopf in der Verlängerung zur Wirbelsäule halten.

Der Oberkörper bleibt während der gesamten Übung möglichst statisch, die Bewegung erfolgt nur aus Schultern und Armen.

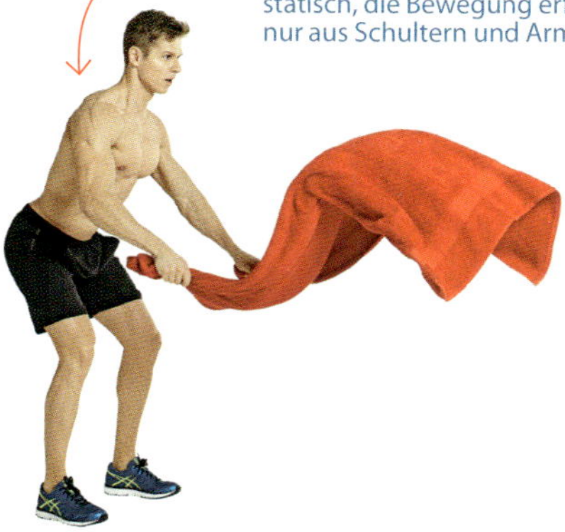

Holzhacken

A

- Aufrecht hüftbreit hinstellen und die Finger vor der Hüfte ineinander verschränken. Hüfte, Knie und Füße nach vorn ausrichten. Die Arme über den Kopf strecken und den Rumpf nach hinten beugen, als würden Sie zu einem Schlag mit einem imaginären Beil ausholen.

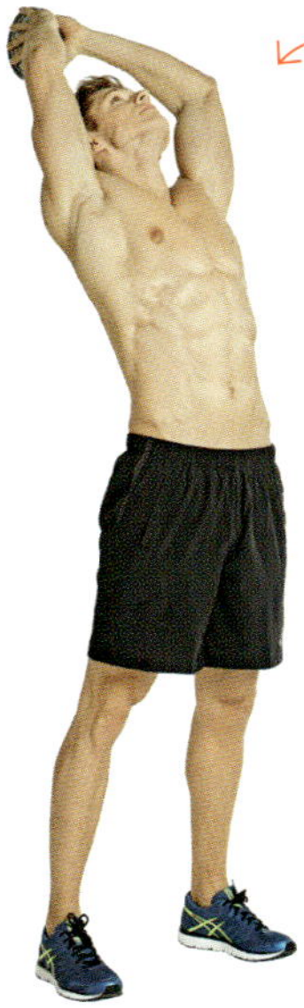

Diese Vorspannung ist hier und auch bei anderen Übungen wichtig, um die Faszien optimal anzusprechen!

B

- Den Oberkörper dynamisch nach vorn bringen und die gestreckten Arme vor den Körper schwingen. Der Schwungbewegung nachgeben und die Arme durch die Beine hinweg nach hinten auspendeln lassen. Der Rücken darf dabei unten rund werden. Bei Bedarf die Knie für mehr Stabilität in der tiefen Position etwas beugen. Sofort zurück in die Startposition und die nächste Wiederholung anschließen.

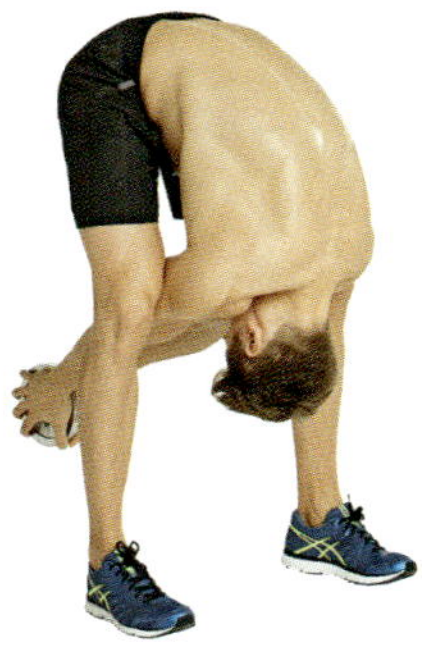

Mobilisierende Übungen

Einarmiges Reißen mit der Kettlebell

A

- Aufrecht und schulterbreit über eine Kettlebell (alternativ geht auch eine Kurzhantel) stellen. Das Gesäß nach hinten schieben, die Knie beugen und den geraden Oberkörper vorbeugen, bis Sie mit der rechten Hand den Griff fassen können.

B

- Die Kettlebell explosiv nach oben ziehen. Dabei die Knie dynamisch durchdrücken und den Körper ganz aufrichten, sogar mit beiden Füßen leicht vom Boden abdrücken. Die Kettlebell vor dem Körper bis auf Brusthöhe bringen, dann …

C

- … das Handgelenk blitzschnell kippen, sodass die Handfläche nach oben zeigt. In einer fließenden Bewegung den Arm mit der Kettlebell weiter nach oben drücken, bis er ganz gestreckt ist und das Gewicht senkrecht über der Schulter ruht.
- Auf gleichem Weg kontrolliert zurück in die Startposition und die nächste Wiederholung anschließen.
- Im nächsten Satz Seitenwechsel.

Bevor Sie die Kettlebell hochziehen, intensivieren Sie unbedingt die Rumpfspannung. Strecken Sie zudem den linken Arm nach hinten aus, um ihn beim Aufrichten zum Schwungholen einsetzen zu können.

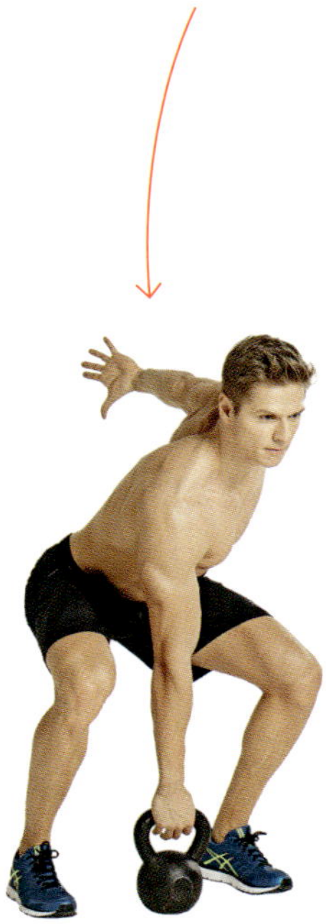

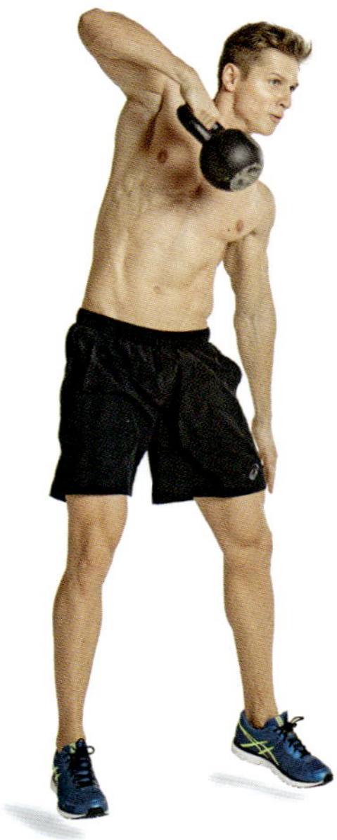

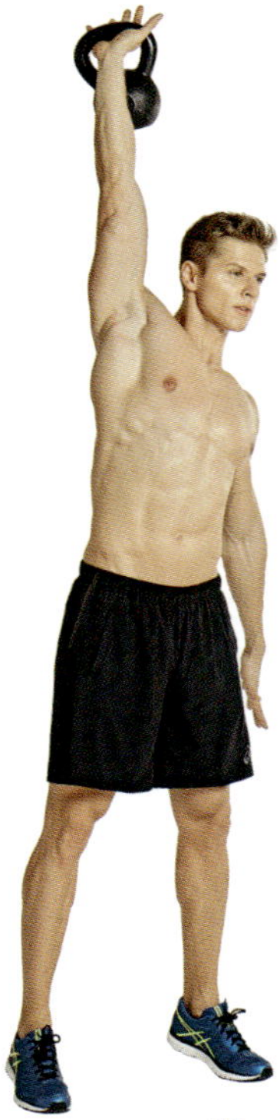

ALTERNATIVE
Anstelle der einarmigen Ausführung mit der Kettlebell können Sie die Übung mit beiden Armen und einer Langhantel ausführen. Diese ziehen Sie dann aus einer tiefen Hockposition mit geradem (!) Rücken ebenfalls bis auf Brusthöhe, klappen die Handgelenke unter die Hantelstange und lassen die Hantel dann auf Schulterhöhe ruhen, ohne die Arme nach oben zu strecken.

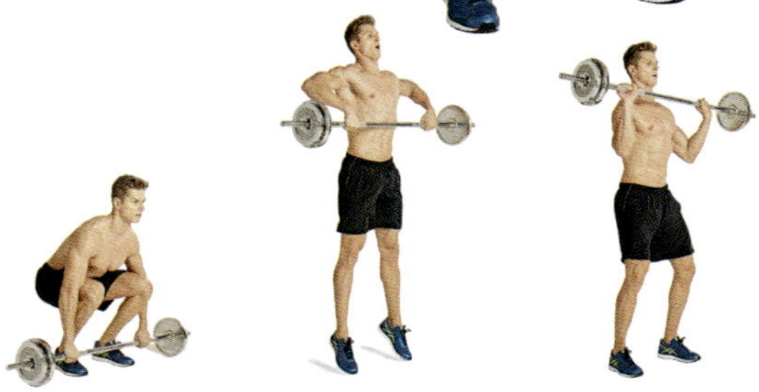

Mobilisieren der Wirbelsäule am Schlingentrainer

A

- Mit jeder Hand einen Griff eines Schlingentrainers fassen. Schulterbreit hinstellen und die Griffe vor der Brust nebeneinanderhalten. Das Gesäß nach hinten schieben und die Arme schräg nach vorn oben strecken, bis die Hüfte etwa rechtwinklig gebeugt ist. Den Rücken entspannen und den Kopf hängen lassen.

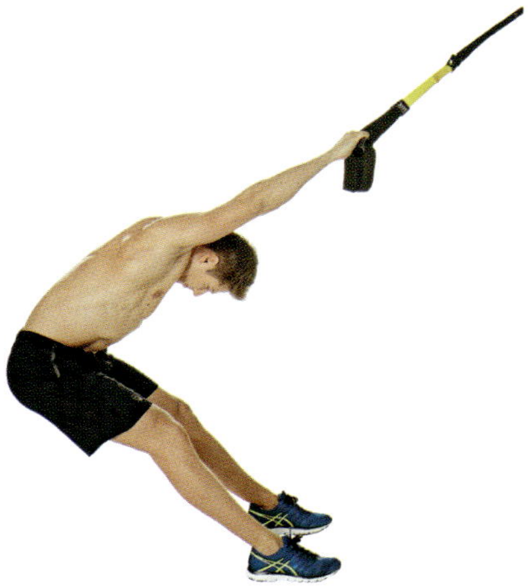

B

- Rumpfspannung aufbauen, dann den oberen Rücken buckelartig aufrollen und nach oben schieben. Anschließend den Rücken wieder Wirbel für Wirbel strecken und die Hüfte langsam nach vorn drücken.

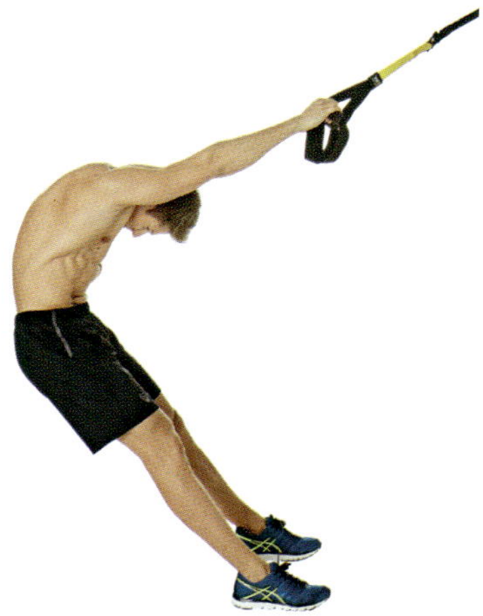

C

- Die Hüfte weiter nach vorn schieben und auch die Wirbelsäule weiter strecken, bis die Körpervorderseite unter einer Bogenspannung steht. Auf die Zehenspitzen gehen, um diese Spannung zu intensivieren.

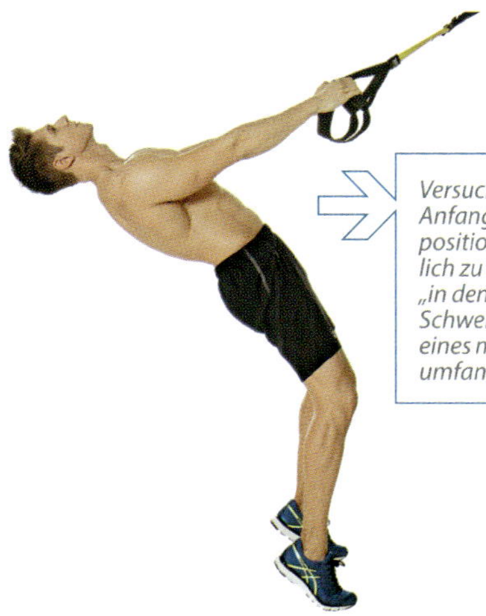

Versuchen Sie sowohl in der Anfangs- als auch in der Endposition so entspannt wie möglich zu sein, damit Sie richtig „in den Seilen" hängen und die Schwerkraft beim Erreichen eines maximalen Bewegungsumfangs mithelfen kann.

D

- Die Spannung noch weiter ausbauen. Dazu die Knie beugen, den Kopf in den Nacken legen und den Rumpf durch sein eigenes Gewicht nach hinten unten sinken lassen. Diese Position kurz halten, dann das Gesäß anspannen und langsam auf dem gleichen Weg zurück.

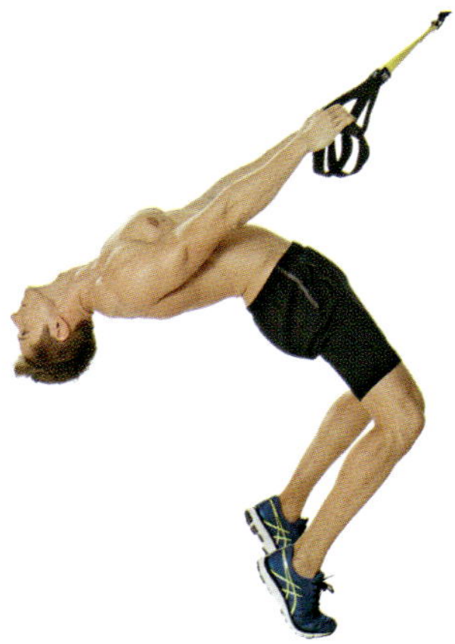

Mobilisierende Übungen

Brust- und Armrollen

A

- Aufrecht etwa schulterbreit hinstellen. Die Arme auf Schulterhöhe zur Seite ausstrecken. Die Daumen nach hinten drehen, sodass die Handflächen nach oben zeigen. Den Kopf in den Nacken legen und den Rumpf etwas nach hinten strecken, um eine Bogenspannung aufzubauen.

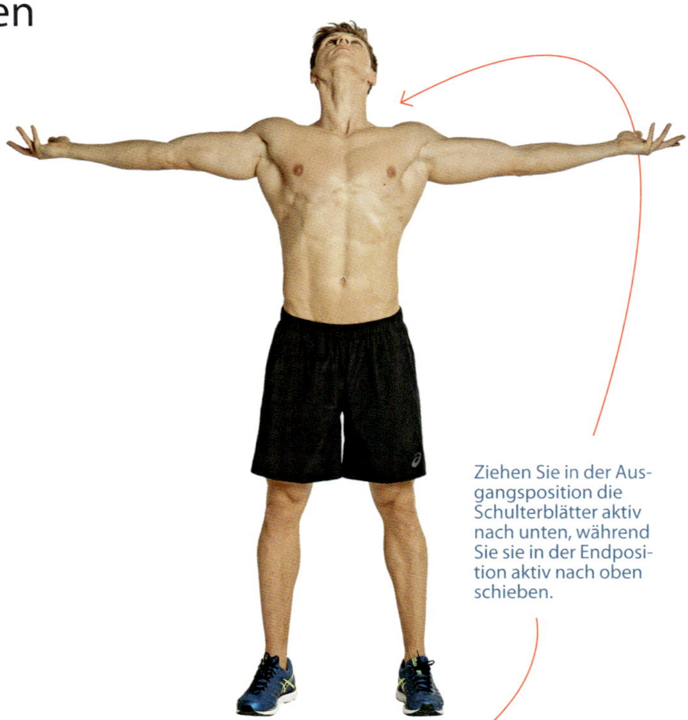

Ziehen Sie in der Ausgangsposition die Schulterblätter aktiv nach unten, während Sie sie in der Endposition aktiv nach oben schieben.

B

- Dann wieder loslassen, den Rumpf beugen, den Kopf nach vorn sinken lassen und im oberen Rücken einen Buckel machen. Dabei die Arme um 360 Grad nach vorne rotieren lassen, bis in der Endposition die Handflächen wieder nach oben zeigen.
- In einer fließenden Bewegung ohne Pause zurück und dann fortfahren.

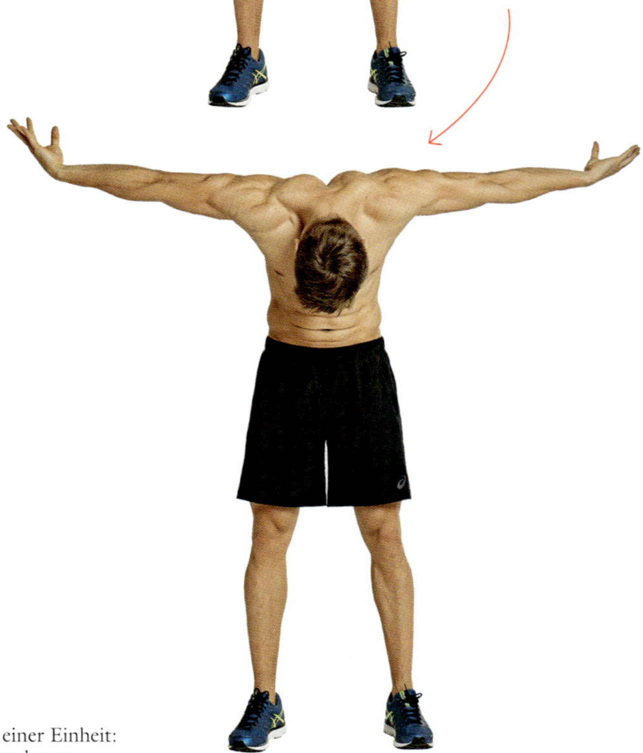

POWERVARIANTE

Verbinden Sie diese und die Übung zuvor zu einer Einheit: Bevor Sie sich in der vorherigen Übung hängen lassen, schieben Sie jedes Mal das Brust- und Armrollen ein.

Sumo-Kniebeugen mit diagonalem Armstrecken

A

- Aufrecht und hüftbreit hinstellen. Die linke Hand in die Hüfte stemmen, Rumpfspannung aufbauen, dann das Gesäß nach hinten schieben und die Knie so weit beugen, dass die Oberschenkel etwa waagerecht stehen. Den rechten Arm strecken und die Hand vor dem Körper in Richtung des linken Fußes führen. Der Rücken ist und bleibt gerade.

B

- Die Beine strecken und dynamisch aufrichten. Gleichzeitig den gestreckten rechten Arm in einem weiten Bogen nach rechts oben führen und in sich drehen. Den Rumpf dabei weit nach rechts aufdrehen, der linke Fuß geht locker mit. Das Standbein bleibt nach vorn ausgerichtet. In der Endposition die Verwringung im Körper zwei, drei Sekunden lang halten, dann zurück. Dazu zuerst den Körper wieder frontal ausrichten und anschließend wieder in die Knie gehen.
- Im nächsten Satz Seitenwechsel.

Folgen Sie der Hand mit dem Blick – das hilft bei der Drehung.

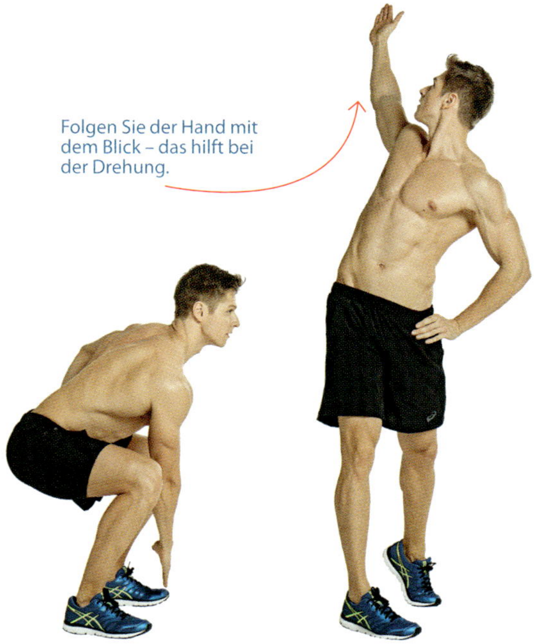

Seitliches Ausschwingen

A

- Mit rechts ein leichtes Gewicht (etwa eine Kurzhantelstange) greifen. Hüftbreit hinstellen und die linke Hand in die Hüfte stemmen. Das Gesäß nach hinten schieben, den Oberkörper gerade vorbeugen und die rechte Hand gestreckt nach links am linken Knie vorbeiführen. Der Rumpf geht etwas nach links mit, die rechte Ferse löst sich vom Boden.

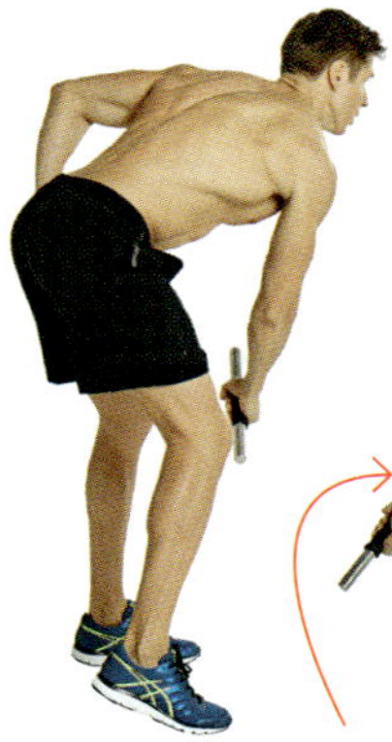

B

- Den Körper nach rechts aufdrehen und mit dem gestreckten Arm das Gewicht in einem Halbkreis nach rechts oben führen, den Arm dabei rechts herum in sich drehen. Der ganze Körper verwringt sich dabei; das Gewicht liegt nun auf dem rechten Fuß, der linke unterstützt die Drehbewegung, indem er locker mitdreht.
- In der Endposition die maximale Spannung erspüren, dazu die Schulterblätter zusammenziehen und den rechten Arm so weit es geht nach hinten strecken. Rumpf und Kopf folgen der Armbewegung. Diese Haltung wieder auflösen und zurück in die Startposition. Die nächste Wiederholung anschließen.
- Im nächsten Satz Seitenwechsel.

Versuchen Sie, die Bewegung von A zu B geschmeidig, aber gleichzeitig dynamisch auszuführen. Dabei ziehen Sie in Position A die Faszien der beteiligten Muskelketten wie eine Feder auf, dann lösen Sie diese Feder wieder – der Körper schnellt in die Position B.

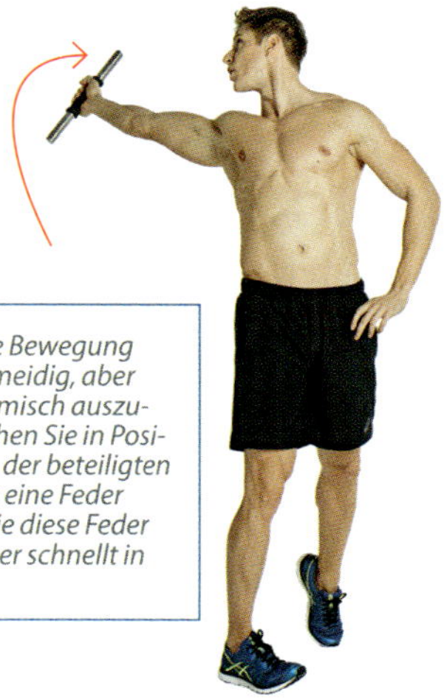

Mobilisierende Übungen

Standwaage

A

- Hüftbreit hinstellen, Rumpfspannung aufbauen, dann das rechte Knie so weit anziehen, dass der Oberschenkel waagerecht steht. Jetzt mit dem Rumpf nach vorn kippen, bis der Oberkörper waagerecht ist. Das Standbein dabei beugen und die angewinkelten Arme vor der Brust parallel zueinander halten.

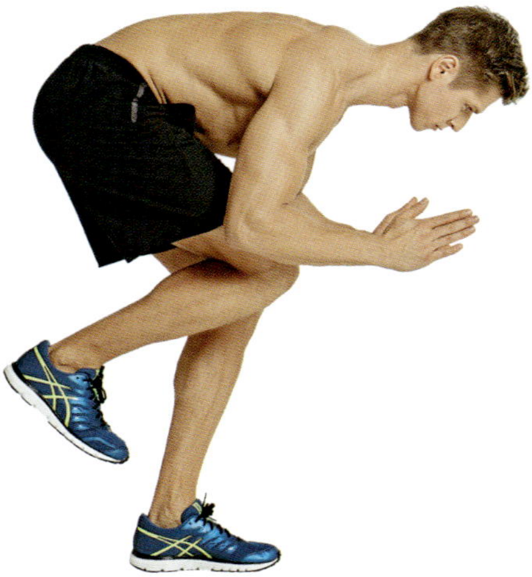

B

- Die Arme und das rechte Bein strecken, bis sie sich mit dem Rumpf auf einer Linie befinden. Die Balance zwei, drei Sekunden halten, dann zurück. Dazu Ellenbogen und Knie wieder auf eine Ebene zusammenziehen. Ohne Pause die Übung mehrmals wiederholen. Bei Gleichgewichtsproblemen dürfen Sie zwischendurch kurz mit dem freien Bein korrigieren.
- Das Standbein im nächsten Satz wechseln.

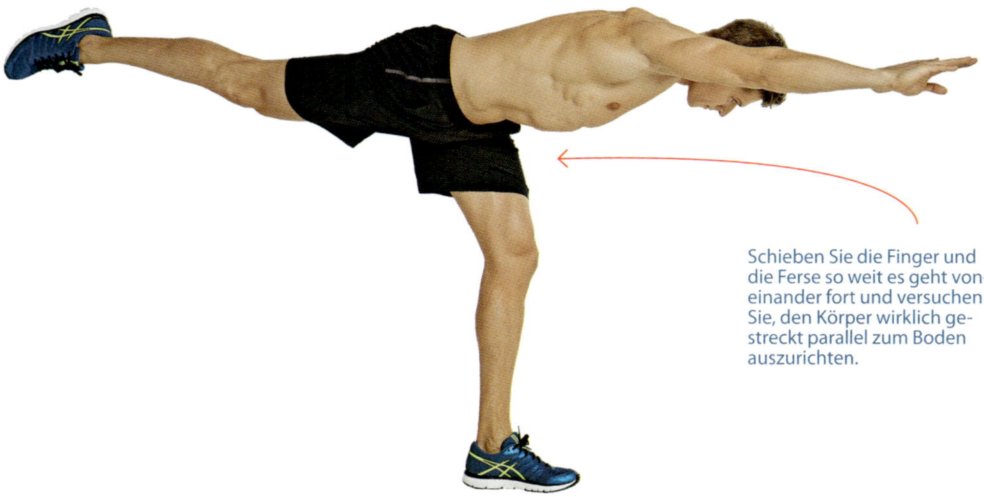

Schieben Sie die Finger und die Ferse so weit es geht voneinander fort und versuchen Sie, den Körper wirklich gestreckt parallel zum Boden auszurichten.

Hohe Tritte aus dem Ausfallschritt

A

- Mit rechts einen großen Ausfallschritt nach hinten machen: Das vordere Knie ist etwa rechtwinklig gebeugt, das hintere steht knapp über dem Boden. Rumpfspannung aufbauen und den Oberkörper gerade ausrichten. Die Finger zu Fäusten ballen und vor dem Kinn halten.

B

- Dynamisch mit dem rechten Fuß abdrücken, aufrichten und einen kräftigen Tritt nach vorn machen. Dabei mit dem Fuß wenigstens auf Brusthöhe kommen. Eine maximale Rumpfspannung halten, ohne den Körper zusammenzukrümmen. Das Standbein bleibt geradeaus gerichtet. Direkt aus dem Tritt das Bein in den rückwärtigen Ausfallschritt zurückführen. Die Startposition kurz kontrollieren und bei Bedarf das Gleichgewicht wiederfinden, dann sofort den nächsten Tritt ausführen.
- Im nächsten Satz die Beine wechseln.

ALTERNATIVE
Führen Sie die Tritte nicht aus einem Ausfallschritt, sondern aus dem normalen Stand durch. Dabei kicken Sie immer abwechselnd ein Bein gerade nach vorn. Alternativ können Sie auch ein Bein durchgehend leicht vom Boden lösen und aus dem Einbeinstand heraus wiederholt nach vorn treten. Das erfordert eine Menge Gleichgewichtssinn – und natürlich einen Beinwechsel im nächsten Satz.

Strecken Sie das Bein beim Kick möglichst durch und ziehen Sie die Zehen an – das verstärkt den Zug auf die hintere Muskelkette.

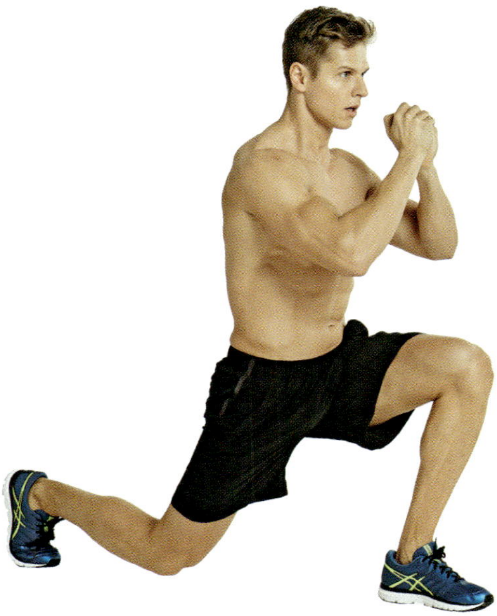

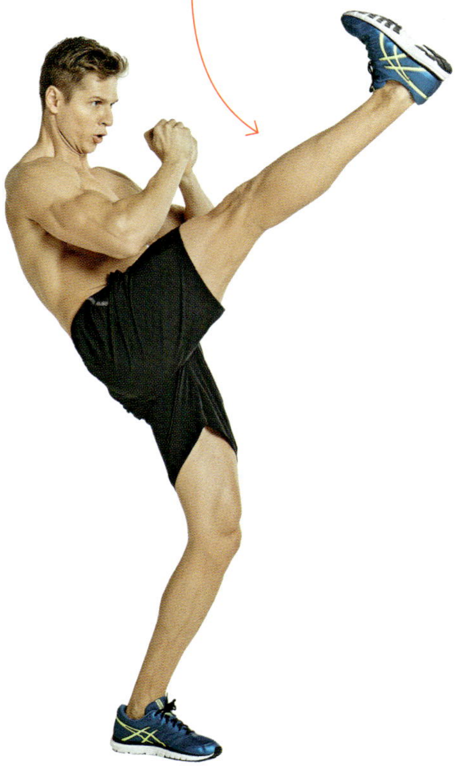

Mobilisierende Übungen

Capoeira-Dreh-Kicks

A

- Aufrecht hüftbreit hinstellen, dann mit rechts einen Schritt zurück machen. Gleichzeitig den Rumpf nach links aufdrehen und zur Unterstützung den rechten Arm nach links ziehen.

B

- Die Arme dynamisch nach rechts schwingen, Hüfte und Oberkörper nach hinten drehen, dabei den Rumpf vorbeugen und schließlich mit den Händen hinter Ihrer bisherigen Standposition schulterbreit auf dem Boden abstützen. Mit dem rechten Bein gestreckt einen Halbkreis beschreiben und die Ferse nach vorn führen.
- Die Position auflösen, dann die Übung zur anderen Seite ausführen und im Wechsel fortfahren.

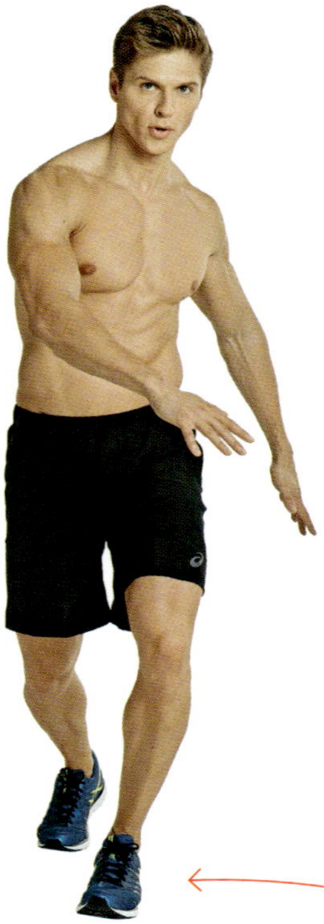

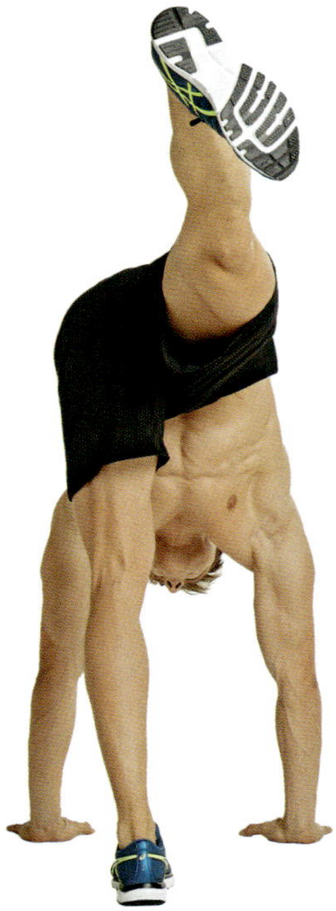

CAPOEIRA: DER KICK FÜR DIE FASZIE
Diese komplexe Übung kommt aus der Capoeira, der brasilianischen Tanz-Kampfkunst. Die Capoeira liefert Bewegungsformen, die der Faszie in höchstem Maß guttun und insgesamt ein hervorragendes Ganzkörpertraining darstellen, dabei zudem alle Konditionsfaktoren trainieren. Einziges Manko: Es gehört schon ein wenig (bis ein wenig mehr) Übung dazu, Capoeira zu beherrschen. Die hier beschriebene Übung aus dem Capoeira-Grundschritt sowie einem halben Beinschwung ist noch relativ einfach umzusetzen. Sie klappt bei Ihnen noch nicht? Dann lohnt es sich nicht nur aus diesem Grund, einmal in einen Capoeira-Kurs hineinzuschnuppern. Ihre Faszie wird es in jedem Fall freuen.

Der linke Fuß dreht bei der Bewegung so wenig belastet wie möglich mit. Nicht auf dem Mittelfuß drehen – probieren Sie aus, ob Sie besser auf dem Ballen- oder auf dem Fersenbereich drehen können. Es darf auf keinen Fall im Knie wehtun, in diesem Fall die Übung sofort abbrechen.

Tritte zur Seite im Gehen

A

- Aufrecht mit geschlossenen Füßen hinstellen. Rumpfspannung aufbauen, dann den rechten Oberschenkel in die Waagerechte anziehen und den linken Arm gebeugt vor der Brust halten.

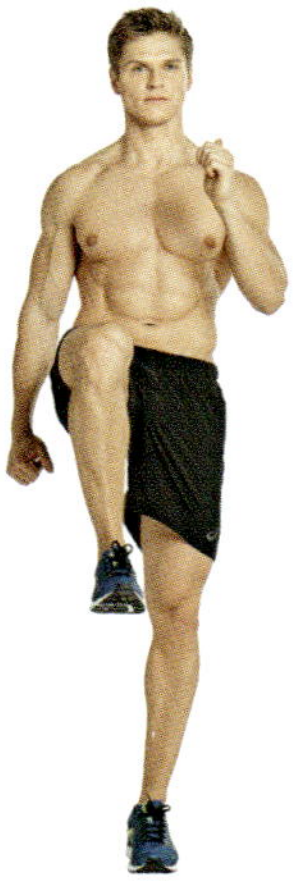

B

- Den geraden Oberkörper nach links kippen und gleichzeitig mit dem rechten Bein gestreckt zur Seite treten. Dabei die Zehen anziehen und den rechten Arm vor dem Körper dynamisch nach unten strecken – so bleiben Sie im Gleichgewicht.
- Die Streckung im Bein ein, zwei Sekunden halten, dann …

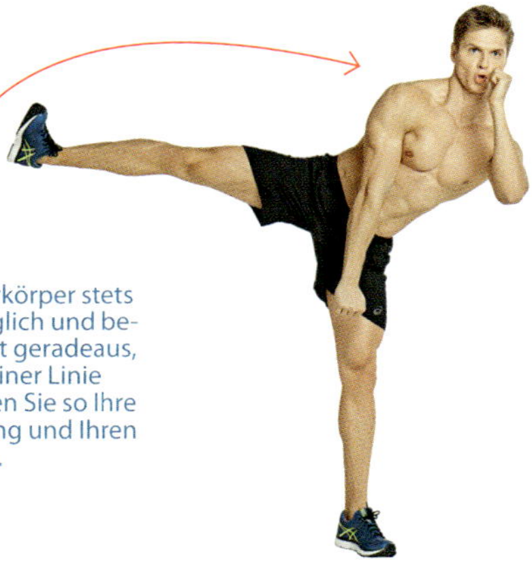

Halten Sie den Oberkörper stets so aufrecht wie möglich und bewegen Sie sich exakt geradeaus, als würden Sie auf einer Linie marschieren. Schulen Sie so Ihre Körperwahrnehmung und Ihren Gleichgewichtssinn.

C

- … auf gleichem Weg zurück in die einbeinige Ausgangsposition. Auch diese wieder für ein, zwei Sekunden halten, dann erst …

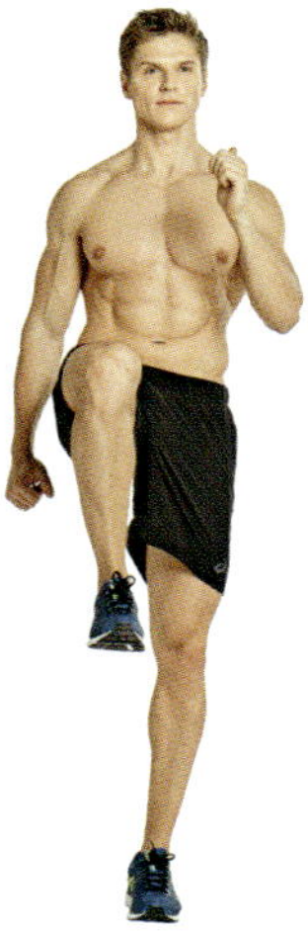

D

- … mit rechts einen kleinen Schritt nach vorn machen. Das Gewicht auf den rechten Fuß verlagern und den Ablauf spiegelverkehrt durchführen: Das linke Knie anziehen und den rechten Arm anwinkeln, dann nach links kicken.
- Zurück in die Ausgangsposition, anschließend ohne Pause wechselseitig fortfahren.

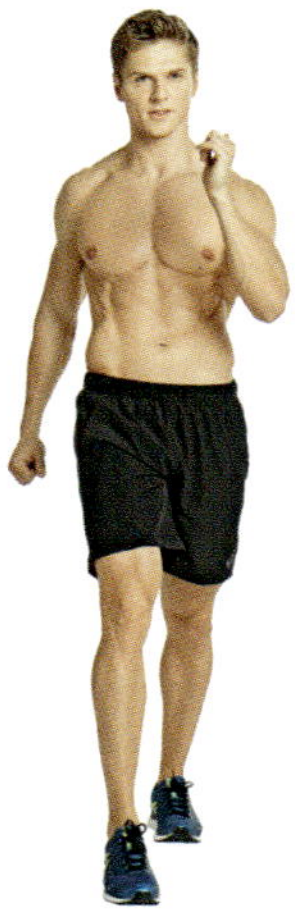

Mobilisierende Übungen

Beinschwünge über einen Stuhl

A

- Mit geschlossenen Füßen in etwa einer Fußlänge Entfernung hinter einen Stuhl stellen. Rumpfspannung aufbauen und die Knie ganz leicht gebeugt halten.

ALTERNATIVE
Sie können die Beine natürlich auch ohne Stuhl oder andere Gegenstände einfach vor dem Körper hochschwingen.

B

- Das rechte Bein möglichst gestreckt anheben und zügig, dabei so geschmeidig wie es geht in einem weiten Bogen nach links über die Stuhllehne schwingen. Der linke Arm geht als Ausgleich mit nach vorn, der rechte ist nach unten gestreckt. Hat das Bein die Lehne passiert, den Fuß wieder in die Ausgangsposition hinter dem Stuhl ziehen und aufsetzen.
- Sofort mit dem linken Bein nach rechts schwingen, dann ohne Pause wechselseitig fortfahren.

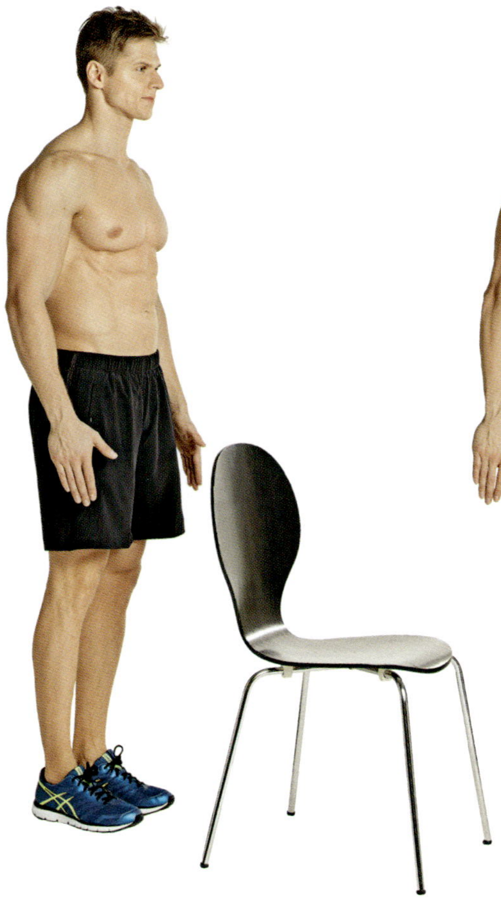

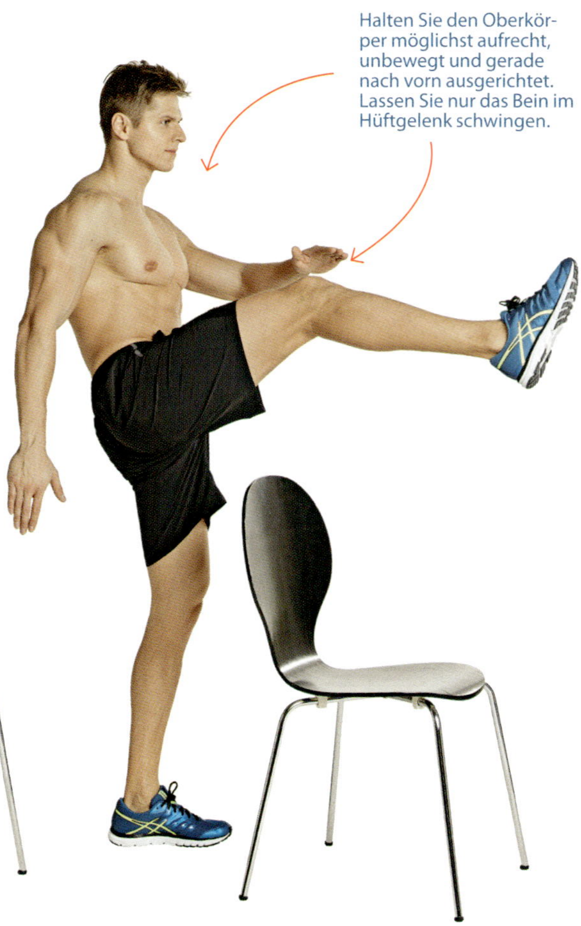

Rückwärtige Ausfallschritte

A

- Aufrecht hüftbreit hinstellen, dann das rechte Knie so weit anziehen, dass der Oberschenkel waagerecht steht. Den rechten Arm nach unten strecken, den linken angewinkelt vor dem Körper halten.

B

- Die Rumpfspannung intensivieren, dann das rechte Bein wie einen Kolben nach hinten bewegen und in einen langen rückwärtigen Ausfallschritt gehen. In der Endposition ist das vordere Knie rechtwinklig gebeugt, das hintere befindet sich dicht über dem Boden, ohne diesen zu berühren.
- Kurz verharren, dann weiter nach hinten abdrücken, sodass Sie auf dem rechten Bein in den Stand kommen. Ohne Zwischenschritt das linke Knie dabei anziehen und schließlich spiegelverkehrt zur Position A kurz innehalten, dann mit links zu einem Ausfallschritt nach hinten ansetzen.
- In der Folge ohne Pause wechselseitig fortfahren.

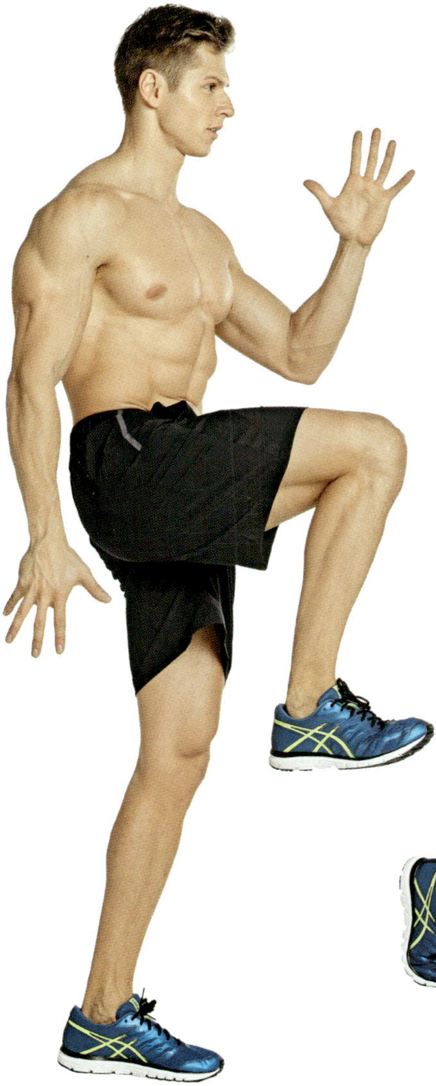

Bewegen Sie sich auf einer möglichst geraden Linie rückwärts – nutzen Sie dazu etwa Markierungen am Boden wie Gehwegplatten, eine Teppichnaht oder Ähnliches. Das schult Ihren Gleichgewichtssinn viel mehr, als sich „orientierungslos treiben" zu lassen..

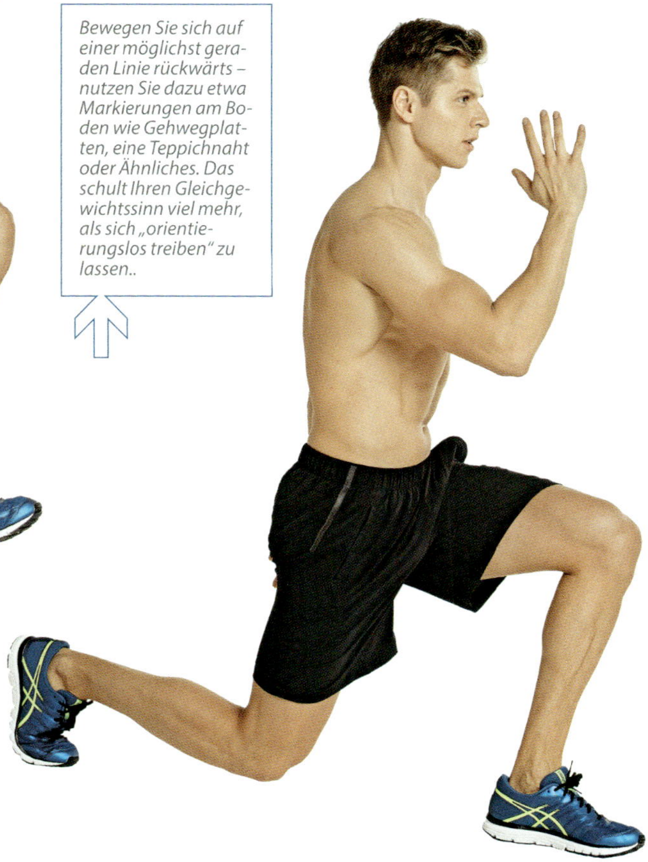

Mobilisierende Übungen

Seitliche Ausfallschritte über Kreuz

A

- Aufrecht schulterbreit hinstellen und die Hände zusammengelegt vor der Brust halten. Rumpfspannung aufbauen, dann …

B

- … mit rechts einen Überkreuz-Ausfallschritt nach links machen. Den rechten Fuß dort absetzen und in die Knie gehen, sodass der rechte Oberschenkel etwa waagerecht steht und das linke Knie fast den Boden berührt. Den Oberkörper möglichst aufrecht halten und nicht zur Seite kippen lassen.

C

- In den aufrechten Stand zurückkehren, dazu die Beine wieder strecken. Den linken Fuß dabei anheben und in schulterbreiter Entfernung neben den rechten setzen.
- Sofort mit links einen Überkreuz-Ausfallschritt nach rechts ausführen, diesen dann in die ursprüngliche Ausgangsposition auflösen. In der Folge ohne Pause im Wechsel fortfahren.

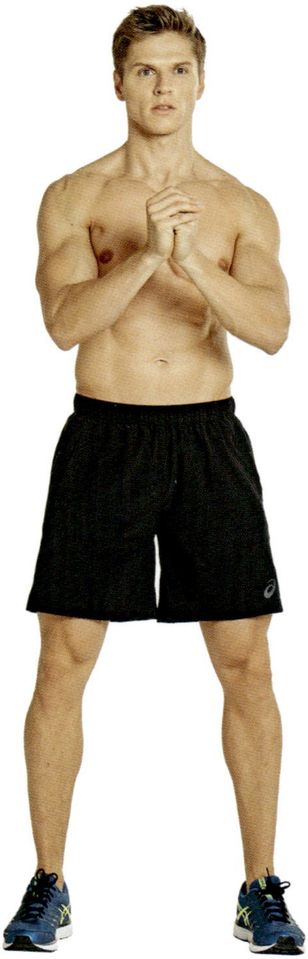

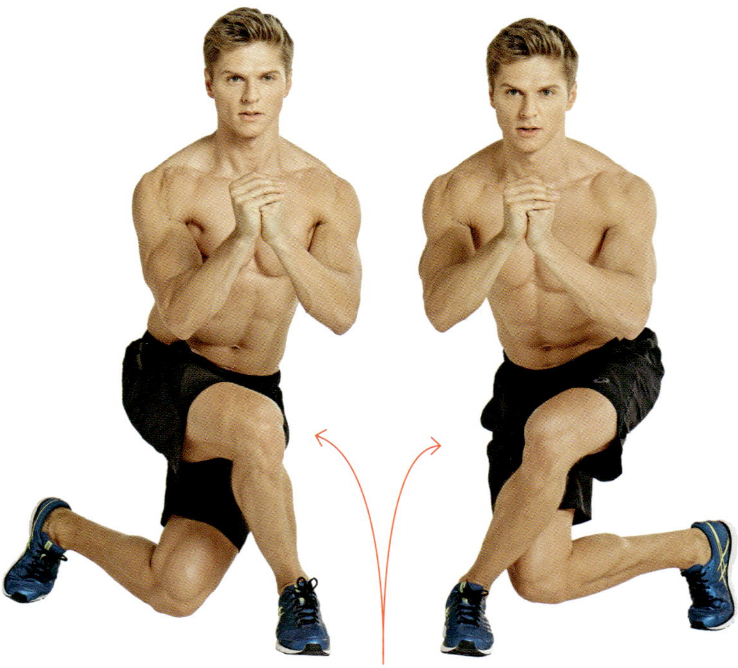

Halten Sie die Knie auf der jeweiligen Beinachse – sie sollten immer in die Richtung des Fußes zeigen. Lassen Sie das Knie des jeweiligen Standbeins auf keinen Fall nach innen wandern.

POWERVARIANTE

Führen Sie die Übung mit einer Langhantel aus, die Sie auf der Schulter-Nacken-Muskulatur abgelegt haben.

Kniebeuge mit einer Faszienrolle über dem Kopf

A

- Aufrecht und hüftbreit hinstellen. Mit den Händen eine Faszienrolle an den Seiten fassen und über Kopf strecken.

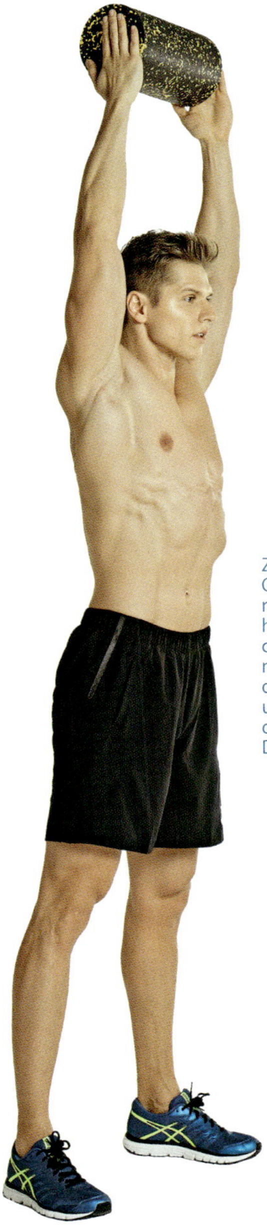

B

- Rumpfspannung aufbauen und die Schulterblätter zusammenziehen, dann das Gesäß nach hinten schieben und die Knie so weit beugen, dass die Oberschenkel etwa waagerecht stehen. Kurz halten, wieder aufrichten und fortfahren.

POWERVARIANTE
Gehen Sie in eine tiefe Kniebeuge, bis Ihre hinteren Oberschenkel Ihre Waden berühren. Bleiben Sie dabei aber immer im Rücken gerade und mit dem Oberkörper so aufrecht wie möglich.

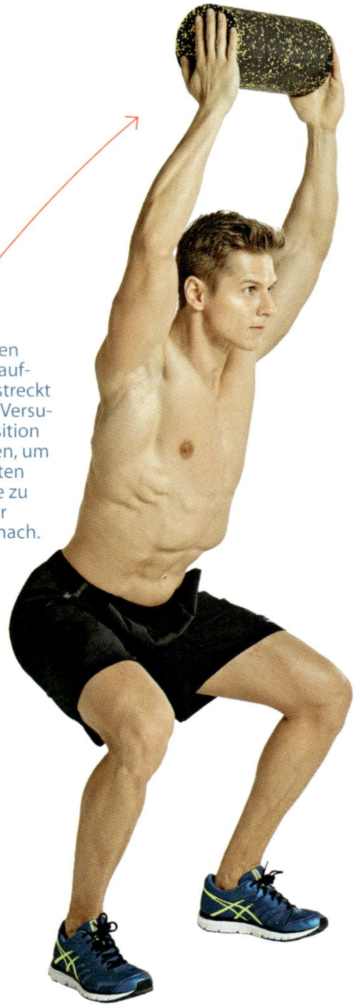

Ziel der Übung ist es, den Oberkörper möglichst aufrecht und die Arme gestreckt hinten oben zu halten. Versuchen Sie, in der Endposition nochmals alles zu geben, um die Arme hinten zu halten und die Rolle zur Decke zu drücken. Spüren Sie der Dehnspannung dabei nach.

Mobilisierende Übungen

Türkisches Aufstehen

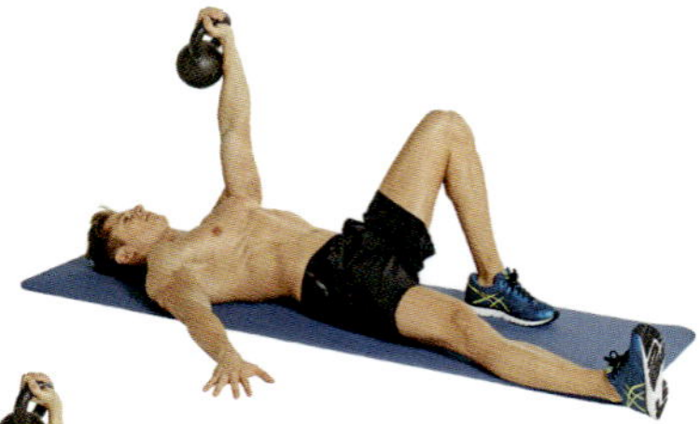

A

- Rücklings so neben einer Kettlebell auf den Boden legen, dass die Hantel auf Schulterhöhe neben Ihnen steht. Wie im Kasten unten beschrieben, die Kettlebell auf die (hier: linke) Schulter heben. Rumpfspannung aufbauen, dann den linken Fuß aufstellen, den rechten Arm seitlich auf dem Boden ablegen und mit links die Kettlebell senkrecht über der Schulter hochdrücken und oben halten.

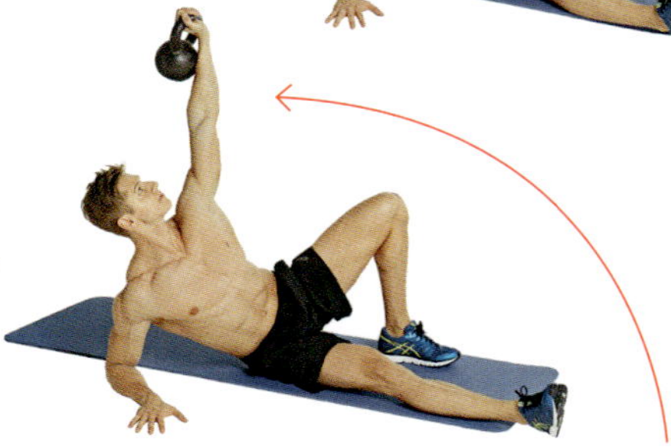

B

- Den Oberkörper gerade anheben. Auf dem rechten Unterarm abstützen, sodass sich der Ellenbogen etwa unterhalb der Schulter befindet.

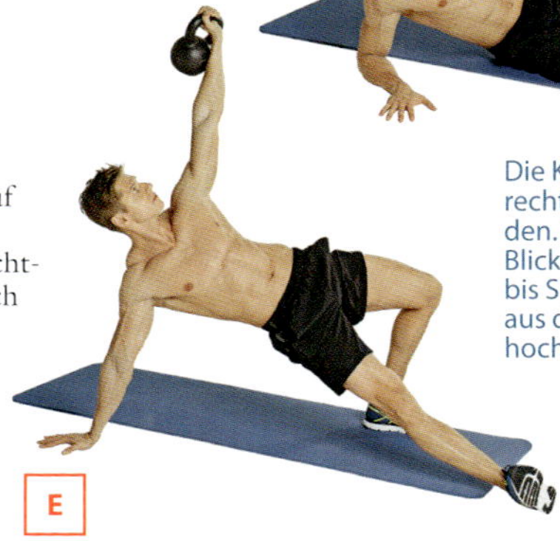

C

- Den Ellenbogen vom Boden lösen und auf die rechte Hand stützen. Dann sofort die Hüfte hochdrücken. Das linke Knie ist rechtwinklig gebeugt, der Rücken hier und auch sonst immer gerade!

Die Kettlebell sollte sich stets senkrecht oberhalb der Schulter befinden. Zur Sicherheit richten Sie Ihren Blick durchgehend auf das Gewicht, bis Sie in den Kniestand kommen, aus dem Sie sich nur noch gerade hochdrücken müssen.

D

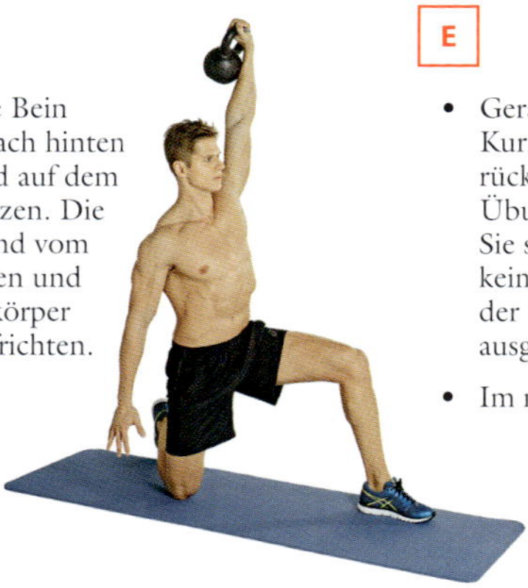

- Das rechte Bein beugen, nach hinten führen und auf dem Knie absetzen. Die rechte Hand vom Boden lösen und den Oberkörper gerade aufrichten.

E

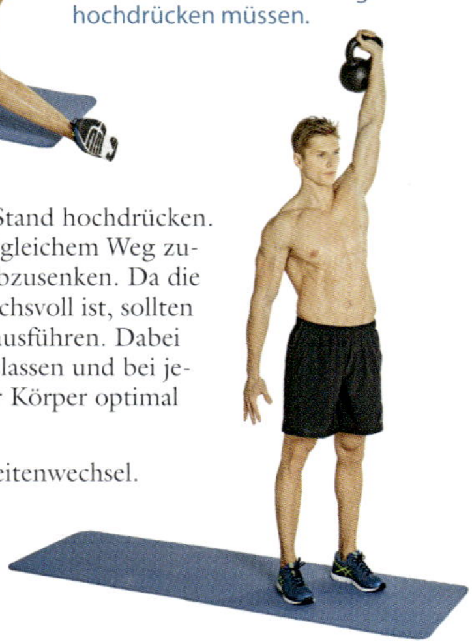

- Gerade in den aufrechten Stand hochdrücken. Kurz innehalten, dann auf gleichem Weg zurück, ohne die Kettlebell abzusenken. Da die Übung koordinativ anspruchsvoll ist, sollten Sie sie immer kontrolliert ausführen. Dabei keinen Zwischenschritt auslassen und bei jeder Position prüfen, ob Ihr Körper optimal ausgerichtet ist.
- Im nächsten Durchgang Seitenwechsel.

SO BRINGEN SIE SICH SCHONEND MIT DER KETTLEBELL IN POSITION

A) Auf die Seite legen und den Hantelgriff mit beiden Händen fassen.

B) Rumpf- und Schulterspannung aufbauen, dann die Arme beugen und so die Kettlebell dicht zur Schulter ziehen.

C) Den Körper gestreckt auf den Rücken drehen, die Kettlebell dabei festhalten und mitnehmen – sie sollte nun auf Ihrer rechten Schulter sein. Von hier aus können Sie sie nach oben drücken und mit der Übung beginnen.

Aus Gründen der Perspektive ist der schonende Einstieg in die Übung hier mit der rechten Seite dargestellt. Für die oben abgebildete Übungsabfolge führen Sie das Ganze mit links aus – dort gilt diese Abfolge natürlich gleichermaßen.

A

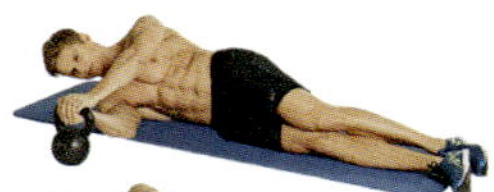

B

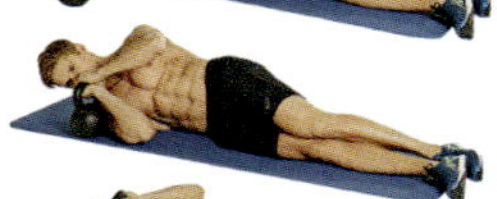

C

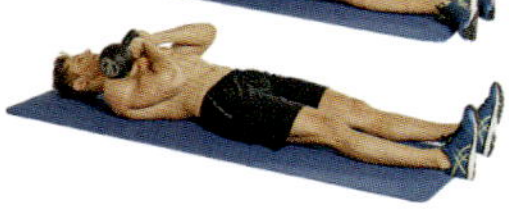

Kettlebell-Schwingen durch die Beine

A

- Aufrecht etwa doppelt hüftbreit über eine am Boden stehende Kettlebell stellen. Die Füße sind leicht nach außen gedreht. Das Gesäß nach hinten schieben und die Knie beugen, bis Sie mit rechts den Kugelgriff fassen können. Den Rücken hier und in der Folge stets gerade halten.

B

- Die Kettlebell um das rechte Bein herumschwingen. Mit der linken Hand zwischen die Beine greifen, sodass Sie mit ihr die Hantel hinter dem rechten Knie in Empfang nehmen können.

C

- Mit links die Kettlebell weiterführen und vorn um das linke Bein herumschwingen. Mit der rechten Hand zwischen die Beine greifen und die Kettlebell fassen, wenn sie hinter dem linken Knie ist. Dann wieder um das rechte Bein herumschwingen. Auf diese Weise ohne Pause fortfahren, mit der Kettlebell eine Acht zu beschreiben.
- Im nächsten Satz die Richtung wechseln.

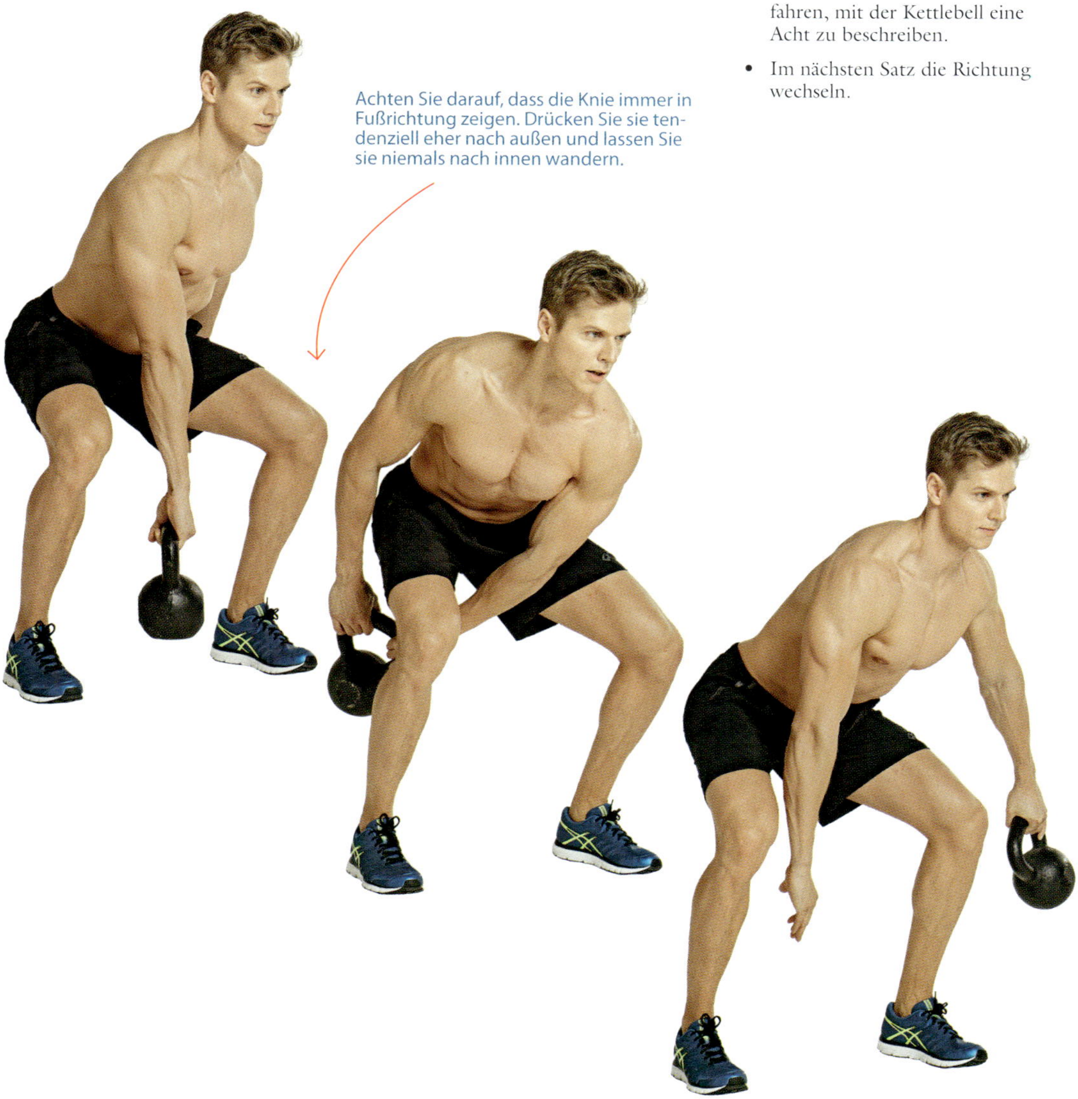
Achten Sie darauf, dass die Knie immer in Fußrichtung zeigen. Drücken Sie sie tendenziell eher nach außen und lassen Sie sie niemals nach innen wandern.

Mobilisierende Übungen

Schulterkreisen

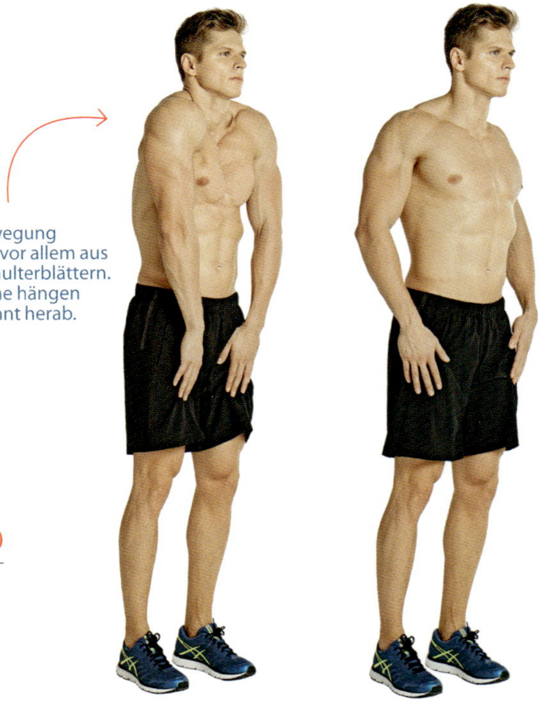

Die Bewegung kommt vor allem aus den Schulterblättern. Die Arme hängen entspannt herab.

A

- Aufrecht hüftbreit hinstellen und die Arme locker hängen lassen. Rumpfspannung aufbauen, dann die Schultern zunächst nach vorn oben ziehen, dann …

B

- … nach hinten unten rollen lassen. Die Bewegung fortführen und die Schultern in möglichst großen Kreisen bewegen.
- Nach der halben Zeit die Kreisrichtung ändern.

POWERVARIANTEN (für beide Übungen auf dieser Seite)
Lassen Sie die Schultern beziehungsweise Arme nacheinander kreisen: erst mit rechts nach vorn, dann mit links und wieder zurück. Besonders anspruchsvoll wird es, wenn Sie Schultern oder Arme gegenläufig kreisen lassen: gleichzeitig mit links nach vorn und mit rechts nach hinten sowie umgekehrt.

Armkreisen

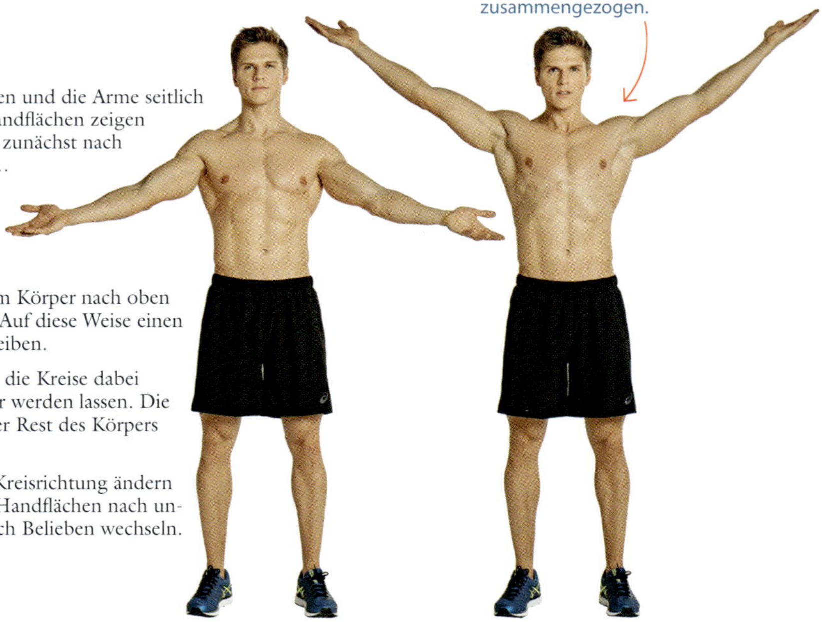

Halten Sie die Schulterblätter hinten und unten zusammengezogen.

A

- Aufrecht hüftbreit hinstellen und die Arme seitlich gestreckt anheben. Die Handflächen zeigen nach oben. Nun die Arme zunächst nach vorn unten führen, dann …

B

- … in einem Bogen vor dem Körper nach oben und hinten kreisen lassen. Auf diese Weise einen vollständigen Kreis beschreiben.
- Ohne Pause weiterkreisen, die Kreise dabei mal größer und mal kleiner werden lassen. Die Arme bleiben gestreckt, der Rest des Körpers unbewegt.
- Nach der halben Zeit die Kreisrichtung ändern und im nächsten Satz die Handflächen nach unten zeigen lassen, dann nach Belieben wechseln.

L-Stretch-Bewegungen in der Schulter

A

- Hüftbreit und aufrecht hinstellen. Die Schulterblätter nach unten ziehen und dort halten. Den rechten Arm gestreckt zur Seite bis auf Schulterhöhe anheben und den Ellenbogen beugen, sodass die Finger nach oben zeigen und die Handfläche nach vorn. Den linken Ellenbogen seitlich hochziehen, bis auch der linke Oberarm waagerecht und in der Verlängerung zum rechten Oberarm steht. Der linke Unterarm hängt senkrecht nach unten, die Handfläche zeigt nach hinten.

B

- Die Oberarme um 180 Grad um ihre Längsachse drehen, sodass der linke Arm die Stellung vom rechten, der rechte die vom linken einnimmt. Die Schulterblätter bleiben unten, der Kopf in Position, der Rumpf abgesehen von einer leichten natürlichen Verwringung gerade.
- Die Position kurz halten und der Spannung nachspüren, dann zurück und in der Folge abwechselnd fortfahren.

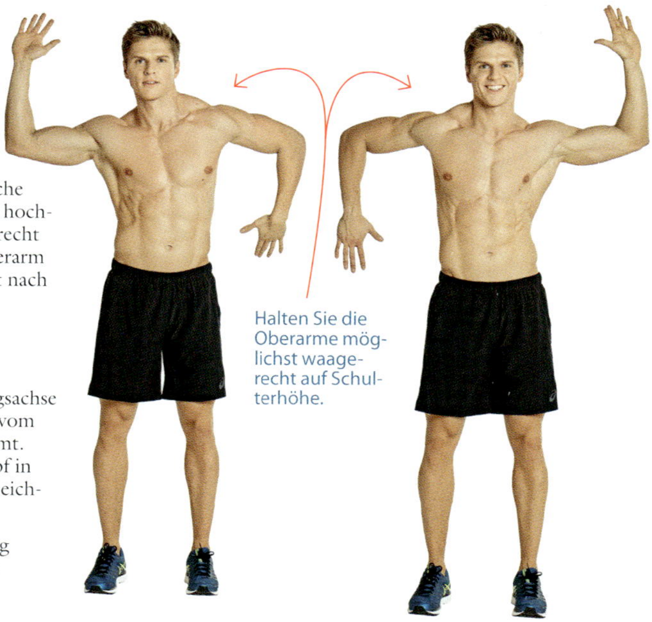

Halten Sie die Oberarme möglichst waagerecht auf Schulterhöhe.

T-Stretch-Bewegungen in der Schulter

A

- Hüftbreit hinstellen und die Arme zur Seite bis auf Schulterhöhe anheben. Die Oberarme gegenläufig rotieren lassen: Der linke Daumen dreht so weit es geht nach vorn, der rechte Daumen nach hinten. Die Spannung kurz halten.

B

- Die Oberarme erneut gegenläufig rotieren lassen: Den linken Daumen möglichst weit nach hinten, gleichzeitig den rechten Daumen möglichst weit nach vorn drehen. Der Kopf bleibt in der Verlängerung zur Wirbelsäule, der Rumpf aufrecht. Wieder die Spannung halten, dann zurück und fortfahren.

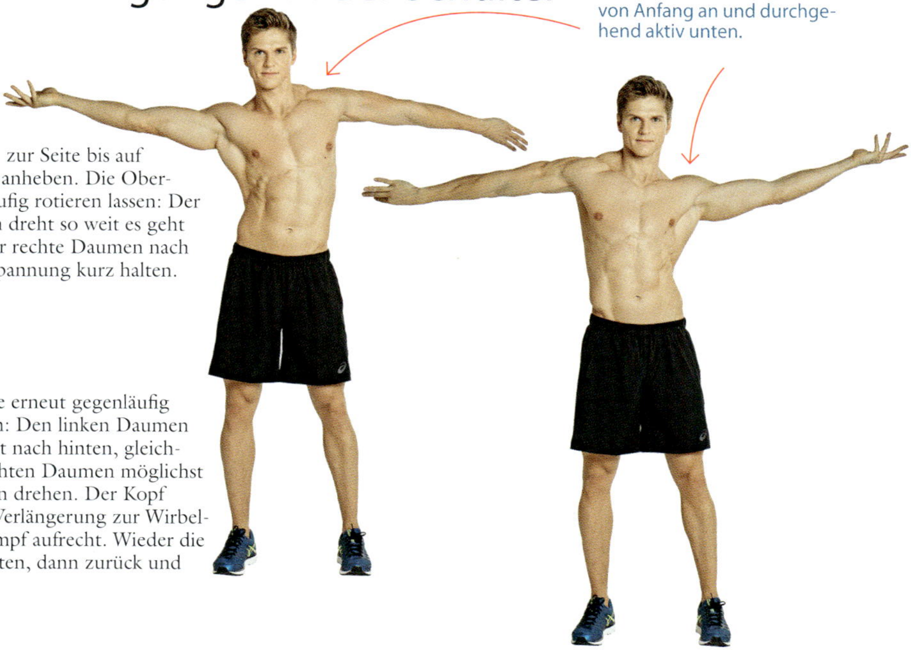

Halten Sie die Schulterblätter von Anfang an und durchgehend aktiv unten.

Mobilisierende Übungen

Beckenkreisen

A

- Aufrecht und hüftbreit hinstellen, dann die Hände in die Hüften stemmen. Mit einer Kreisbewegung in der Hüfte beginnen: Zunächst das Becken nach vorn und rechts kreisen lassen, dann …

B

- … hinten herum nach links und wieder nach vorn. Auf diese Weise ganze Kreise beschreiben. Nach der halben Zeit die Richtung wechseln.
- Variieren Sie ruhig immer wieder die Größe der Kreise.

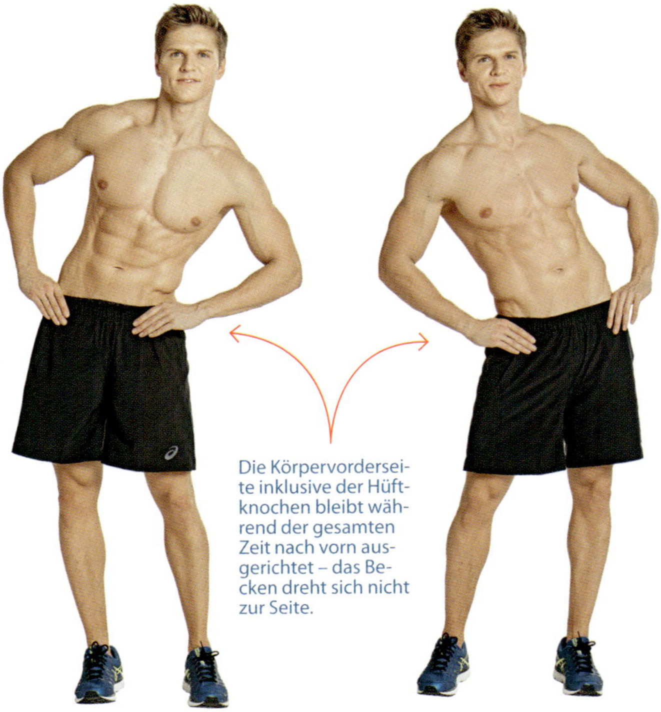
Die Körpervorderseite inklusive der Hüftknochen bleibt während der gesamten Zeit nach vorn ausgerichtet – das Becken dreht sich nicht zur Seite.

Kniekreisen

A

- Aufrecht hüftbreit hinstellen. Rumpfspannung aufbauen, dann das Gesäß nach hinten schieben, die Knie beugen und den Oberkörper mit geradem Rücken vorbeugen. Die Hände auf die Knie legen, dann damit die Knie sanft zueinanderschieben.

B

- Kurz halten, dann die Knie mit den Händen sanft auseinanderziehen. Der Rücken bleibt stets gerade, die Füße zu jeder Zeit möglichst mit ganzer Sohle auf dem Boden.

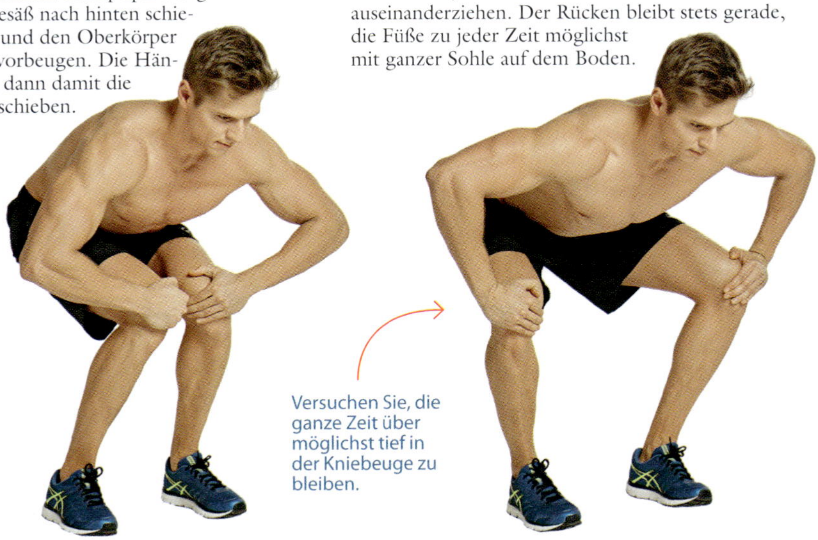
Versuchen Sie, die ganze Zeit über möglichst tief in der Kniebeuge zu bleiben.

Hüftrotationen

A

- Auf den Boden setzen und die Füße aufstellen. Die Hände hinter dem Rücken abstützen und das Becken vom Boden heben, sodass nur noch Hände und Füße Bodenkontakt haben. Das rechte Knie nach außen und den Fuß auf die Zehen drehen, ohne das Knie auf dem Boden abzulegen.

B

- Die Spannung kurz halten, dann das Knie so weit es geht nach innen drehen. Der Fuß wandert dabei etwas nach außen. Wieder die Spannung halten, dann zurückdrehen und fortfahren.
- Im nächsten Satz Beinwechsel.

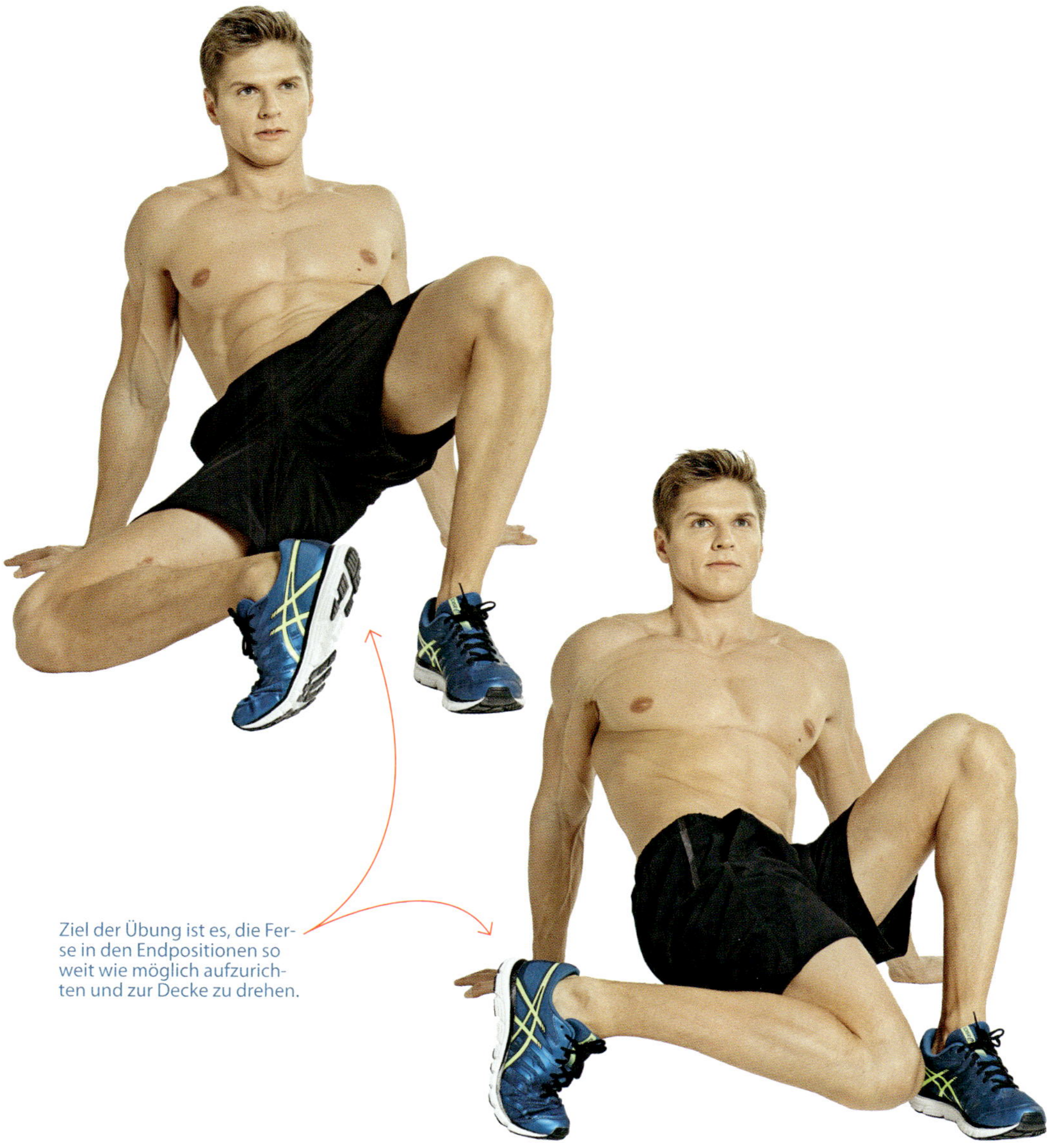

Ziel der Übung ist es, die Ferse in den Endpositionen so weit wie möglich aufzurichten und zur Decke zu drehen.

Mobilisierende Übungen

Hürdenschritte aus dem Kniestand

A

- Auf den Boden direkt vor eine Faszienrolle knien, die Knie sind dabei etwa hüftbreit auseinander. Das Becken vorn halten und den Körper aufrichten. Die Hände locker an den Hinterkopf legen und die Schulterblätter etwas zusammenziehen.

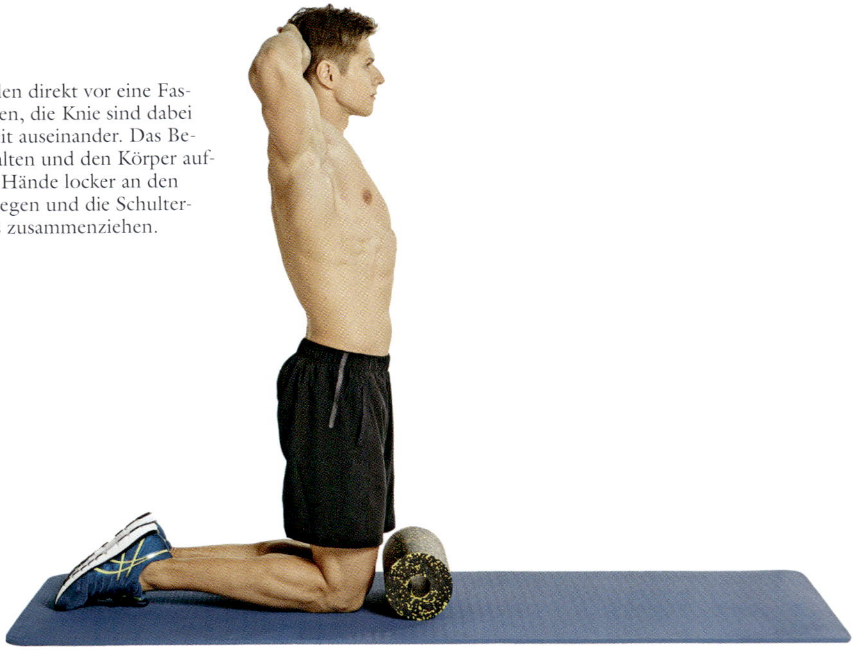

B

- Das rechte Knie vom Boden lösen, dann das Bein über die Rolle ziehen und den rechten Fuß direkt davor aufsetzen. Der übrige Körper bleibt unbewegt. Auf gleichem Weg zurück.
- Im nächsten Satz die Beine wechseln.

Die Herausforderung bei dieser Übung ist es, nicht das Gleichgewicht zu verlieren und den Fuß sauber über die Rolle zu bekommen. Achten Sie also darauf, dass Sie aufrecht bleiben und nicht zur Seite kippen. Wenn das partout nicht geht, üben Sie den Schritt zunächst ohne Rolle.

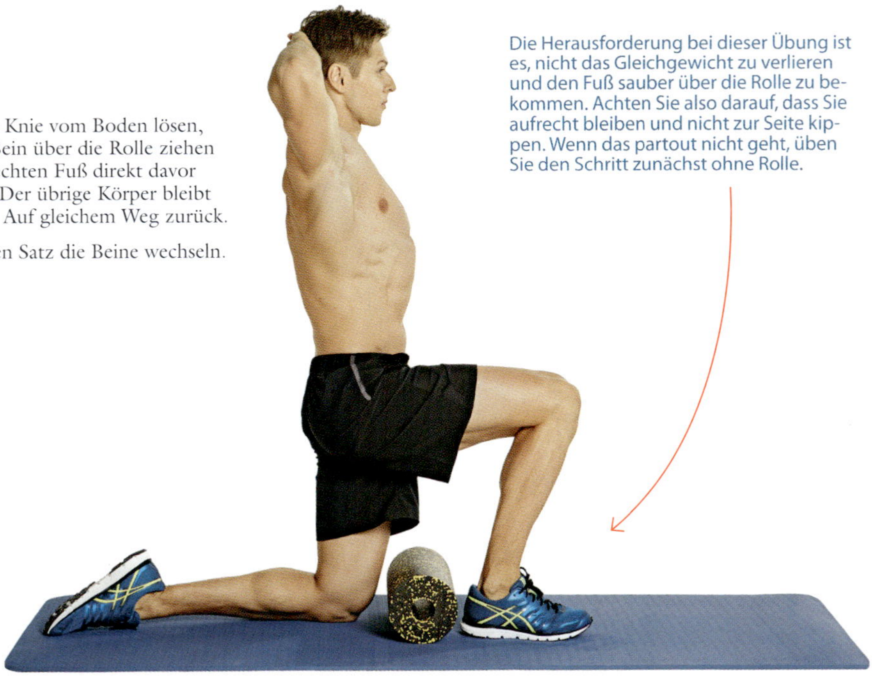

Seitwärtsrollen

A

- Auf den Rücken legen. Die Beine strecken und vom Boden abheben. Die Arme am Kopf vorbei ebenfalls strecken und in der Luft halten. Rumpfspannung aufbauen, dann …

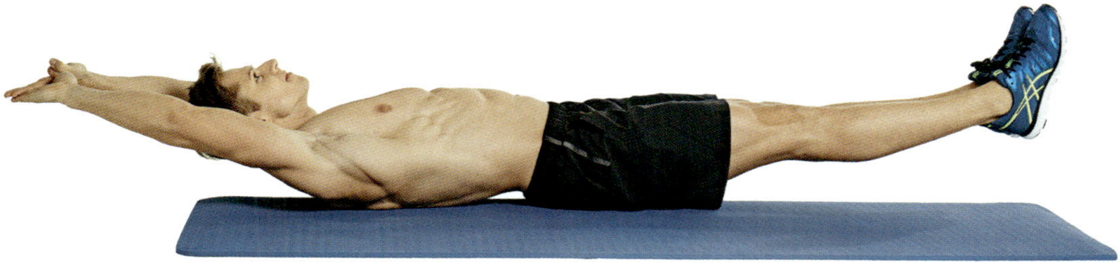

B

- … aus der Kraft des Rumpfs heraus den Körper nach rechts drehen, ohne Hände oder Füße zu Hilfe zu nehmen. Weiterdrehen, bis …

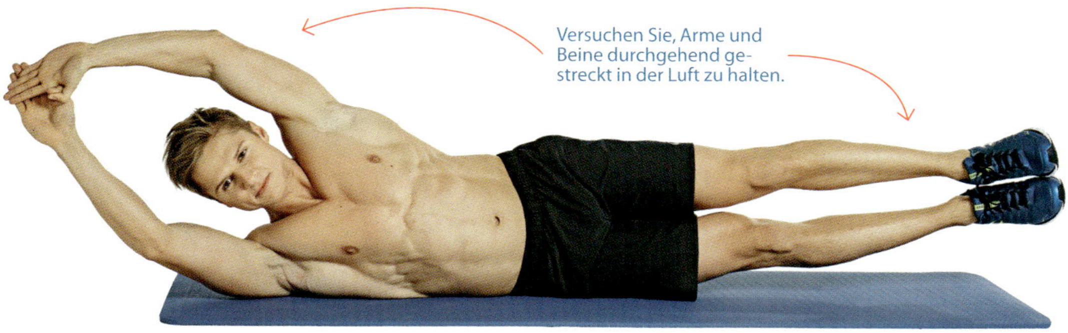
Versuchen Sie, Arme und Beine durchgehend gestreckt in der Luft zu halten.

C

- … Sie in der Bauchlage landen. Dort zur Ruhe kommen, ohne Arme und Beine absinken zu lassen. Der Kopf bleibt stets in der Verlängerung zur Wirbelsäule. Auf gleichem Weg zurückdrehen und ohne Pause fortfahren.

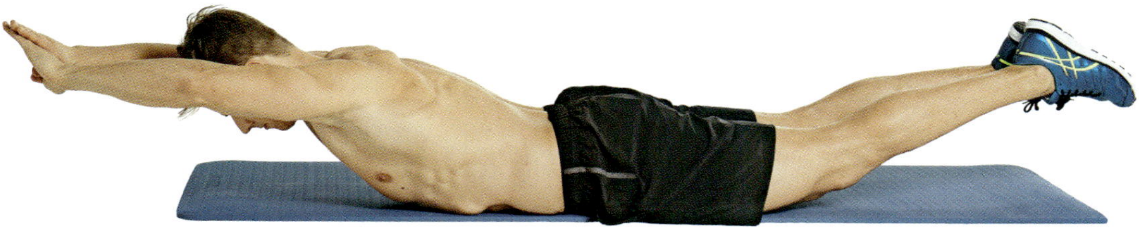

Mobilisierende Übungen

Seitwärtsrollen auf dem Gymnastikball

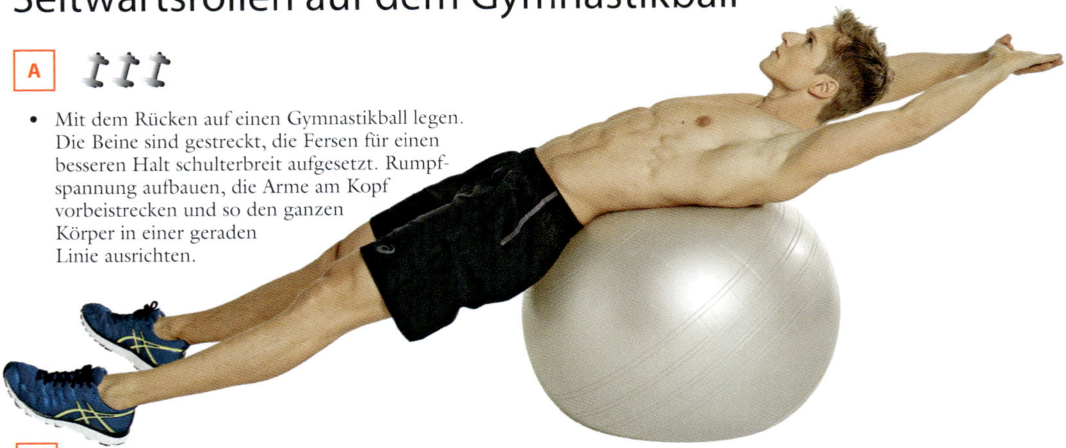

A

- Mit dem Rücken auf einen Gymnastikball legen. Die Beine sind gestreckt, die Fersen für einen besseren Halt schulterbreit aufgesetzt. Rumpfspannung aufbauen, die Arme am Kopf vorbeistrecken und so den ganzen Körper in einer geraden Linie ausrichten.

B

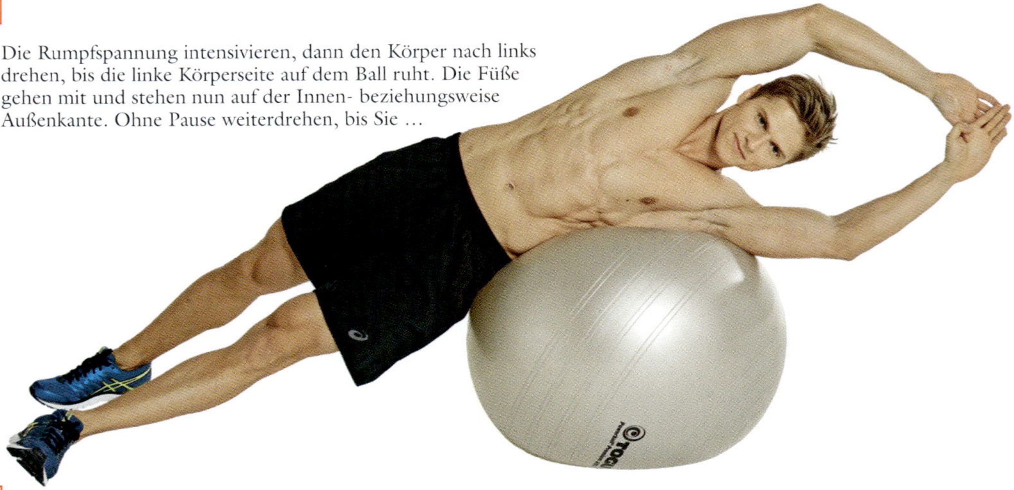

- Die Rumpfspannung intensivieren, dann den Körper nach links drehen, bis die linke Körperseite auf dem Ball ruht. Die Füße gehen mit und stehen nun auf der Innen- beziehungsweise Außenkante. Ohne Pause weiterdrehen, bis Sie …

C

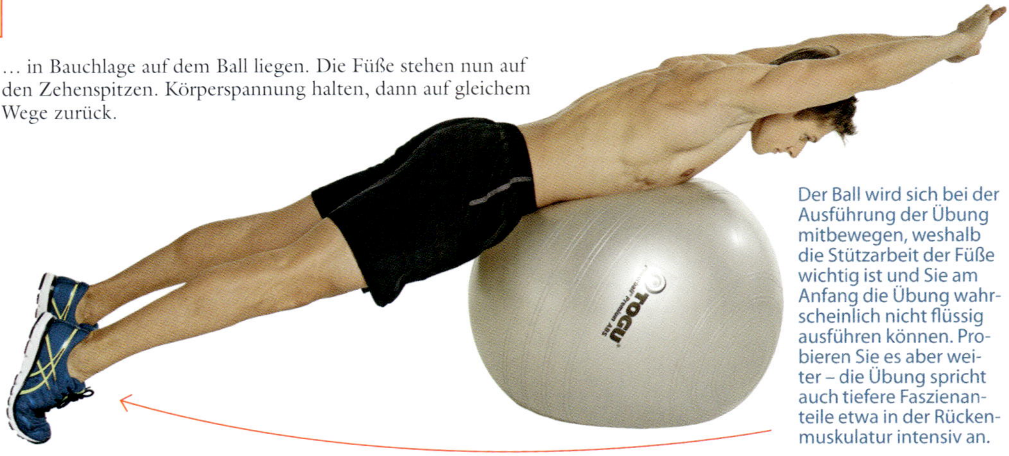

- … in Bauchlage auf dem Ball liegen. Die Füße stehen nun auf den Zehenspitzen. Körperspannung halten, dann auf gleichem Wege zurück.

Der Ball wird sich bei der Ausführung der Übung mitbewegen, weshalb die Stützarbeit der Füße wichtig ist und Sie am Anfang die Übung wahrscheinlich nicht flüssig ausführen können. Probieren Sie es aber weiter – die Übung spricht auch tiefere Faszienanteile etwa in der Rückenmuskulatur intensiv an.

Vorwärtsrollen

A

- Mit geschlossenen Füßen vor eine weiche Matte stellen. Das Gesäß nach hinten schieben, in die Knie gehen und den geraden Oberkörper vorbeugen. Die Hände in Erwartung des folgenden Abstützens ausstrecken.

B

- Den Körper aus den Füßen nach vorn kippen lassen und dabei das Kinn auf die Brust legen. Mit den Händen abstützen, sogleich mit dem Hinterkopf den Boden berühren und dann den Körperschwerpunkt weiter nach vorn verlagern, sodass Sie …

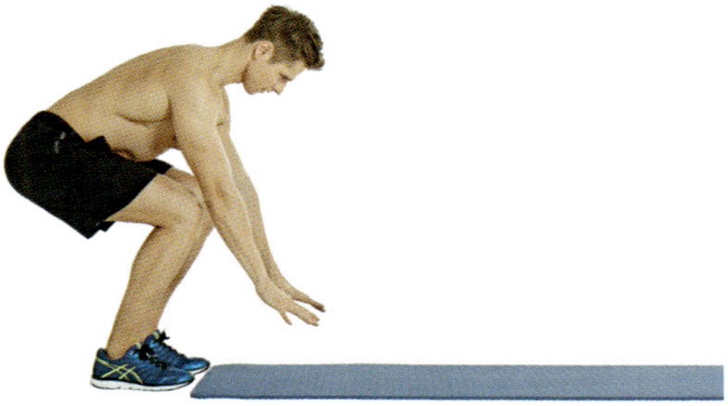

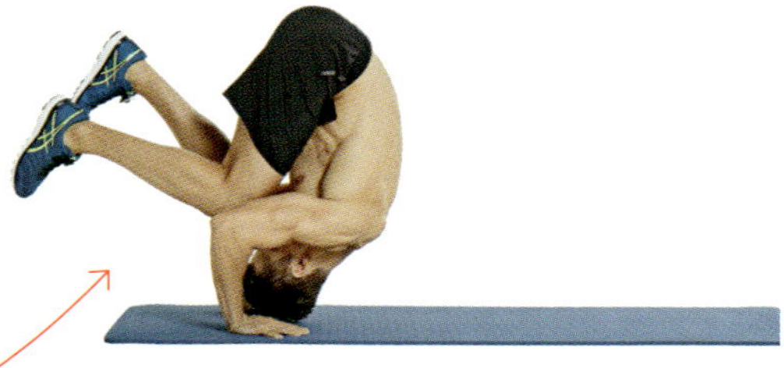

Wenn Sie die Beine im Moment des Abrollens möglichst angewinkelt halten, kommen Sie besser herum und leichter in den anschließenden Stand.

C

- … schließlich auf den Rücken rollen. Die Hände können bei der Vorwärtsbewegung unterstützen. Den Schwung nutzen, um auf die Füße zu rollen und dann …

D

- … möglichst ohne weiteres Abdrücken aus den Beinen in den aufrechten Stand und zu einem kleinen Strecksprung zu gelangen.

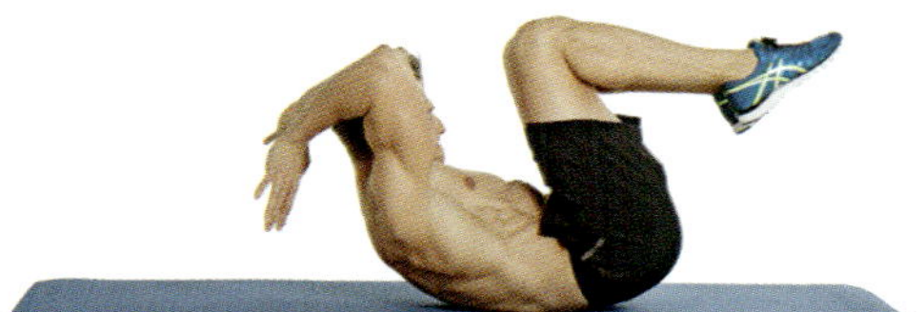

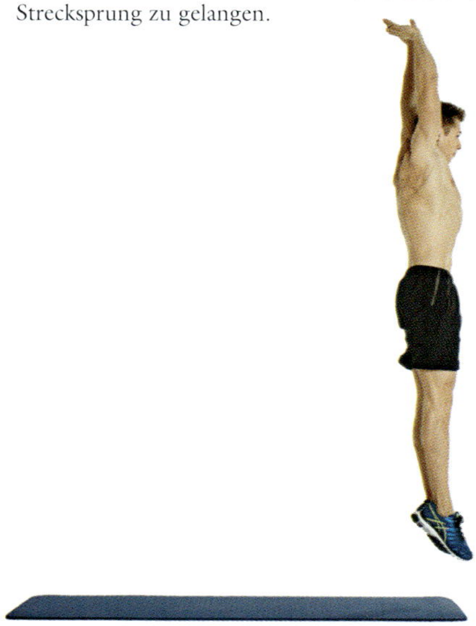

Mobilisierende Übungen

Rückwärtsrollen

A

- Mit dem Rücken vor eine weiche Matte stellen, die Füße sind geschlossen.

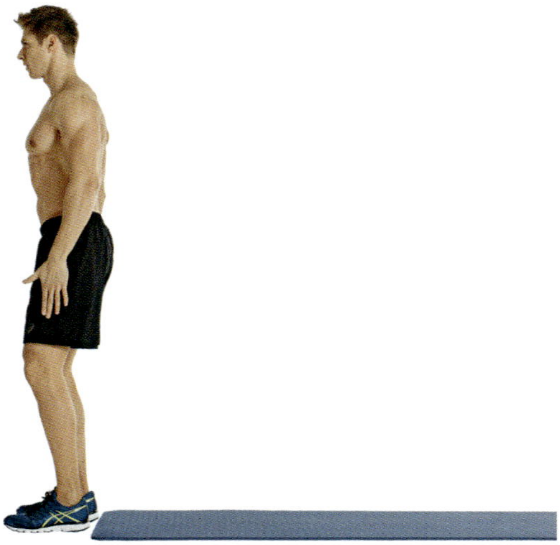

B

- Das Gesäß zurückschieben und die Knie beugen. Wenn das Gesäß die Kniehöhe passiert hat, das Gewicht nach hinten verlagern. Die Ellenbogen nach vorn schieben und die Hände so neben dem Kopf halten, dass die Handflächen nach oben schauen.

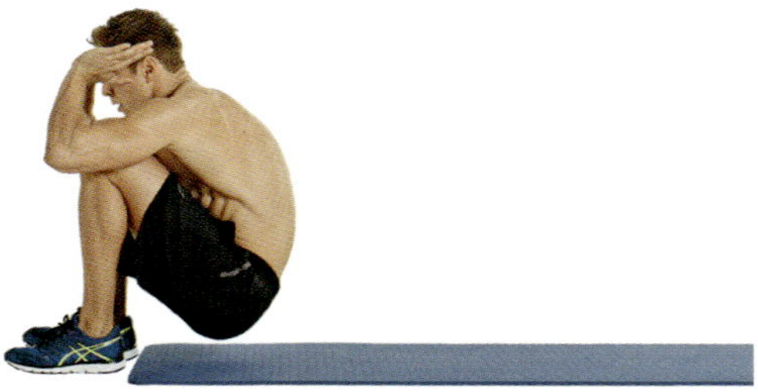

C

- Mit dem Gesäß zuerst aufkommen und sogleich auf den runden Rücken rollen. Weiterrollen, bis die Hände mit den Handflächen den Boden erreichen. Mit den Händen kräftig abstoßen, damit Ihr Kopf die Drehbewegung beenden kann.

Ziehen Sie das Kinn auch bei der Rückwärtsrolle unbedingt zur Brust, ehe Sie den Kopf beim Abrollen belasten.

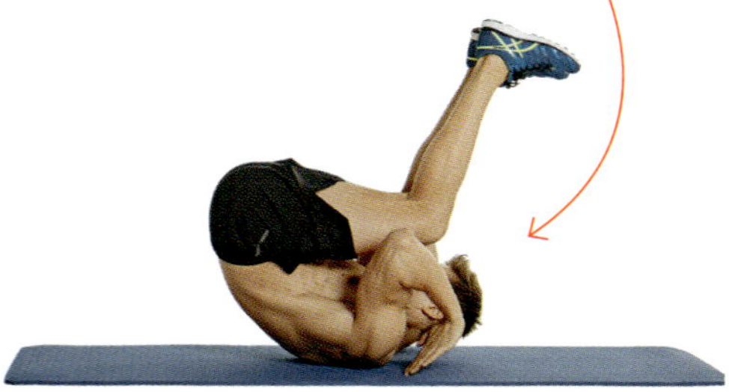

D

- Auf Knien und Füßen landen und den Rückwärtsschwung dazu nutzen, auf die Füße, in den aufrechten Stand und zu einem Strecksprung zu kommen.

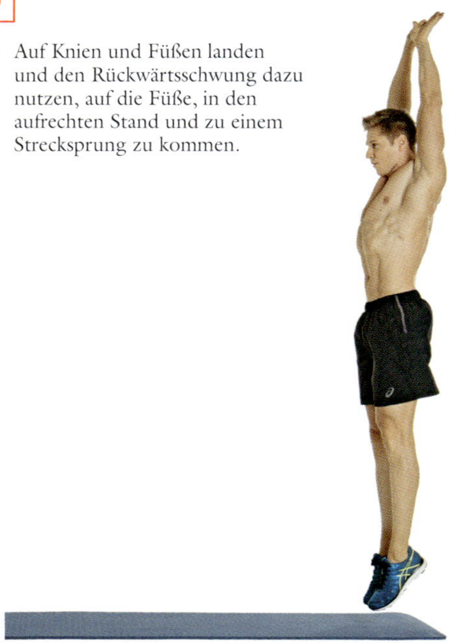

Hundegang

A

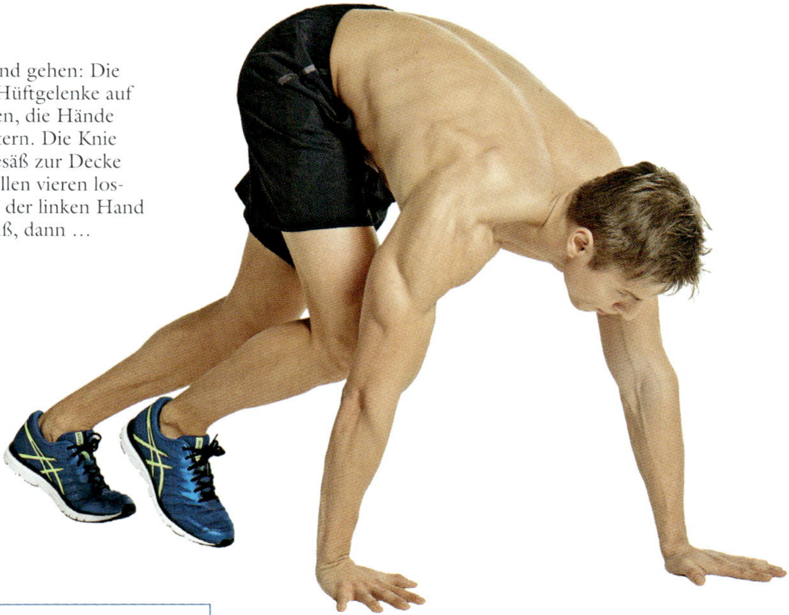

- In den Vierfüßlerstand gehen: Die Knie unterhalb der Hüftgelenke auf dem Boden abstützen, die Hände unterhalb der Schultern. Die Knie anheben und das Gesäß zur Decke schieben, dann auf allen vieren loslaufen: zunächst mit der linken Hand und dem rechten Fuß, dann …

Spielen Sie mit dieser Fortbewegungsart herum: „Laufen" Sie seitwärts, rückwärts, in verschiedenen Geschwindigkeiten – die Vielseitigkeit der Anforderungen spricht Ihre Faszie besonders gut an.

B

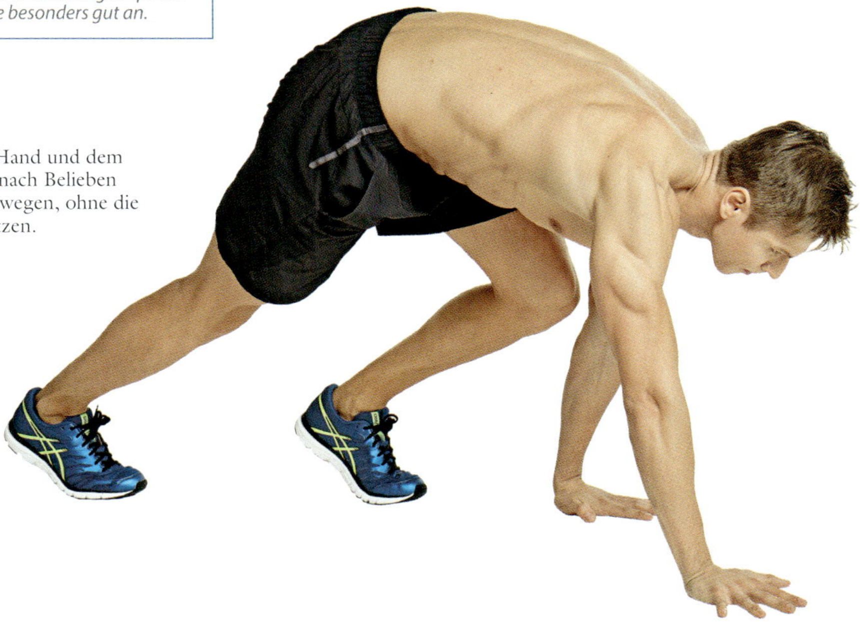

- … mit der rechten Hand und dem linken Fuß, danach nach Belieben durch den Raum bewegen, ohne die Knie wieder abzusetzen.

Mobilisierende Übungen

Krabbengang

A

- Auf den Boden setzen, die Füße aufstellen und die Hände seitlich hinter dem Rücken auf dem Boden platzieren. Das Gesäß vom Boden abheben, dann zunächst mit dem linken Fuß sowie der rechten Hand einen „Schritt“ nach hinten machen, anschließend …

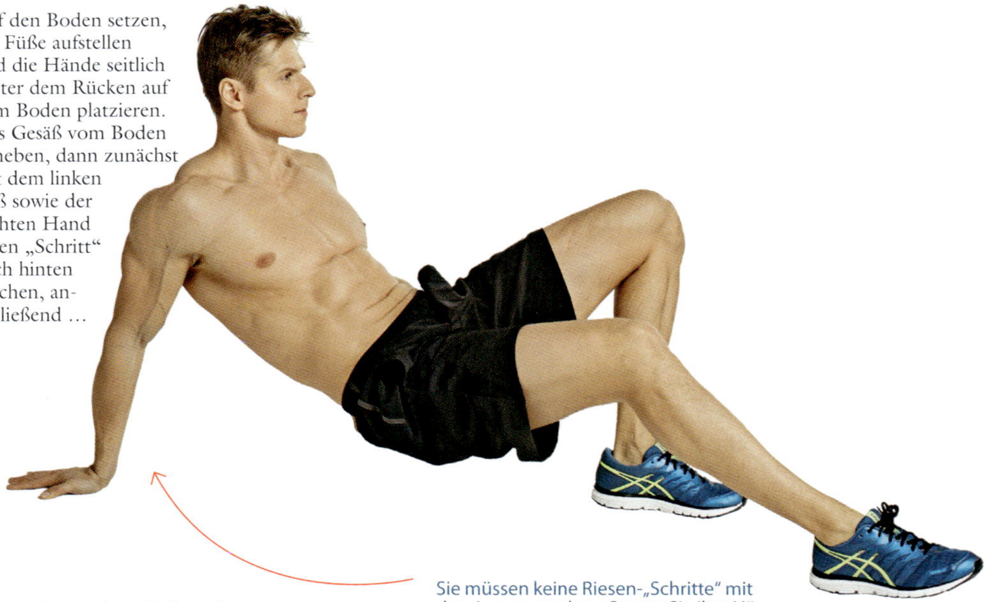

B

- … mit dem rechten Fuß sowie der linken Hand. Auf diese Weise ohne Pause durch den Raum bewegen und mit Tempo und Bewegungsrichtung spielen. Das Gesäß dabei nicht ablegen.

Sie müssen keine Riesen-„Schritte“ mit den Armen machen: Setzen Sie Ihre Hände nicht zu weit von den Schultern entfernt ab, um die Gelenke zu schonen.

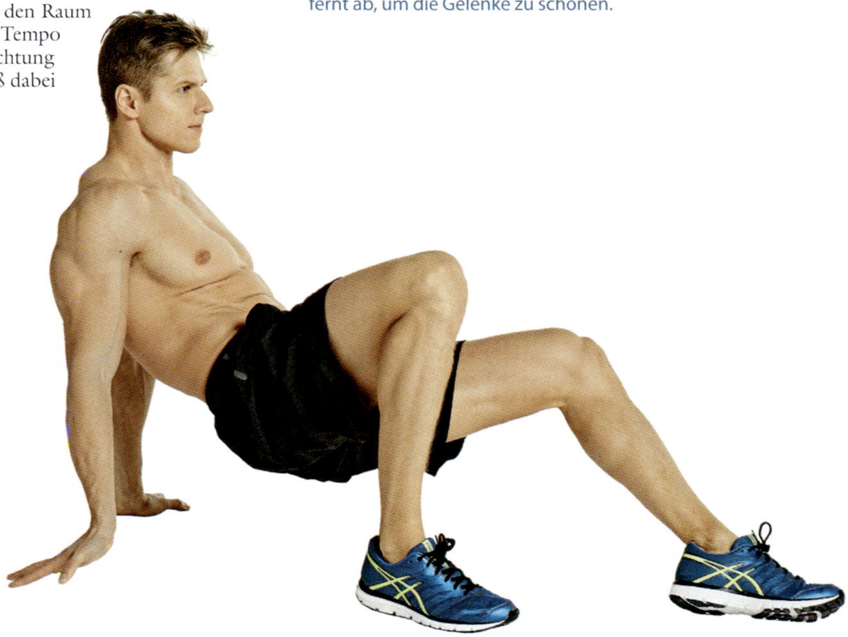

Tiefes Schleichen

A

- Auf den Boden knien, dann in eine saubere Liegestützposition gehen: Die Hände unterhalb der Schultern abstützen, die Füße auf die Zehenspitzen stellen und den ganzen Körper in einer geraden Linie ausrichten. Die Arme beugen und in den tiefen Liegestütz gehen, ohne den Körper abzulegen. Auf dieser Höhe über den Boden „schleichen“: Zuerst den rechten Fuß nach vorn bewegen, dann …

Bewegen Sie Ihren Körper möglichst auf einer Ebene und halten Sie die Spannung in der Körpermitte.

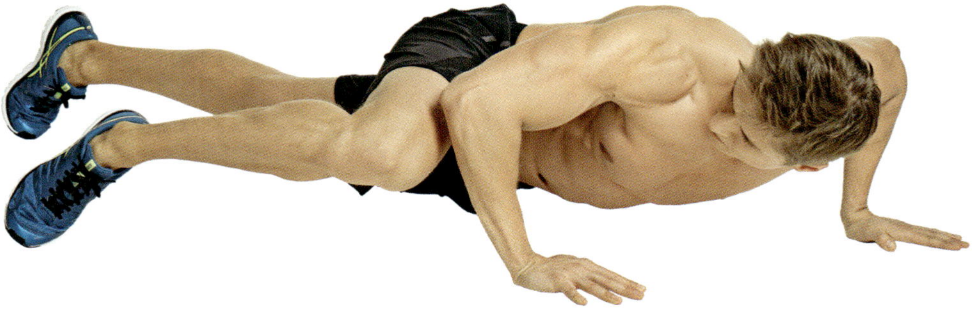

B

- … die rechte Hand nach vorn setzen und den linken Fuß nachziehen. Auf diese Weise Arme und Beine ohne Pause versetzt weiterbewegen. Bei Bedarf zwischendurch kurz auf die Knie gehen.

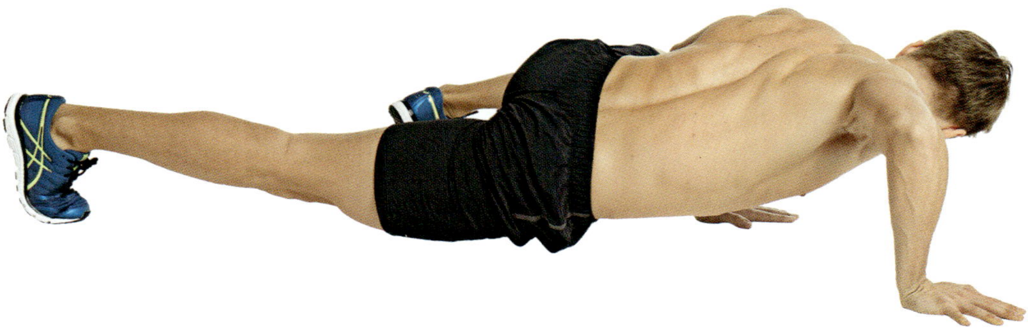

EINSTEIGERVARIANTE

Führen Sie die Bewegung weniger schleichend im hohen Liegestütz durch.

Mobilisierende Übungen

Mobilisieren des ganzen Körpers in einbeiniger Hund-Position

A

- In den Vierfüßlerstand gehen: Dazu mit den Knien unterhalb der Hüfte sowie mit den Händen unterhalb der Schultergelenke abstützen. Die Knie vom Boden lösen und das Gesäß so weit nach oben schieben, dass Sie eine Yoga-Hund-Haltung einnehmen.
- Das rechte Knie möglichst weit in Richtung Schulter anziehen, den Rücken zusammen mit dem Kopf einrollen und versuchen, Nase und Knie zusammenzubringen.

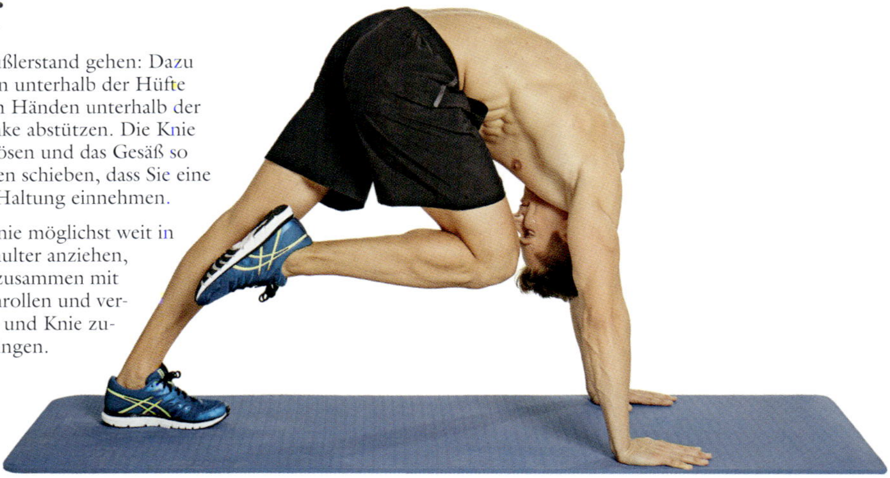

B

- Die Beugespannung lösen und den Körper nach oben lang machen: Dazu das rechte Bein strecken und dann die Zehen nach oben zur Decke schieben. Das Standbein ein wenig beugen, gleichzeitig den Rücken Wirbel für Wirbel wieder strecken und den Kopf anheben. Dem Zug in den Beinen sowie der Streckung im Rückenbereich für ein paar Sekunden nachspüren, dann zurück in die Ausgangsposition.
- Im nächsten Satz die Seite wechseln.

Ziehen Sie die Schulterblätter in beiden Positionen aktiv zusammen, um für intensivere Spannungsverhältnisse zu sorgen.

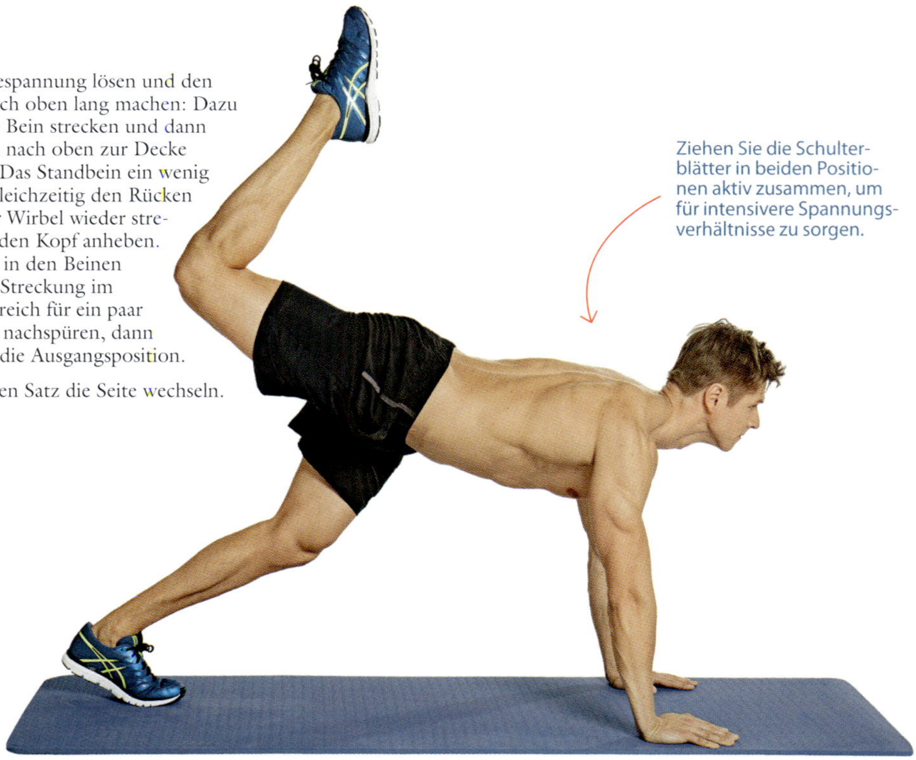

Seitliches Aufdrehen im Liegestütz

A

- Eine Liegestützposition einnehmen: Dazu auf den Boden knien, dann die Hände schulterbreit abstützen, die Beine strecken und das Gesäß so weit anheben, dass der Körper etwa eine gerade Linie bildet.

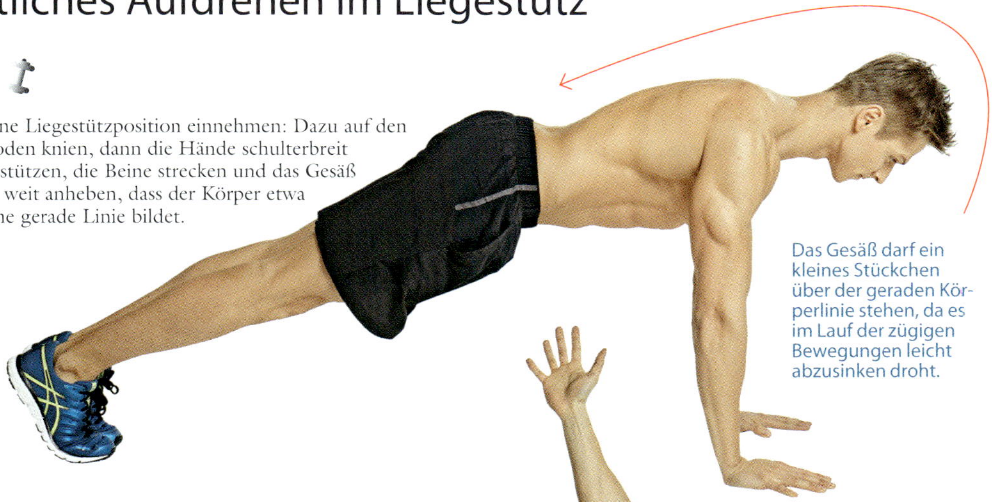

Das Gesäß darf ein kleines Stückchen über der geraden Körperlinie stehen, da es im Lauf der zügigen Bewegungen leicht abzusinken droht.

B

- Das Gewicht nach links verlagern, den rechten Arm vom Boden lösen und zur Decke strecken. Gleichzeitig das linke Bein unter dem rechten zur Seite ausstrecken. Ihre Körpervorderseite zeigt jetzt ganz zur Seite. Sofort zurückdrehen, die Übung zur anderen Seite wiederholen und in der Folge ohne Pause zügig fortfahren.

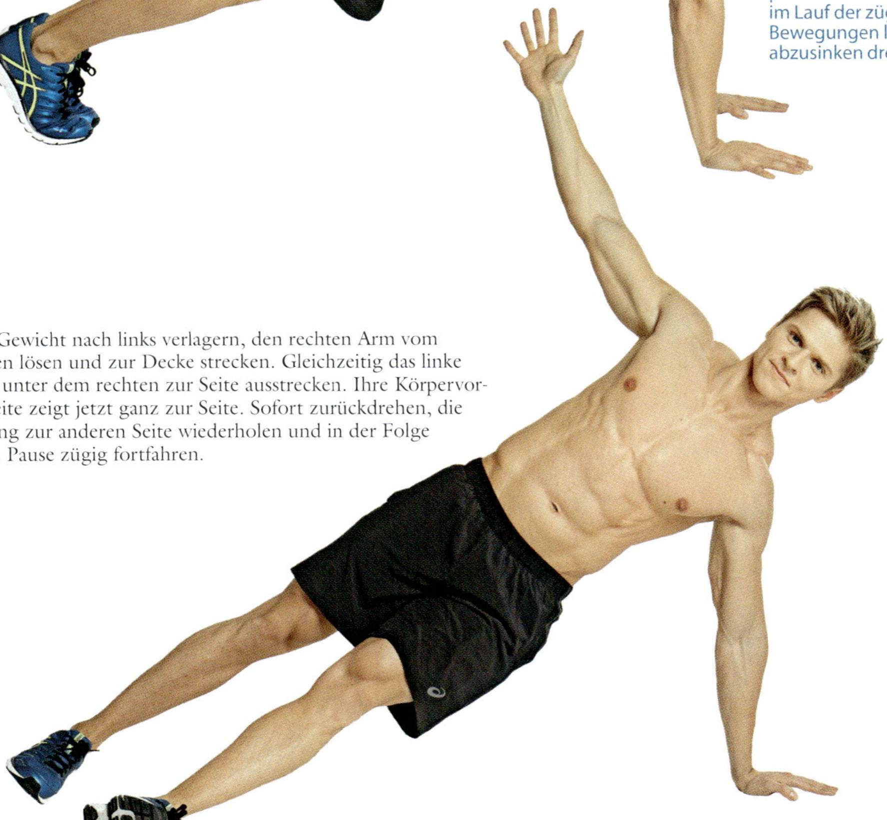

ALTERNATIVE

Machen Sie aus der Übung sogenannte Sit-outs: Dazu setzen Sie die Hüfte in der aufgedrehten Position kurz auf den Boden und legen das untere Bein ab. Mit dieser Variante kommen Sie leichter in einen schnellen Rhythmus – nutzen Sie den zusätzlichen Druck vom Boden am Ende der Bewegung für schnelle, federnde Wiederholungen!

POWERVARIANTE

Anstatt den Arm nach oben zu strecken und das Bein auszuschwingen, lassen Sie den Fuß auf dem Boden stehen, drehen aber den Rumpf so weit, dass Sie hinter sich mit dem freien Arm den Boden berühren können.

Mobilisierende Übungen

Seitstütz mit Rumpfdrehen

A

- Mit der linken Körperseite auf den Boden legen. Den Ellenbogen unterhalb der Schulter aufstützen, die Beine strecken und die Füße voreinander stellen. Rumpfspannung aufbauen, dann das Becken anheben, bis der Körper von Kopf bis Fuß auf einer geraden Linie ausgerichtet ist. Den freien rechten Arm gerade nach oben strecken.

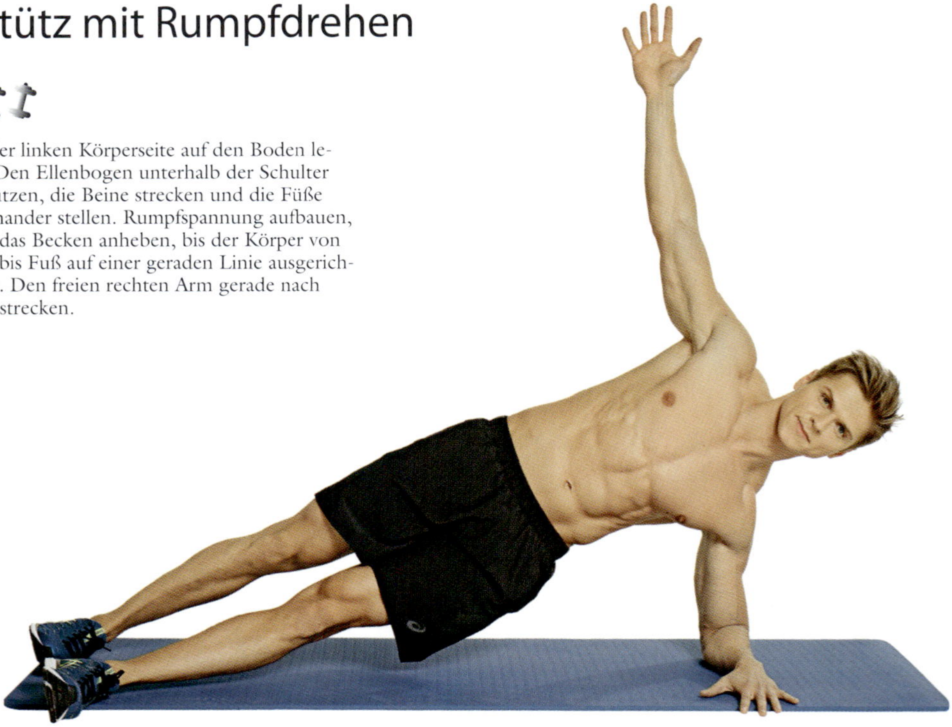

B

- Den Rumpf nach links drehen, dabei den rechten Arm nach vorn führen und anschließend unter dem Rumpf hindurch nach hinten schieben. Den Kopf bewusst in der Verlängerung zur Wirbelsäule halten. Kurz in dieser Position verharren, dann kontrolliert zurückdrehen.
- Im nächsten Satz die Seite wechseln.

Das Gesäß wandert bei der Bewegung nach oben, was unter anderem dafür sorgt, dass der Rücken – abgesehen von der Verdrehung – möglichst gerade ausgerichtet bleibt.

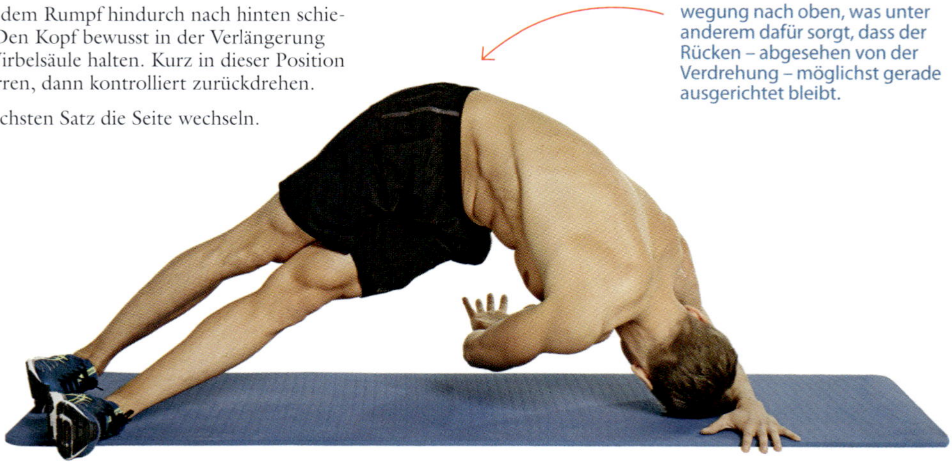

POWERVARIANTE

Stützen Sie sich auf der Hand ab statt auf dem Unterarm – der tragende Arm bleibt dann während der gesamten Übung gestreckt unterhalb der Schulter.

Brücke mit Übergriff

A

- Auf den Boden setzen und die Füße aufstellen. Die Hände schulterbreit nah am Gesäß auf den Boden stützen, dann das Becken so weit nach oben drücken, dass die Knie rechtwinklig gebeugt sind und Oberschenkel, Rumpf und Kopf sich im Idealfall auf einer geraden Linie befinden.

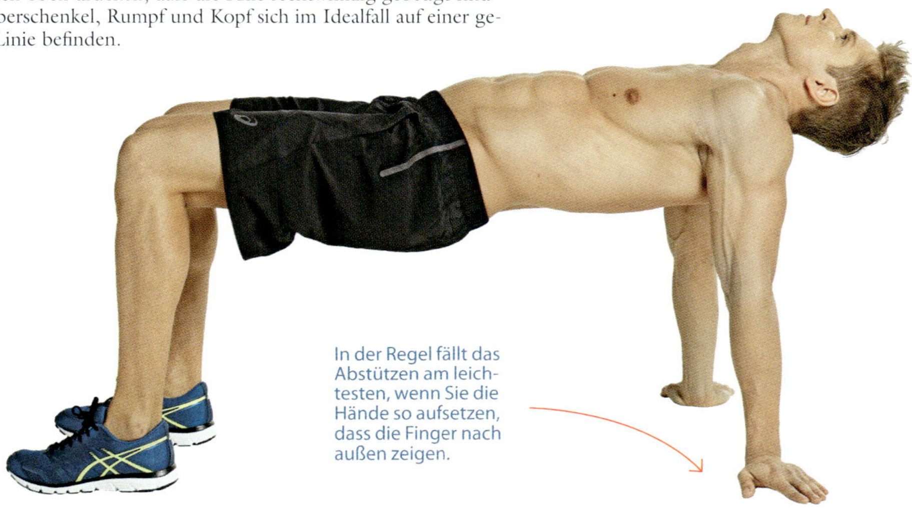
In der Regel fällt das Abstützen am leichtesten, wenn Sie die Hände so aufsetzen, dass die Finger nach außen zeigen.

B

- Den Rumpf nach links drehen. Dabei die rechte Hand vom Boden lösen und über den Körper hinweg nach links unten in Richtung der linken Hand führen. Das Becken sollte stets möglichst oben, der Kopf in der Verlängerung zur Wirbelsäule bleiben. Die Knie zeigen weiter geradeaus in Richtung der Füße. Zurück in die Brücke, dann zur anderen Seite drehen und in der Folge im Wechsel fortfahren. Bei Bedarf das Gesäß kurz zwischendurch absenken und gegebenenfalls absetzen.

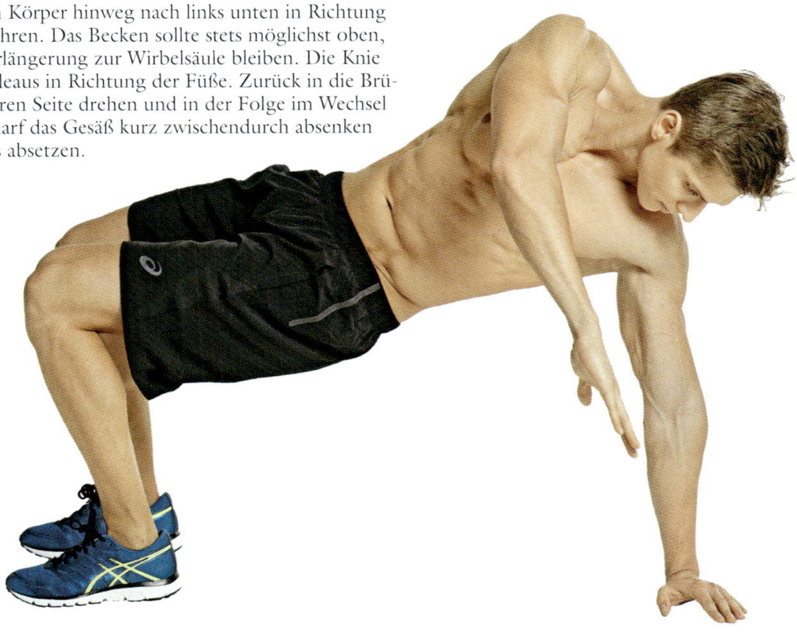

Mobilisierende Übungen

Hüftheben mit diagonalem Armstrecken

A

- Auf den Rücken legen und die Füße aufstellen. Die gestreckten Arme locker schräg zur Seite ablegen.

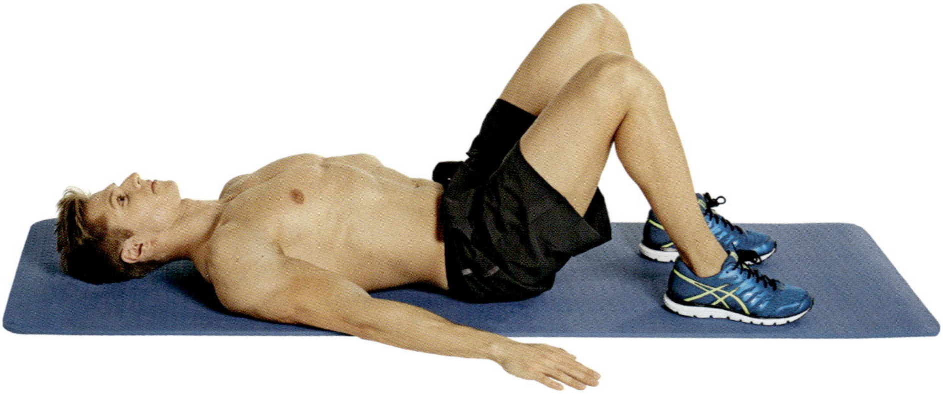

B

- Rumpf- und Gesäßspannung aufbauen, dann das Becken anheben. Gleichzeitig den Rumpf nach rechts drehen, den linken Arm vom Boden lösen und über den Kopf hinweg nach rechts oben führen. Mit der linken Hand den Boden berühren. Die Knie zeigen weiter in Richtung der Füße, der Kopf dreht mit nach rechts. Die Spannung kurz halten, dann zurück.
- Die nächste Wiederholung nach links ausführen und anschließend ohne Pause wechselweise fortfahren.

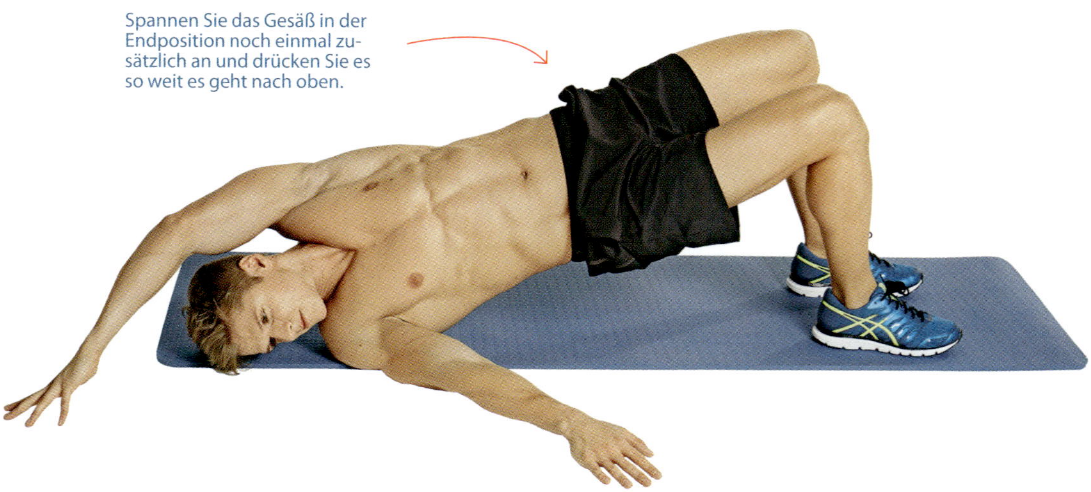
Spannen Sie das Gesäß in der Endposition noch einmal zusätzlich an und drücken Sie es so weit es geht nach oben.

Gewichtskugel-Kreisen in Bauchlage

A

- Auf den Bauch legen und mit links einen Gewichtsball (oder einen anderen kleinen runden Gegenstand, etwa einen Tennisball oder einen Stein) fassen. Die Beine gestreckt vom Boden abheben, dann die Arme am Kopf vorbeistrecken und ebenfalls parallel zueinander in der Luft halten. Rumpfspannung aufbauen und auch die Brust vom Boden lösen.

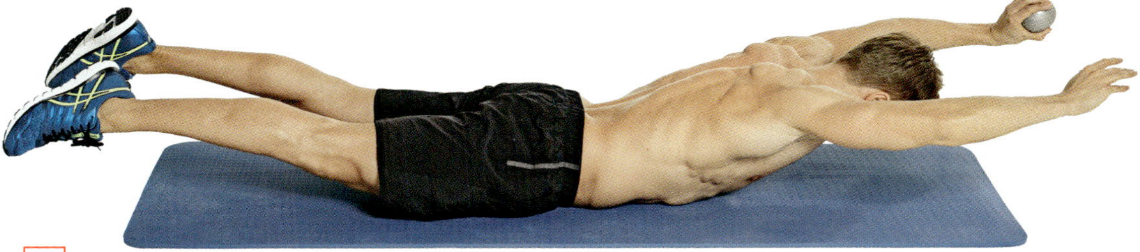

B

- Den gestreckten linken Arm in einem Halbkreis über die Seite bis zum unteren Rücken führen. Gleichzeitig mit dem rechten Arm über rechts entgegenkommen, bis Sie über Ihrem unteren Rücken den Ball von links nach rechts wechseln können.

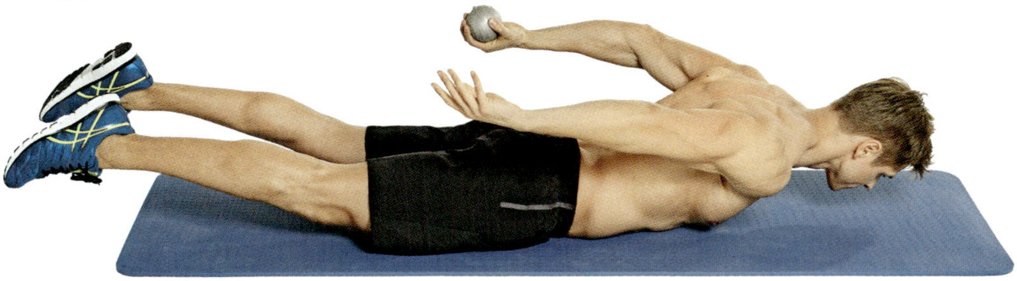

C

- Die gestreckten Arme wieder über die jeweilige Seite nach oben führen, bis Sie über dem Kopf den Ball von rechts nach links übergeben können. Weiter mit B und auf diese Weise ohne Pause mit dem Kreisen fortfahren.
- Nach der halben Zeit die Kreisrichtung wechseln.

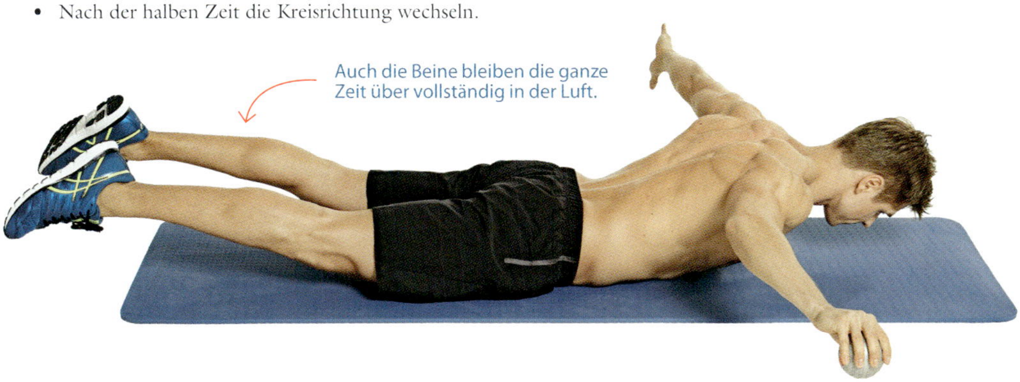

Mobilisierende Übungen

Katzenbuckel

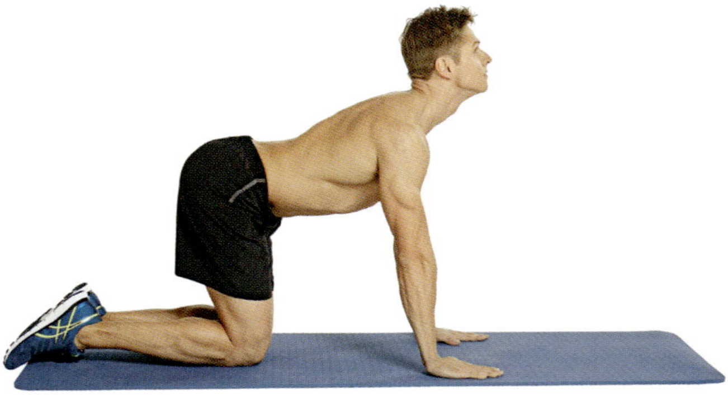

A

- Auf den Boden knien und in einen Vierfüßlerstand gehen: Die Knie hüftbreit und die Hände schulterbreit aufsetzen, sodass die Oberschenkel senkrecht unter den Hüftgelenken und die Arme senkrecht unter den Schultern stehen. Kontrolliert den Rücken strecken, den Brustkorb weit nach vorn schieben und den Kopf in den Nacken legen.

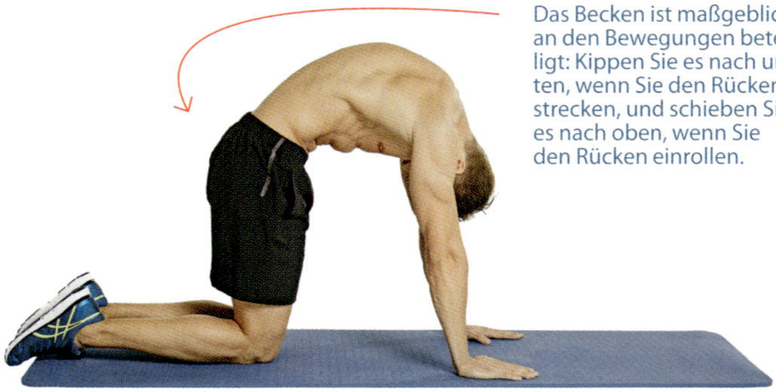

Das Becken ist maßgeblich an den Bewegungen beteiligt: Kippen Sie es nach unten, wenn Sie den Rücken strecken, und schieben Sie es nach oben, wenn Sie den Rücken einrollen.

B

- Die Position drei bis fünf Sekunden lang halten, dann den Rücken langsam Wirbel für Wirbel aufrollen, bis der Rücken schließlich wie bei einem Katzenbuckel deutlich nach oben gewölbt ist. Den Kopf hängen lassen. Wieder für drei bis fünf Sekunden halten, dann zurück und ohne Pause fortfahren.

Seitliche Katzenbuckel

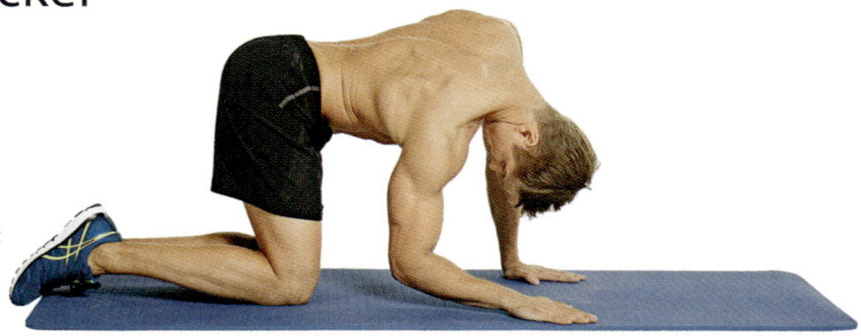

A

- Wie in der Übung zuvor in den Vierfüßlerstand gehen, dann den Rücken wie dort unter A beschrieben strecken. Nun den Rücken nicht gerade einrollen, sondern zu den Seiten: zunächst den Rumpf nach rechts abkippen, dabei das Becken zur Decke drücken und gleichzeitig die rechte Schulter einrollen und den Kopf zur Brust führen. Den rechten Arm beugen, er unterstützt die Bewegung.

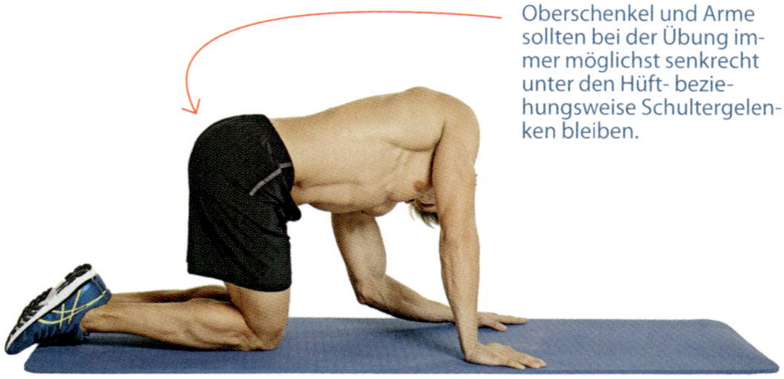

Oberschenkel und Arme sollten bei der Übung immer möglichst senkrecht unter den Hüft- beziehungsweise Schultergelenken bleiben.

B

- Zurück in die Ausgangsposition mit gerade gestrecktem Rücken, dann zur linken Seite über die Schulter einrollen. Ohne Pause wechselseitig fortfahren.

Hüftmobilisation mit gestreckten Beinen in Seitlage

A

- Auf den Boden legen und auf die rechte Seite rollen. Die Beine sind gestreckt, die Zehen angezogen. Den rechten Arm am Kopf vorbei ausstrecken, dann den Kopf auf dem Oberarm ablegen. Das linke Bein gestreckt anheben.

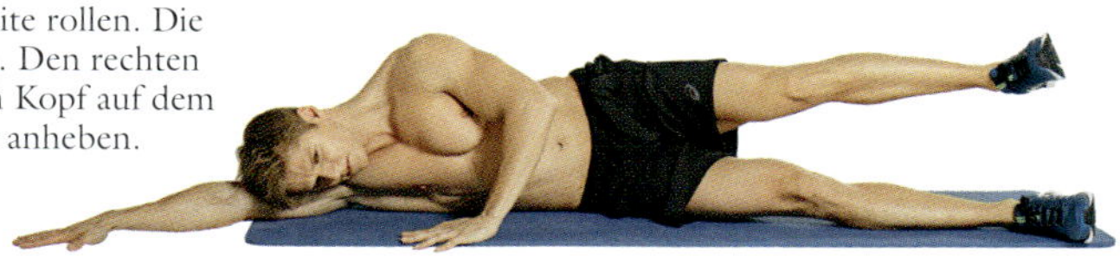

B

- Das linke Bein weiter anheben und dabei in der Längsachse drehen, sodass die Zehen nach oben zeigen. Mit dem Bein eine Kreisbewegung beschreiben: Zunächst einen Halbkreis nach hinten ausführen, dann das Bein dicht über das abgelegte Bein hinweg nach vorn bewegen. Auf dem Weg dahin das Bein nochmals drehen, sodass in der Ausgangsposition die Zehen wieder nach vorn zeigen.
- Die Kreisbewegung nach vorn fortführen und auf dem Weg in die hier abgebildete höchste Position das Bein wieder nach hinten drehen, sodass die Zehen erneut nach oben zeigen.
- Fortfahren, nach der halben Zeit die Richtung und im nächsten Satz Seite und Bein wechseln.

Variieren Sie die Größe der Kreise und, wo es geht, auch den Grad der Rotation im Bein, um eine maximale Mobilisierung der Hüftgelenke zu erzielen.

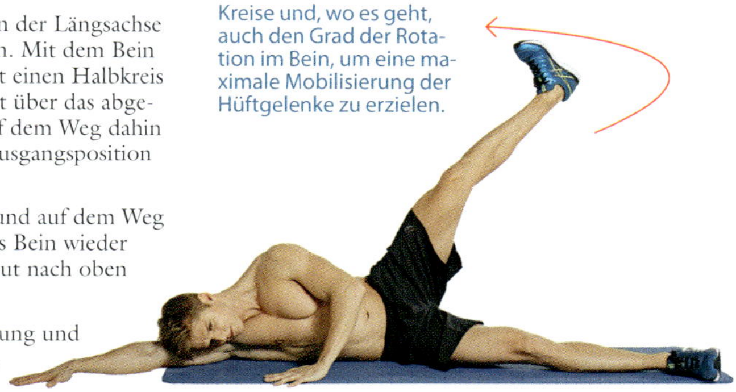

Hüftmobilisation mit angewinkelten Beinen in Seitlage

A

- Wie in der Übung zuvor auf den Boden legen, dann das angehobene linke Bein etwa rechtwinklig beugen.

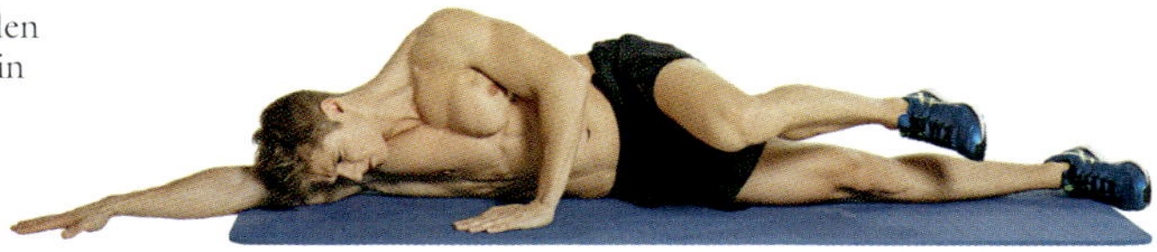

B

- Mit dem Oberschenkel kleine Kreise beschreiben: Dazu das Bein nach hinten schieben, auf dem Weg dahin leicht anziehen. Versuchen Sie, so weit wie möglich nach hinten zu kommen. Dann den Oberschenkel wieder nach vorn führen und dabei das Knie etwas strecken. Über die Startposition hinweg ohne Pause weiterkreisen.
- Nach der halben Zeit die Richtung, im nächsten Satz Seite und Bein wechseln.

Führen Sie auch hier unterschiedlich große Kreise aus. Bringen Sie dabei den Oberschenkel möglichst in die Senkrechte und ziehen Sie ihn nicht näher zum Rumpf.

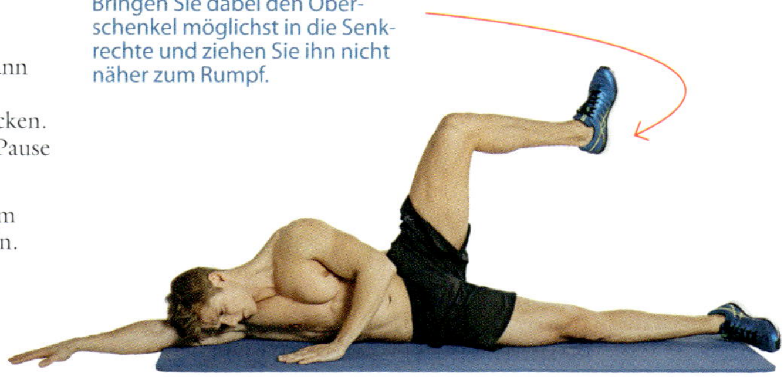

Mobilisierende Übungen

Fußgelenksmobilisation

A

- Aufrecht barfuß auf eine weiche Matte stellen. Die Hände locker auf die Hüften legen. Das Gewicht auf das linke Bein verlagern, den rechten Fuß auf den Ballenbereich stellen.

B

- Nun um den Aufsatzpunkt der Zehen herum den Fuß bewegen: Zunächst den Fuß nach vorn schieben, bis Sie eine Dehnung im Spannbereich spüren, dann …

C

- … den Fuß nach außen kippen. Im weiteren Verlauf den Fuß auch nach innen kippen und danach in alle Richtungen. Sie können den Fuß zwischendurch auch kreisen lassen. Verschieben Sie aber nicht die Zehen auf der Matte – der Rotationspunkt bleibt immer derselbe.
- Im nächsten Satz den Fuß wechseln.

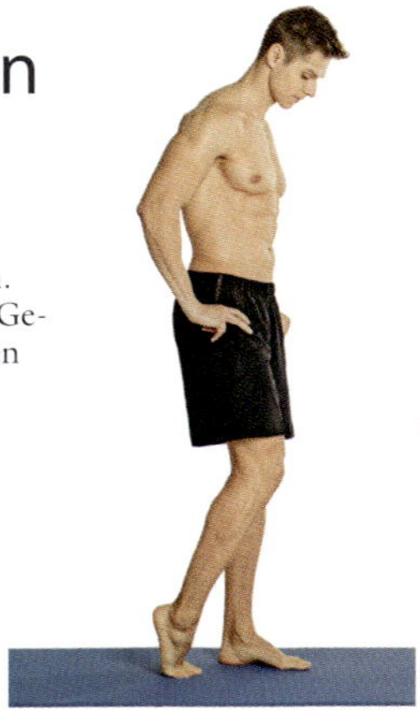

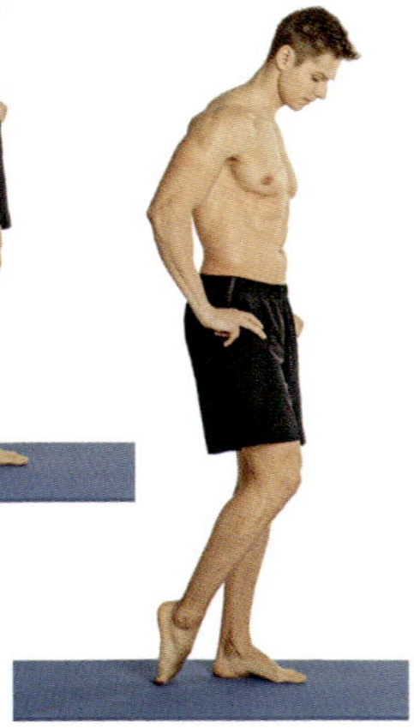

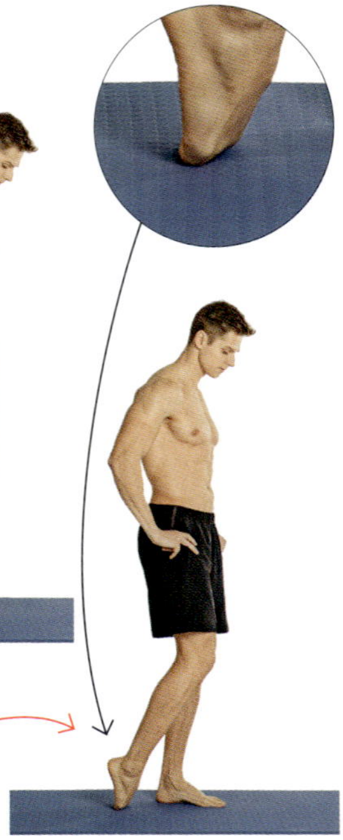

Führen Sie die Fußgelenksmobilisation in einer flüssigen Bewegung durch. Erspüren Sie die Dehnungen in den verschiedenen Positionen, aber verharren Sie nicht zu lange darin.

Zehenmobilisation

A

- Barfuß entspannt mit fast geschlossenen Füßen auf eine Matte stellen. Die Hände locker an die Hüften legen, dann das Gewicht auf das linke Bein verlagern.

B

- Mit den Zehen des rechten Fußes kleine „Greifbewegungen“ machen: Ziehen Sie die Zehen ein und dabei über die weiche Matte. Danach wieder strecken und in der Folge alle möglichen Variationen in einer fließenden Bewegung durchspielen: Bewegen Sie etwa immer wieder einzelne Zehen oder lassen Sie sie nacheinander greifen und strecken oder kippen Sie den Fuß beim Greifen leicht nach innen oder außen. Die Ferse des trainierten Fußes bleibt die ganze Zeit an einem Punkt.
- Im nächsten Satz den Fuß wechseln.

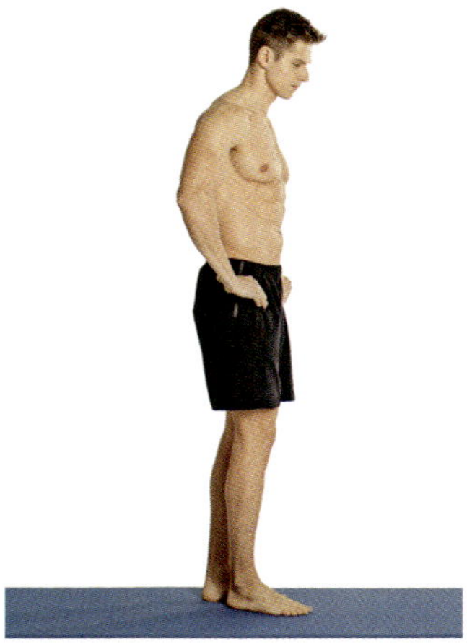

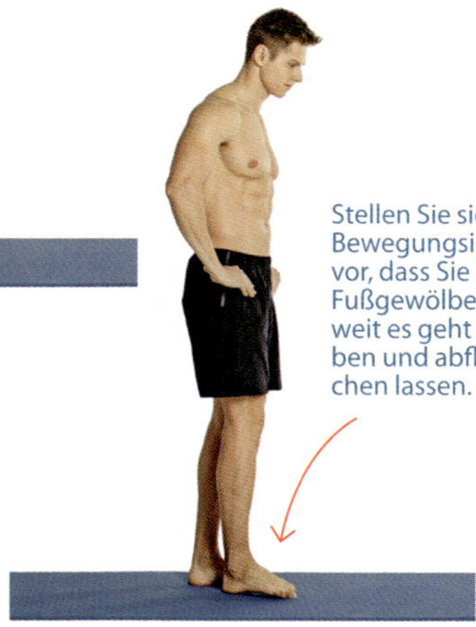

Stellen Sie sich als Bewegungsidee vor, dass Sie Ihr Fußgewölbe so weit es geht wölben und abflachen lassen.

Federnde Bewegungen für eine elastisch-gespannte Faszie

Die Übungen dieses Kapitels mit ihren dynamisch-federnden bis teilweise auch stark impulsiv-plyometrischen Bewegungen stellen einen zentralen Teil des Faszientrainings dar. Denn sie trainieren und fördern genau das, was das Fasziengewebe ausmacht: die Fähigkeit, elastisch zu arbeiten, dabei Energie zu speichern wie eine Sprungfeder und sie abzugeben wie ein Katapult.

Tipps zum Training der Faszien-Spannkraft

- Nutzen Sie das wichtige Prinzip der Vorspannung (siehe dazu die Ausführungen in Kapitel 2 auf Seite 35) auch im Training: Wo immer es möglich ist, führen Sie eine vorbereitende kleine Gegenbewegung aus, beispielsweise bei den Drehsprüngen (ab Seite 132) oder beim dynamischen Arbeiten an der Klimmzugstange (Seite 143).
- Bei jeder Gelegenheit sollten Sie möglichst umfassende Muskelketten in eine Bewegung involvieren. Aus diesem Grund finden Sie auch in diesem Kapitel wieder viele Ganzkörperübungen. Der Hintergrund: Die Energie aus einer Vorspannung heraus ist umso größer und eine Bewegung ist in der Regel umso effizienter, je größer die beteiligte Muskelkette ist. Grob gesagt addieren sich die Vorspannungskräfte und das Energiepotenzial einzelner Muskelbereiche. Es ist wie bei einer Akkuzelle: Je größer der Speicherbereich, desto mehr Energie kann der Körper aufnehmen und abgeben. Aus dem Grund streckt ein Speerwerfer auch nicht nur seinen Arm nach hinten, sondern dreht den gesamten Körper vor dem Abwurf weit auf. Das Beispiel zeigt: Insbesondere für Leistungssportler ist es wichtig, an der Vorspannung großer Muskelketten zu arbeiten, denn der Einsatz der faszialen Katapultfunktion ist nicht nur kraftschonend, sondern birgt auch eine Menge Leistungspotenzial.
- Dieser Punkt führt zur Auswahl der in diesem Kapitel enthaltenen Übungen: Diese enthalten vor allem funktionelle Bewegungen, also Bewegungen des Alltags und ganz allgemein solche, für die der menschliche Körper optimal geeignet ist. Dazu gehören Bewegungsformen wie Springen, Laufen, Treten, Werfen, aber auch kleine Federbewegungen und Schwünge. Sie alle profitieren vom Einsatz ganzer Muskel(faszien)ketten sowie von deren Fähigkeit, Energie zu speichern und wieder abzugeben.
- Anstatt immer die gleichen Wiederholungen zu absolvieren, sollten Sie auch bei den Übungen dieses Kapitels möglichst viel Variation ins Spiel bringen. Ob Seilspringen, Skippings oder Strecksprünge: Versuchen Sie, jede Wiederholung ein bisschen anders zu gestalten – beispielsweise durch Gewichtsverlagerungen oder andere Positionen der Arme oder Beine. Dabei gilt grundsätzlich: Lieber zehn variierende, intensiv erlebte Wiederholungen durchführen als 20 exakt gleiche herunterzuspulen!

Federnde Bewegungen

Skippings

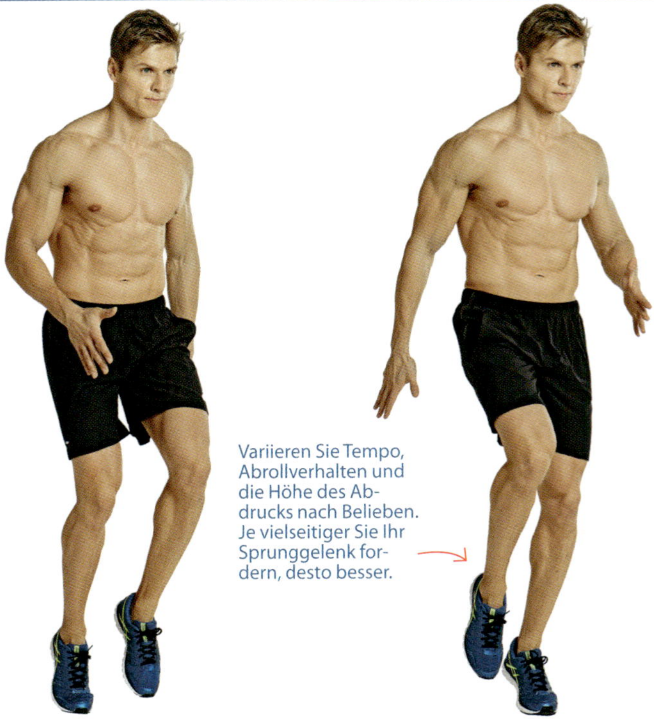

A

- Aufrecht hüftbreit hinstellen, dann auf der Stelle laufen. Dabei bewusst die Sprunggelenke bewegen und auch die Arme mitnehmen: Wie beim „richtigen“ Laufen den rechten Arm nach vorn führen, wenn das linke Bein vorn ist, und …

B

- … den linken Arm zusammen mit dem rechten Bein nach vorn führen. Laufen Sie so für eine bestimmte Zeit möglichst federnd.

Variieren Sie Tempo, Abrollverhalten und die Höhe des Abdrucks nach Belieben. Je vielseitiger Sie Ihr Sprunggelenk fordern, desto besser.

Wechselschritte

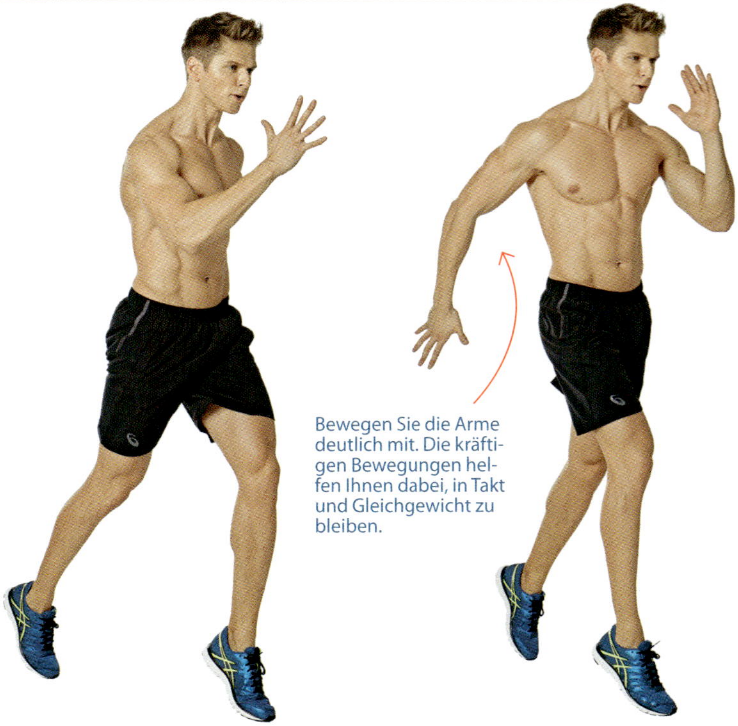

A

- Aufrecht hinstellen und mit links einen Schritt nach vorn machen. Den Rumpf anspannen, den rechten Arm angewinkelt deutlich nach vorn bringen und den linken Arm nach hinten strecken, als wollten Sie gleich lossprinten. Auf die Fußballen gehen, dann …

B

- … mit beiden Beinen gleichzeitig abdrücken und in der Luft blitzschnell die Schrittstellung wechseln. Sofort nach der Landung wieder abdrücken und im Wechsel zügig fortfahren. Der Abdruck sollte dabei möglichst federnd und über die Fußballen erfolgen. Der Oberkörper bleibt stets aufrecht.

Bewegen Sie die Arme deutlich mit. Die kräftigen Bewegungen helfen Ihnen dabei, in Takt und Gleichgewicht zu bleiben.

Anfersen

A

- Schulterbreit hinstellen, dann locker auf der Stelle laufen. Nach ein paar Schritten mit dem Anfersen beginnen. Dazu zunächst die linke Ferse möglichst hoch in Richtung Gesäß ziehen, dann …

B

- … im nächsten Schritt sofort die rechte Ferse hochziehen. Auf diese Weise wechselseitig fortfahren. Dabei den Bewegungsablauf möglichst flüssig und federnd gestalten. Die Arme gehen im gegengleichen Takt mit.

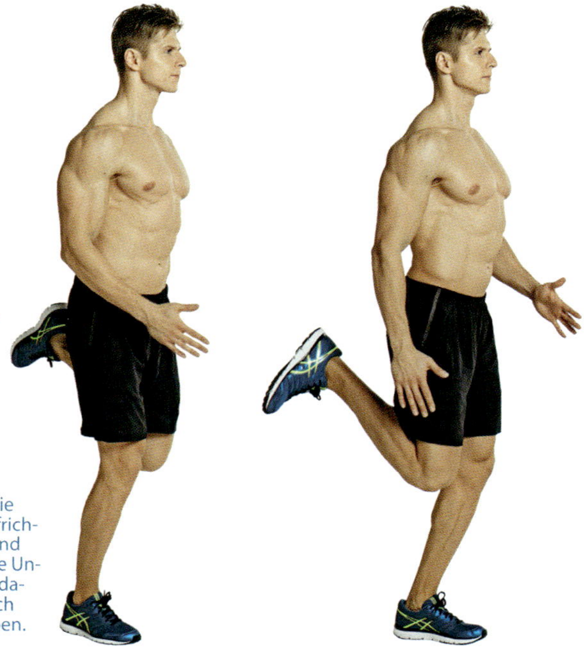

Ziehen Sie die Ferse in Laufrichtung hoch und lassen Sie die Unterschenkel dabei nicht nach außen klappen.

Kniehebelauf

A

- Hüftbreit und aufrecht hinstellen, dann locker auf der Stelle traben. Bei jedem Schritt das Knie ein bisschen weiter hochziehen, bis der Oberschenkel in der obersten Position etwa waagerecht steht. Nun bei jedem Schritt das Knie auf diese Höhe ziehen: einmal mit rechts …

B

- … beim nächsten Schritt gleich mit links. Danach wechselseitig fortfahren. Die Arme gehen im gegengleichen Lauftakt mit: Mit dem linken Knie schwingt der rechte Arm vor, mit dem rechten Knie der linke Arm.

EINSTEIGERVARIANTE
Wer nicht bei jedem Schritt das Knie hochbekommt, macht dies beispielsweise nur bei jedem zweiten Schritt, zunächst mit einem Bein, nach der halben Zeit dann mit dem anderen Bein.

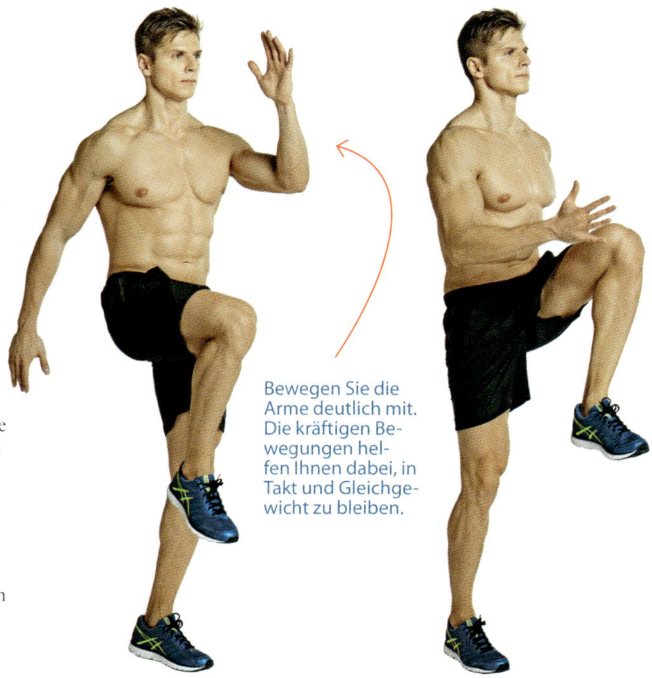

Bewegen Sie die Arme deutlich mit. Die kräftigen Bewegungen helfen Ihnen dabei, in Takt und Gleichgewicht zu bleiben.

Federnde Bewegungen

Dynamischer Hopserlauf

A

- Aufrecht und hüftbreit hinstellen, dann mit dem linken Fuß vom Boden abdrücken. Dabei den rechten Oberschenkel dynamisch in die Waagerechte ziehen. Der linke Arm schwingt nach vorn, der rechte geht nach hinten.

B

- Mit dem linken Fuß wieder landen, den rechten blitzschnell aufsetzen und dann damit nach oben abdrücken. Das linke Knie hochziehen, der rechte Arm schwingt nach vorn, während der linke nach hinten geht. Oberkörper und Becken bleiben die ganze Zeit über gerade nach vorn ausgerichtet. Ohne Pause wechselseitig fortfahren.

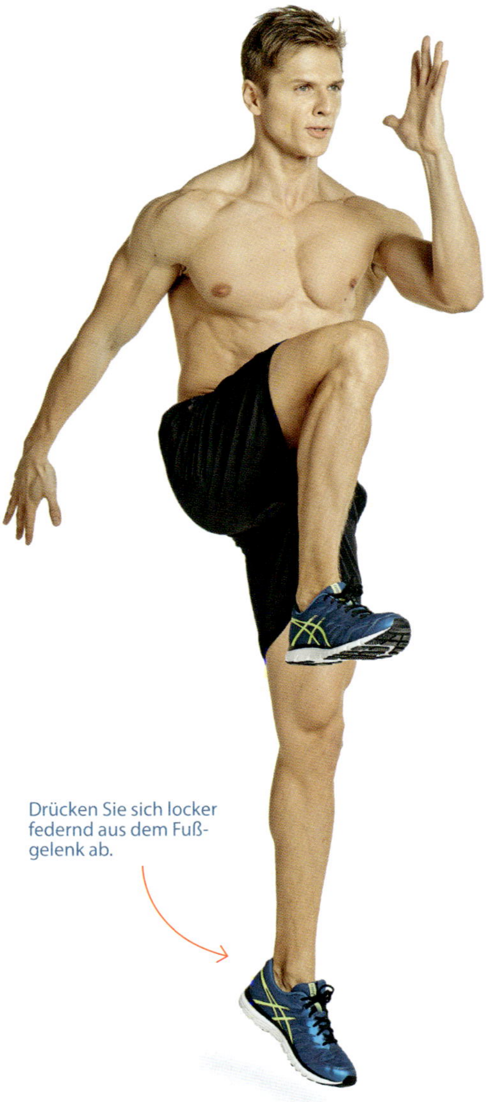

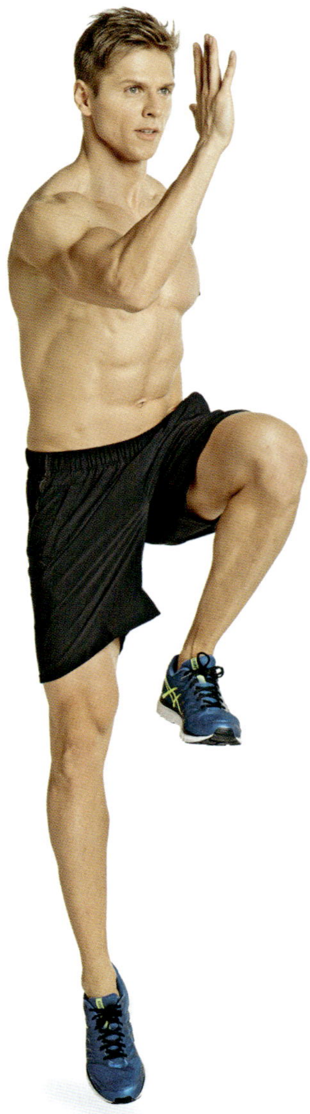

Rückwärtslaufen

A

- Ein sicheres Areal zum Laufen abstecken. Aus dem aufrechten, hüftbreiten Stand heraus rückwärts laufen: Dazu zunächst mit rechts einen Schritt zurück machen, dann …

B

- … den nächsten Schritt mit links und so wechselseitig fortfahren. Die Arme gehen ganz automatisch gegenläufig mit. Den Oberkörper stets aufrecht halten und das Gesäß nicht nach vorn oder hinten schieben.

Versuchen Sie, bewusst nicht nach hinten zu schauen (der Weg hinter Ihnen sollte dafür natürlich in jedem Fall frei und ohne Stolpergefahren sein). Der ungewohnte Einsatz eines eigentlich gewohnten Bewegungsmusters, hier des Laufens, ist ein hervorragendes Training für alle Wahrnehmungsrezeptoren, die in der Faszie sitzen.

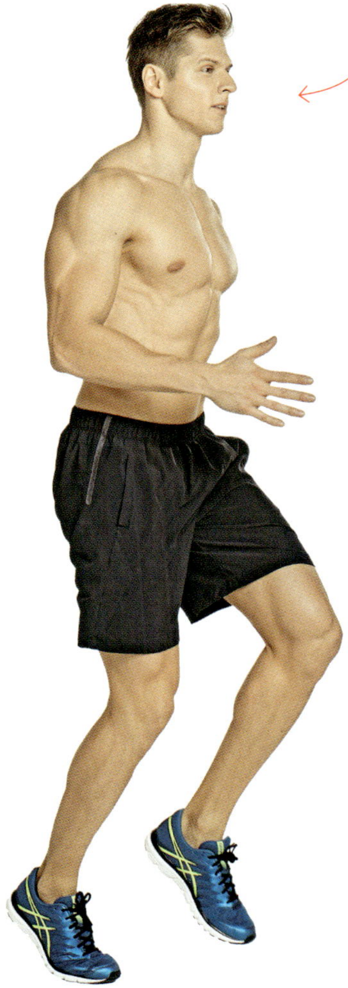

Versuchen Sie, Kriterien wie Schrittlänge oder Tempo zu variieren und im Lauf der Zeit sicherer und schneller zu werden.

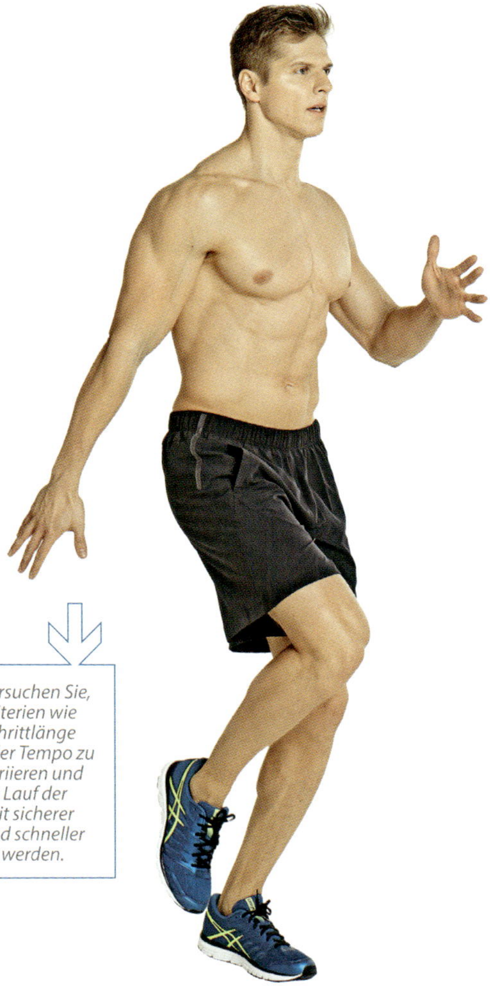

Federnde Bewegungen

Sprintschritte mit dem Schlingentrainer

A

- Die Schlaufen eines Schlingentrainers um die Unterarme legen. Mit dem Rücken zur Aufhängung positionieren und die Arme angewinkelt vor dem Körper halten, sodass die Oberarme nach vorn, die Unterarme parallel zueinander nach oben zeigen.
- Rumpfspannung aufbauen, dann den Körper gerade vorbeugen, bis Ihr Körper etwa in einem 45-Grad-Winkel zum Boden ausgerichtet ist und in den Schlaufen hängt. Die Rumpfspannung intensivieren, dann das rechte Knie anwinkeln und in Richtung Brust ziehen.

B

- Das rechte Bein wieder strecken und das linke blitzschnell anwinkeln. Wieder absetzen, dann zügig wechselseitig ohne Pause fortfahren.

POWERVARIANTE
Wechseln Sie die Schrittstellung so schnell, dass immer nur ein Fuß auf dem Boden steht.

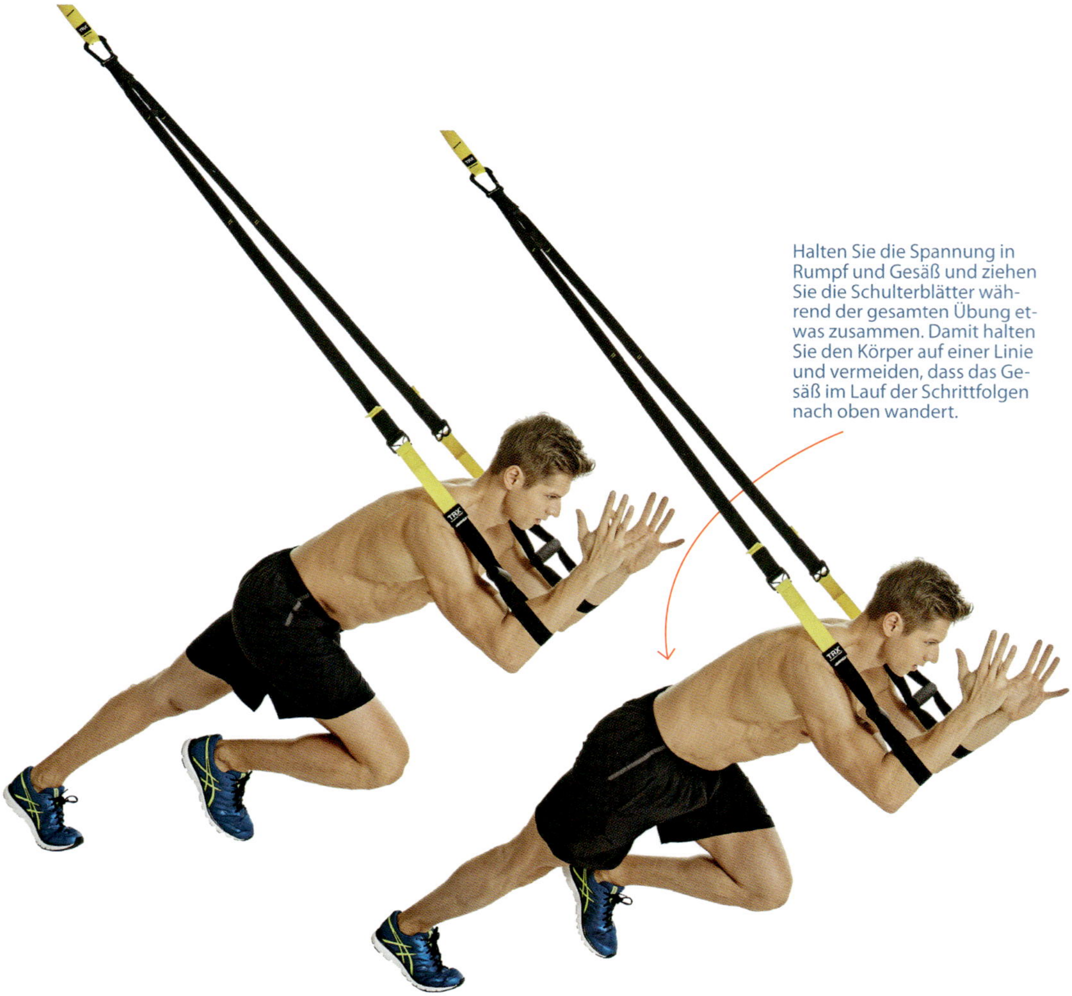
Halten Sie die Spannung in Rumpf und Gesäß und ziehen Sie die Schulterblätter während der gesamten Übung etwas zusammen. Damit halten Sie den Körper auf einer Linie und vermeiden, dass das Gesäß im Lauf der Schrittfolgen nach oben wandert.

Seitliches Über-Kreuz-Laufen

A

- Aufrecht schulterbreit hinstellen. Mit dem rechten Fuß beginnen, zur Seite zu laufen: Diesen vor dem Körper nach links setzen, den Oberkörper dabei gegenläufig nach rechts drehen – der linke Arm führt die Bewegung, indem Sie ihn vor der Brust nach rechts ziehen.

B

- Mit dem rechten Fuß aufsetzen, dann den linken Fuß nachziehen, sodass Sie für einen Moment eine Schrittstellung wie zu Beginn einnehmen. Hier aber nicht pausieren, sondern die Bewegung sofort fortsetzen. Jetzt …

C

- … den rechten Fuß hinter dem linken Bein vorbeiführen und aufsetzen. Der Oberkörper dreht diesmal nach links auf: Der rechte Arm führt die Bewegung, indem Sie ihn vor dem Körper nach links schieben.
- Den linken Fuß in seitlicher Laufrichtung wieder nachsetzen, sodass Sie wieder in einer Art Ausgangsposition landen. Jetzt wieder mit dem Laufschritt unter A beginnen und dann auf diese Weise ohne Pause weiterlaufen.
- Im nächsten Satz seitwärts in die andere Richtung laufen.

Führen Sie die Drehbewegung des Rumpfes aktiv aus dem Hüftbereich heraus aus – und achten Sie darauf, dass sich die Hüfte nicht im Lauf der Zeit nach hinten schiebt.

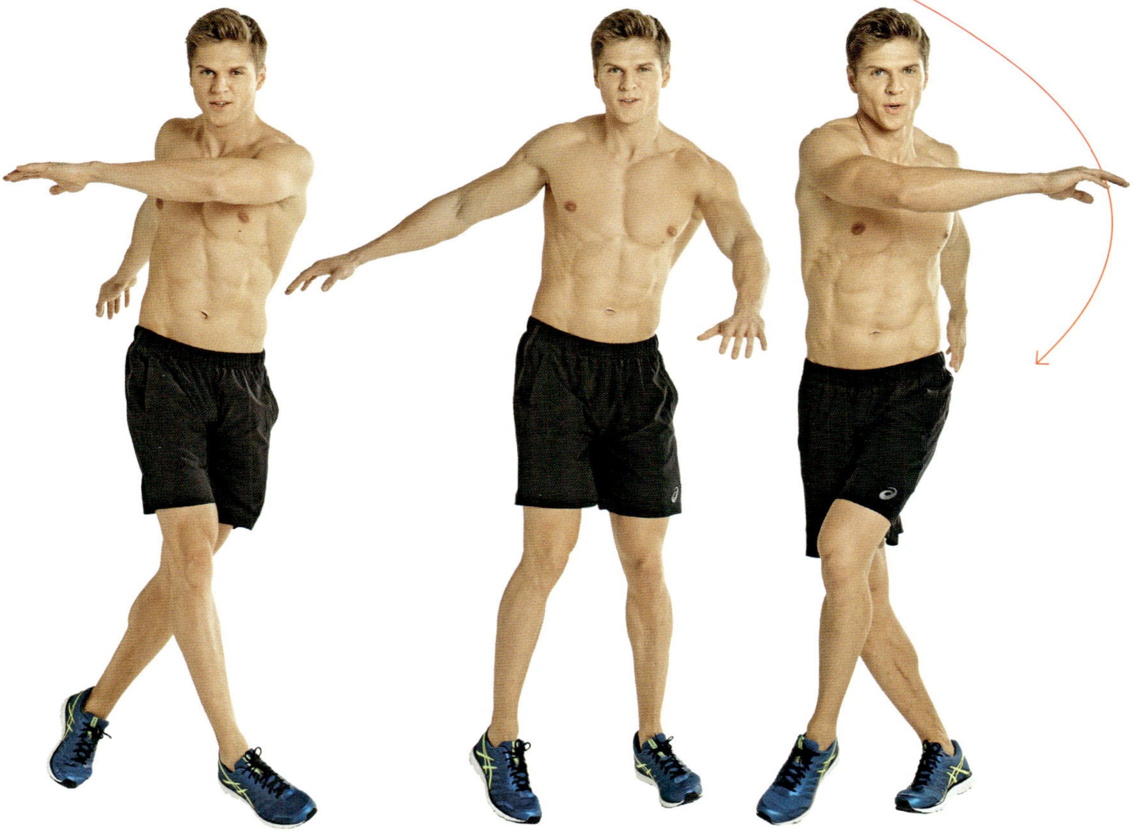

Federnde Bewegungen

Hopser auf der Stelle

A

- Aufrecht und hüftbreit hinstellen. Rumpfspannung aufbauen, dann …

B

- … mit beiden Füßen vom Boden abdrücken und locker auf der Stelle springen. Es sollte immer bei kleinen, federnden Hüpfern bleiben – machen Sie keinen anstrengenden Sprungwettkampf daraus.

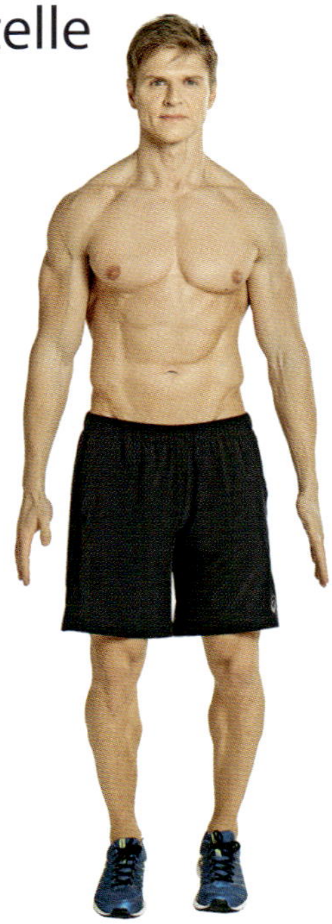

Wenn Sie sich eingesprungen haben, spielen Sie mit Ihrer Hüpftechnik unbedingt herum – das spricht die Faszie vielseitig an: Hüpfen Sie leicht nach links und rechts, nach vorn oder hinten versetzt, drehen Sie sich von Sprung zu Sprung im Kreis oder hin und her.

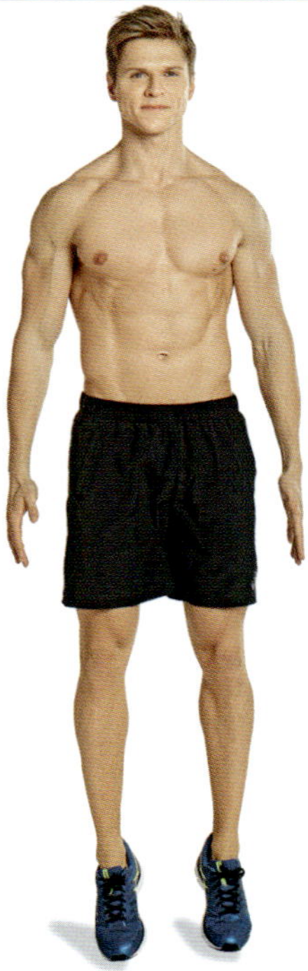

Hochspringen am Stuhl

A

- Einen Stuhl von hinten mit beiden Händen an der Lehne fassen. Einen Schritt vom Stuhl entfernt hüftbreit hinstellen, dann das Gesäß nach hinten schieben und mit geradem Rücken in die Knie gehen.

B

- Dynamisch mit beiden Füßen abspringen, als würden Sie das Gesäß zur Decke drücken wollen. Sofort wieder federnd landen und erneut abspringen. Der Rücken bleibt dabei gerade.
- Versuchen Sie, in einen federnden Rhythmus zu kommen. Dann variieren Sie in der Folge, wie hoch Sie abspringen beziehungsweise wie tief Sie in die Knie gehen. Es dürfen auch leichte Hopser dabei sein: Wichtig ist, dass Sie jeden Sprung so ausführen, als würde sich in Ihren Beinen eine Feder lösen.

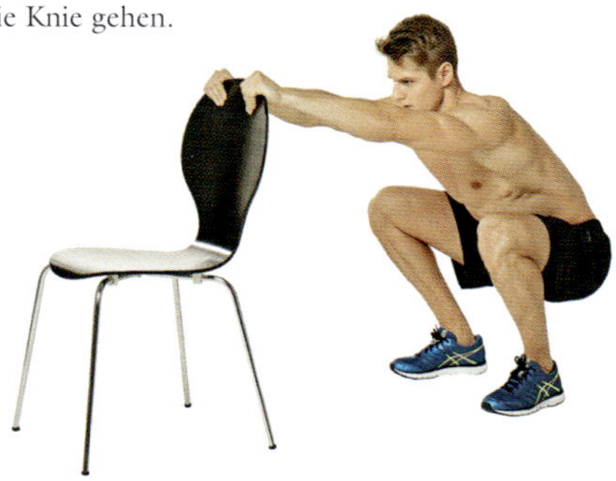

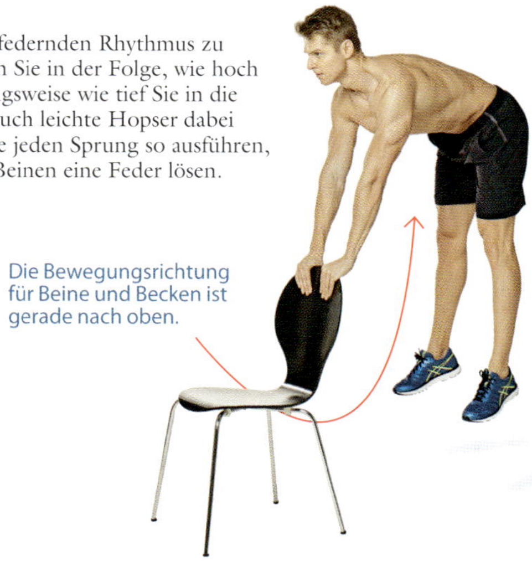
Die Bewegungsrichtung für Beine und Becken ist gerade nach oben.

Einbeinige Hopser mit Gymnastikball über dem Kopf

A

- Einen Gymnastikball mit beiden Händen an den Seiten fassen und mit gestreckten Armen über den Kopf halten. Rumpfspannung aufbauen, dann den linken Fuß vom Boden lösen und in der Luft halten.

B

- Mit rechts federnd abspringen, dabei das linke Knie dynamisch so weit hochziehen, dass der Oberschenkel etwa waagerecht steht.
- Ebenso federnd wieder landen, dabei das freie linke Bein in die Ausgangsposition zurückschwingen.
- Sofort zum nächsten Sprung ansetzen und dann ohne Pause fortfahren. Nach der halben Zeit die Beine wechseln.

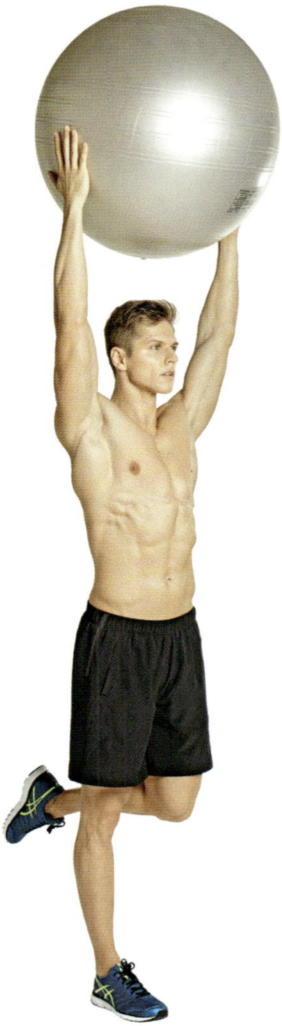

Halten Sie den Gymnastikball die ganze Zeit über so hoch wie möglich über dem Kopf. Ziehen Sie dabei die Schulterblätter durchgehend zusammen.

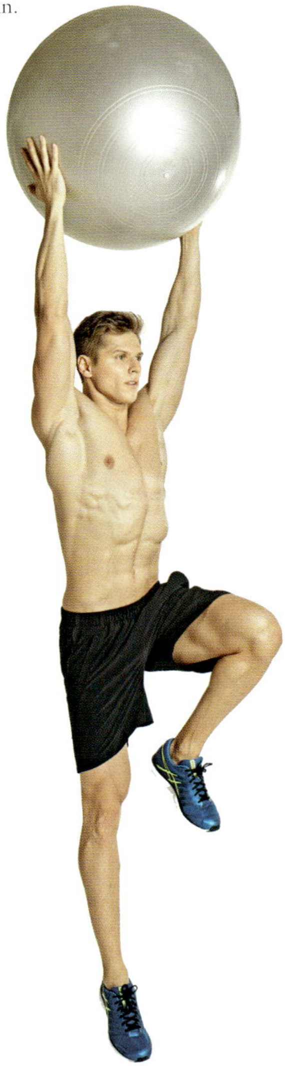

Federnde Bewegungen

Seilspringen

A

- Ein (am besten kugelgelagertes) Springseil nehmen und die richtige Länge ermitteln: Dazu mit jeder Hand einen Griff fassen und mittig mit einem Fuß auf das Seil stellen. Die Oberarme am Körper halten, dann die Griffe hochziehen. Die Griffe sollten sich jetzt unterhalb der Brust auf Höhe des Solarplexus befinden.
- Die Griffe hüfthoch halten, vor das Seil steigen, dann durch Kippen der Handgelenke das Seil von hinten nach vorn über den Kopf schwingen, bis es …

B

- … vorn rund gespannt wieder in Richtung Boden schwingt. Im richtigen Moment locker federnd mit beiden Füßen abdrücken, dann das Seil unter den Sohlen hindurchgleiten lassen.
- Die Handgelenke weiter kreisen lassen und ohne Pause fortfahren, über das Seil zu springen.

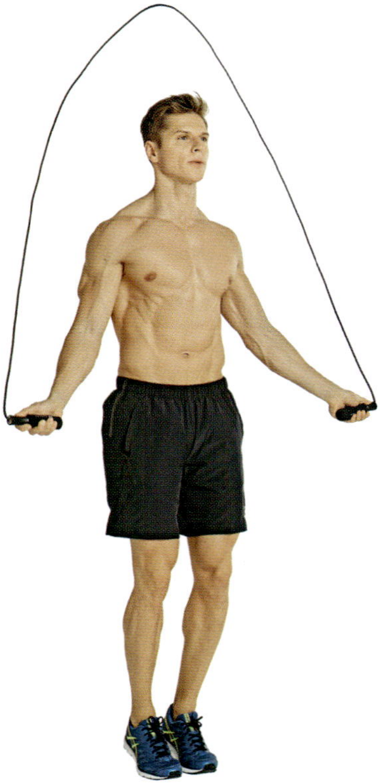

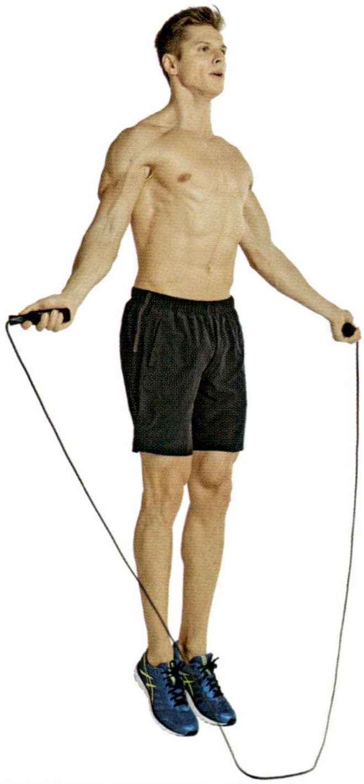

GROSSE SPRÜNGE FÜR DIE FASZIE

Seilspringen kann die Faszie in vielfacher Hinsicht schulen – experimentieren Sie ein wenig herum:

- *Verbessern Sie Ihre Grundtechnik und variieren Sie das Tempo. Auch wenn Sie sich anfangs häufiger verheddern: Sie werden bald Fortschritte machen und schneller werden! Ein Spiegel hilft bei der Selbstkontrolle.*
- *Variieren Sie Schwing- und Schritttechnik. Beispiele: Springen Sie zwischendurch ein paarmal einbeinig. Springen Sie von Schwung zu Schwung von einem Fuß auf den anderen. Schwingen Sie doppelt (zwei Seilumdrehungen pro Hüpfer) oder überkreuz (dazu die Hände vor dem Körper überkreuzen).*
- *Springen Sie auf weichen Untergründen wie Sand, Rasen, einem dicken Kissen oder einer Matte. Die Instabilität fordert zusätzliche Muskelfasern, stabilisiert die Gelenke und befeuert die Sensoren im Fasziengewebe.*
- *Motivationskick: Zählen Sie, wie viele Seilsprünge Sie am Stück (ohne Fehler) schaffen, und versuchen Sie, Ihren jeweiligen Rekord zu brechen.*

Hampelmann

A

- Aufrecht mit geschlossenen Füßen hinstellen. Die Arme anlegen und Rumpfspannung aufbauen.

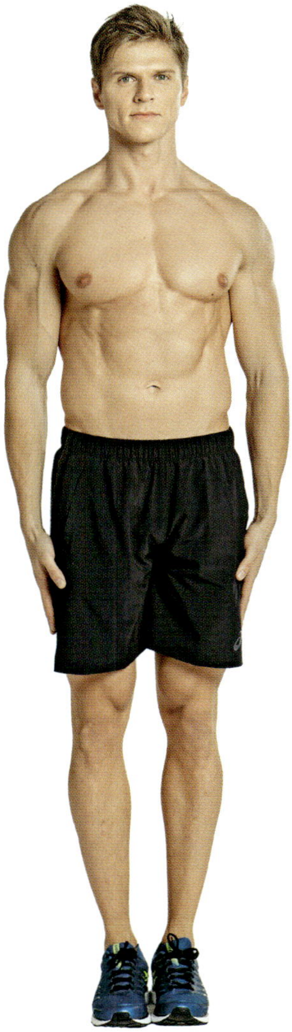

B

- Blitzschnell beidbeinig abspringen, dann in der Luft die Beine spreizen und die Arme gestreckt zur Seite hochreißen. Breitbeinig mit den Armen über dem Kopf kurz landen, sofort wieder abdrücken und in der Ausgangsposition landen. Ohne Pause fortfahren.

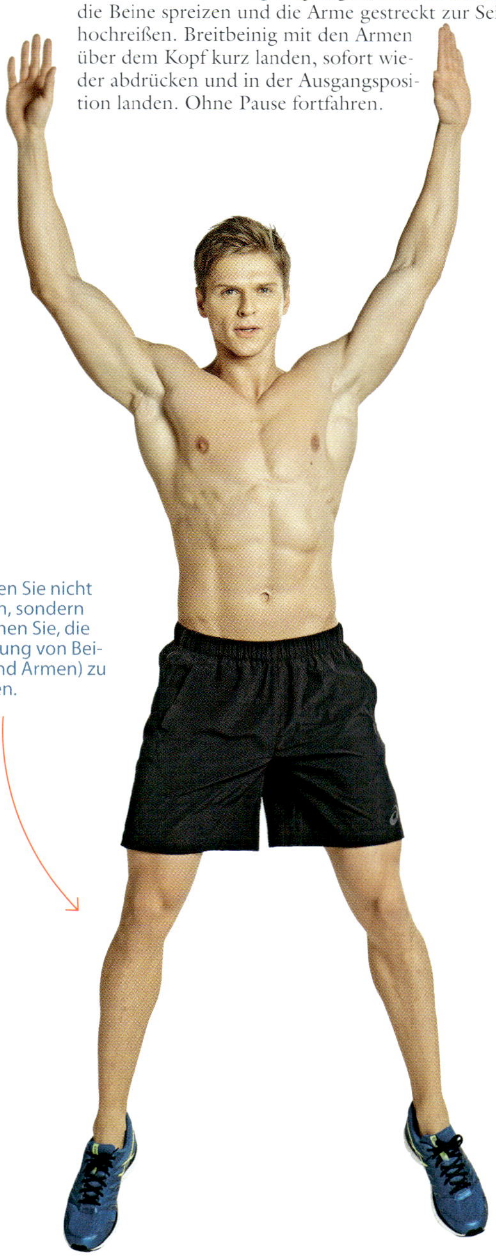

Springen Sie nicht zu hoch, sondern versuchen Sie, die Bewegung von Beinen (und Armen) zu betonen.

Federnde Bewegungen

Holzhacken im Sprung

A

- Schulterbreit aufrecht hinstellen. Ein kleines Gewicht mit beiden Händen vor dem Körper halten. Mit geradem Oberkörper leicht in die Knie gehen, dann explosiv beidbeinig nach oben abdrücken. Gleichzeitig die Arme vor dem Körper gestreckt nach oben und hinten reißen, als würden Sie zu einem Schlag mit einer Axt ausholen.

B

- Abfedernd landen und dabei einen mächtigen „Schlag“ nach unten ausführen, als wollten Sie mit der imaginären Axt ein Stück Holz vor Ihren Füßen spalten. Bei der Landung das Gesäß nach hinten schieben, mit geradem Rücken in die Knie gehen und so den Schwung abfedern. Die Arme gestreckt zwischen den Beinen ausschwingen lassen.
- Kurz sammeln, dann zum nächsten Sprung ansetzen.

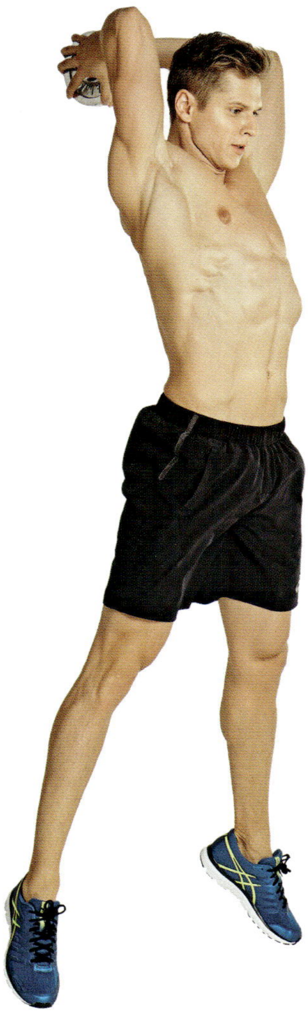

Bringen Sie den ganzen Körper in eine Vorspannung für den folgenden Schlag – Rumpf und Beine sollten leicht nach hinten gestreckt sein. Erspüren Sie in dieser Position die Bogenspannung an der Körpervorderseite.

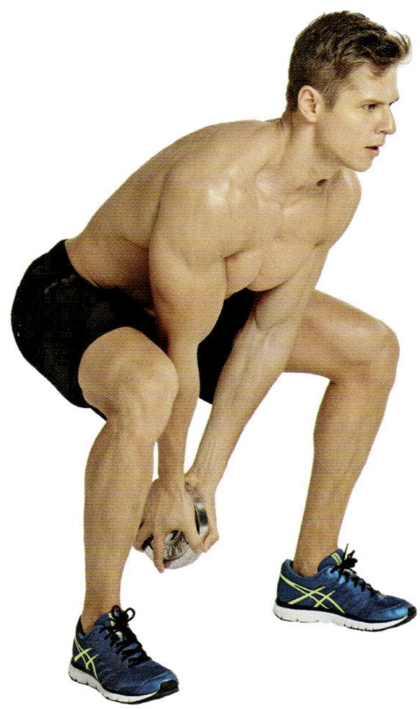

Slamball-Schmettern

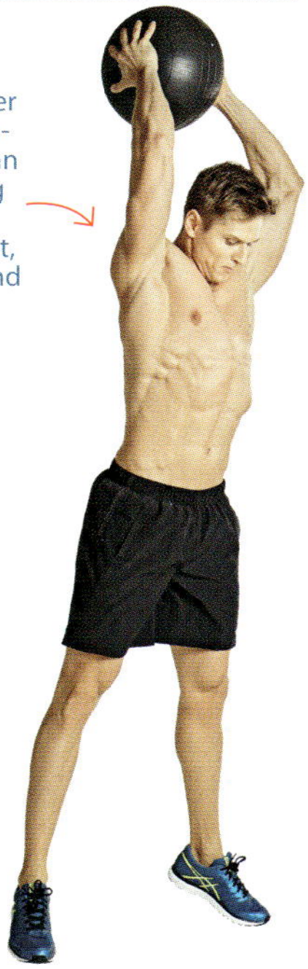

Der Rücken bleibt während der gesamten Übung gerade. Achten Sie besonders darauf, wenn Sie den Ball nach der Landung mit aller Kraft auf den Boden werfen und die Gefahr besteht, dass Sie den Rücken dabei rund machen.

A

- Schulterbreit über einen schweren Slamball (eine Art Medizinball, der möglichst nicht abprallt, wenn Sie ihn auf den Boden werfen) stellen. Das Gesäß mit geradem Rücken nach hinten schieben und die Knie so weit beugen, dass Sie den Ball an den Seiten fassen können.

B

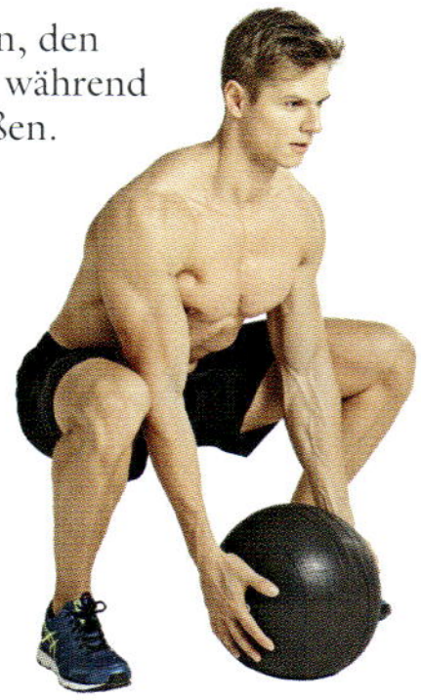

- Rumpfspannung aufbauen, dann explosiv die Beine strecken, den Körper gerade aufrichten und den Ball mitnehmen. Diesen während der Körperstreckung bis weit über den Kopf nach oben reißen.
- In der aufrechten Position mit beiden Füßen zu einem Strecksprung abdrücken, dann bei der Landung den Ball mit voller Wucht auf den Boden vor Ihren Füßen schmettern. Federnd in die Knie gehen, dabei das Gesäß nach hinten schieben.
- Den Ball erneut greifen und sofort die nächste Wiederholung durchführen.

EINSTEIGERVARIANTE
Führen Sie die Übung ohne den Sprung durch.

Froschhüpfen

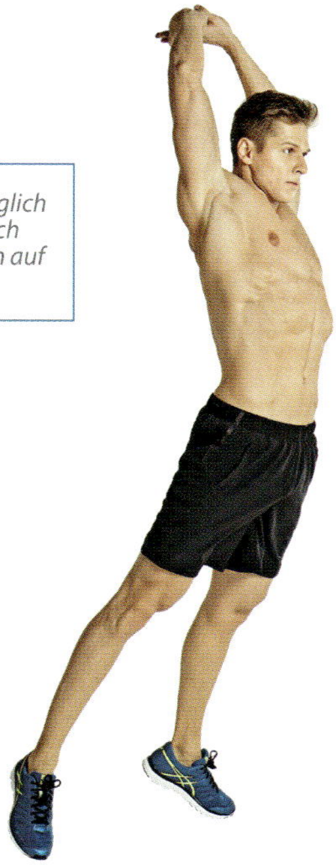

A

- Aufrecht hüftbreit hinstellen. Das Gesäß nach hinten schieben und mit geradem Rücken in die Knie gehen. Die Arme zum Schwungholen nach hinten strecken.

Versuchen Sie, so weit wie möglich zu springen. Orientieren Sie sich zum Beispiel an Markierungen auf dem Boden.

B

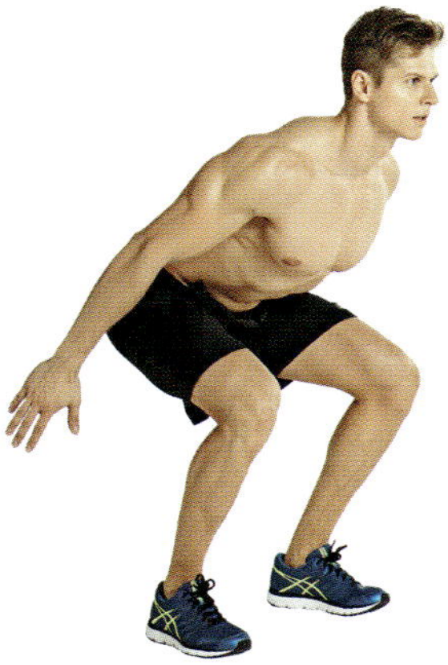

- Explosiv nach vorn abdrücken. Den Körper in der Luft ganz strecken und eine Bogenspannung aufbauen, bei der Rumpf und Beine nach hinten gestreckt sind.
- Möglichst sanft federnd aufkommen und durch Beugen der Knie den Schwung absorbieren. Bei Bedarf mit den Händen abstützen – der Rücken sollte dabei aber immer gerade bleiben.

Federnde Bewegungen

Sprünge von einer Erhöhung

A

- Hüftbreit auf eine sichere, etwa kniehohe Erhöhung stellen. Das Gesäß nach hinten schieben und die Knie leicht beugen, dabei die Arme nach vorn führen, als würden Sie sich für einen großen Sprung bereit machen.

B

- Nur ganz leicht federnd von der Erhöhung springen und unmittelbar davor landen, die Arme zuvor gestreckt nach hinten führen. Der Rücken bleibt dabei gerade. Sofort so explosiv wie möglich …

C

- … nach oben abdrücken, als würden sich Federn in Ihren Beinen entladen und Ihren Körper in eine erdnahe Umlaufbahn schießen. Die Arme dabei nach oben reißen und gen Himmel strecken.
- Federnd landen, dann erneut auf die Erhöhung steigen und die nächste Wiederholung anschließen.

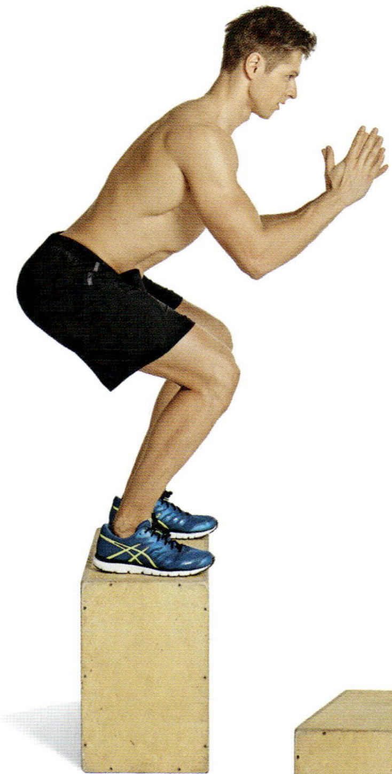

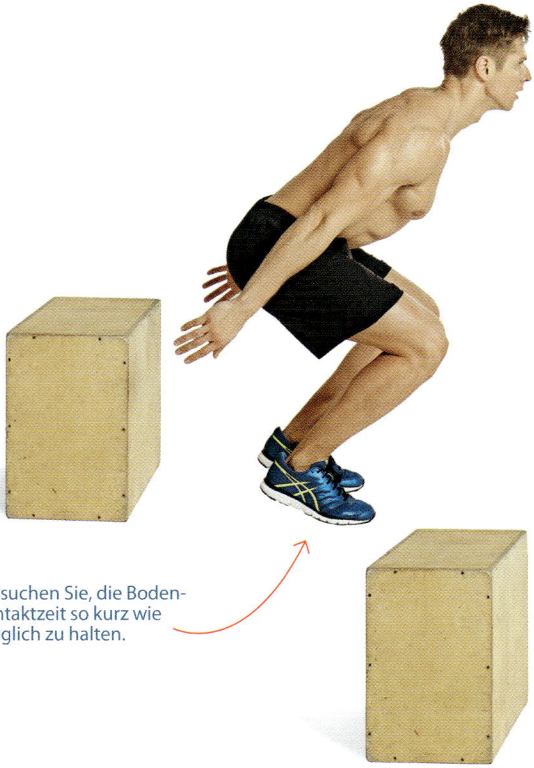

Versuchen Sie, die Bodenkontaktzeit so kurz wie möglich zu halten.

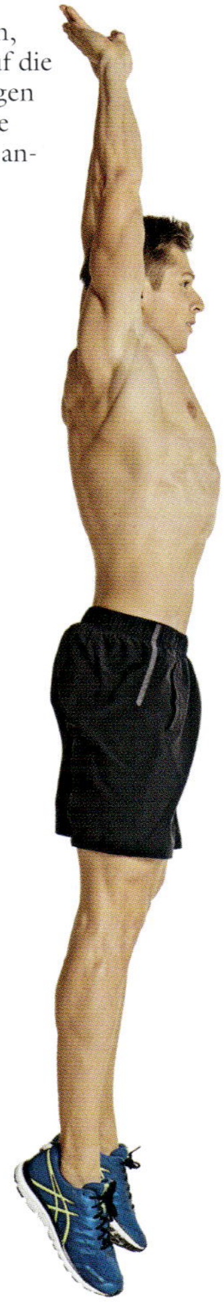

Froschgang

A

- Hüftbreit hinstellen, dann das Gesäß nach hinten schieben und die Knie so tief beugen, dass das Gesäß die Knie passiert hat. Die Arme nach vorn strecken, den Rücken dabei gerade halten.

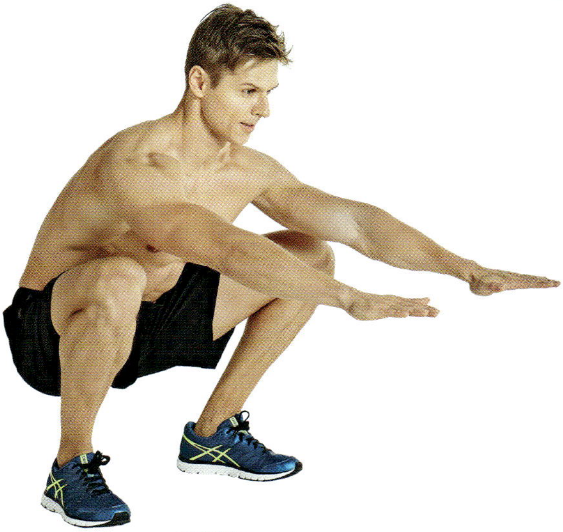

Vor dem Absprung verlagern Sie das Körpergewicht etwas nach vorn, damit Sie nach vorn oben abspringen können und so eine Flugbahn wie ein hüpfender Frosch beschreiben.

B

- Mit beiden Füßen nach vorn abdrücken und springen. Die Hände gehen voraus, um die Landung einzuleiten.

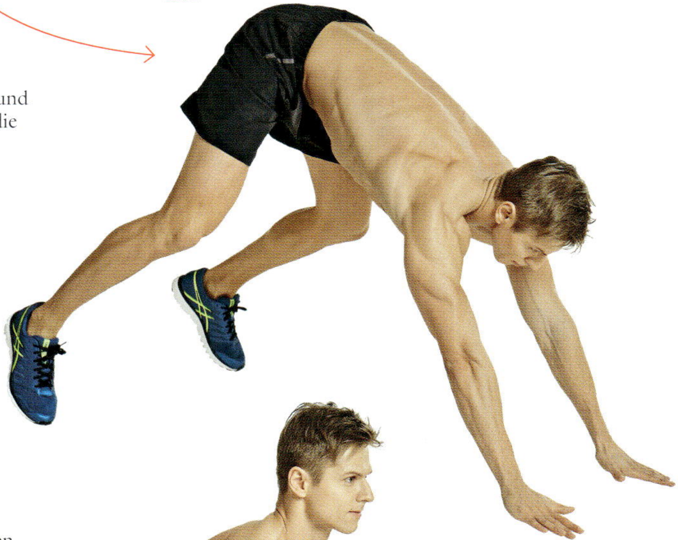

C

- Mit den Händen etwa schulterbreit landen und sofort die Füße nach vorn ziehen. Mit den Füßen außen neben den Händen landen. Die Körperhaltung kontrollieren, die Arme wieder vorstrecken und gleich zum nächsten Sprung ansetzen.

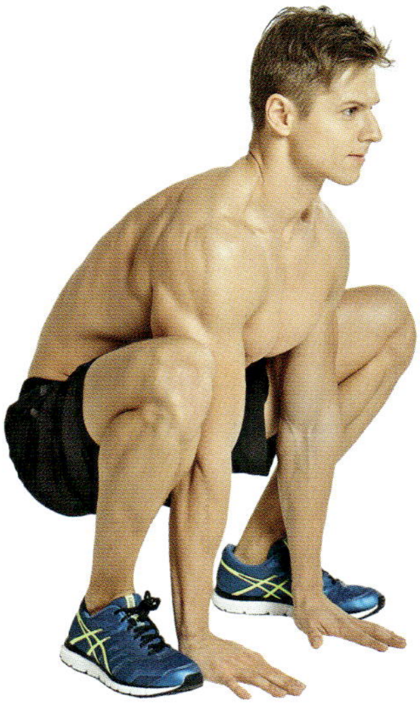

Federnde Bewegungen

Burpees

A

- Eine saubere Liegestützposition einnehmen: Die Hände unterhalb der Schultern auf dem Boden abstützen, die Füße auf die Zehen stellen und den ganzen Körper von Kopf bis Fuß auf einer geraden Linie ausrichten.

Wenn Sie am Ende der Übung in die Liegestützposition zurückspringen, spannen Sie das Gesäß an und halten das Becken oben, damit Ihr Körper nicht durchhängt.

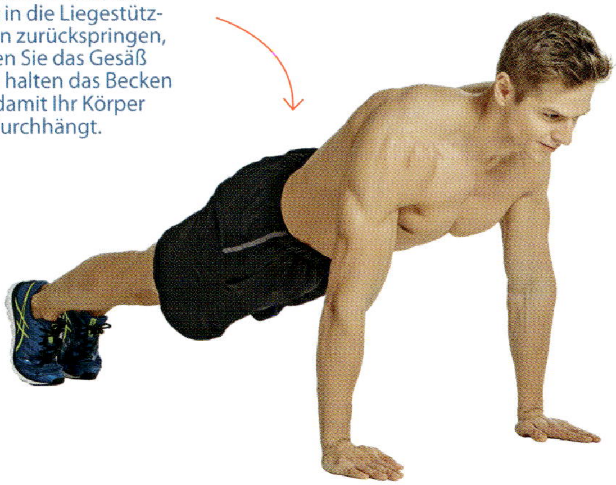

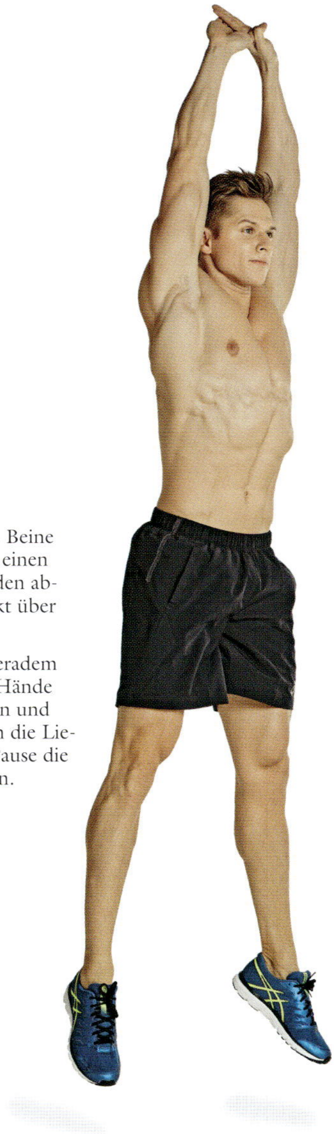

B

- Beidbeinig abspringen und die Knie dynamisch anziehen, sodass Sie in einer Hockstellung landen. Den Rücken dabei möglichst gerade halten.

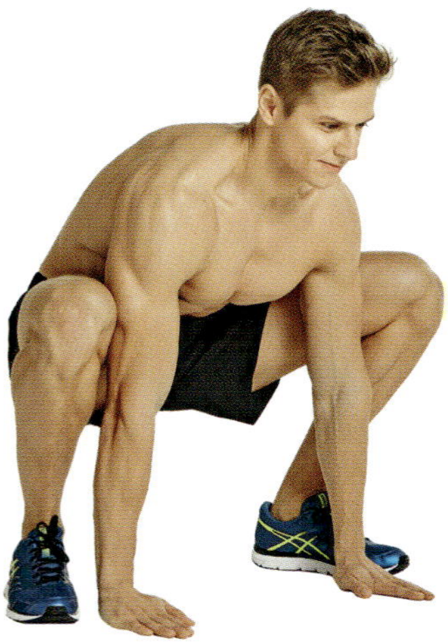

C

- Die Hände vom Boden lösen, die Beine strecken und dann den Körper in einen Strecksprung nach oben vom Boden abdrücken. Dabei die Arme gestreckt über den Kopf reißen.
- Sanft landen, sofort wieder mit geradem Rücken in die Hocke gehen, die Hände schulterbreit auf den Boden setzen und dann mit beiden Beinen zurück in die Liegestützposition springen. Ohne Pause die nächste Wiederholung anschließen.

POWERVARIANTE
Führen Sie in Position A stets einen vollen Liegestütz aus.

Ausfallschritt-Wechselsprünge

A

- Mit links einen großen Ausfallschritt machen und in die Knie gehen: Das linke Knie ist jetzt rechtwinklig gebeugt, das rechte befindet sich knapp über dem Boden. Die Arme wie beim Sprinten gegenläufig positionieren: Der rechte Arm ist angewinkelt vor dem Körper, der linke nach hinten gestreckt.

B

- Mit beiden Füßen kräftig nach oben abdrücken. Dabei blitzschnell in der Luft Arm- und Beinstellung wechseln und …

Bewegen Sie Ihren Körper wie einen Kolben auf und ab. Die Absprungrichtung ist nach oben und auch der Oberkörper sollte immer gerade nach oben ausgerichtet sein.

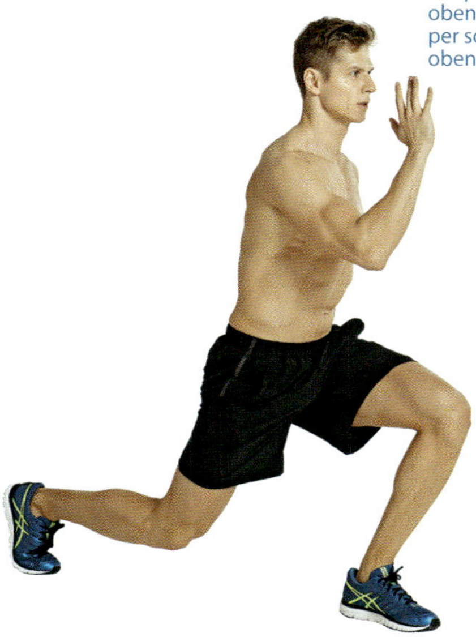

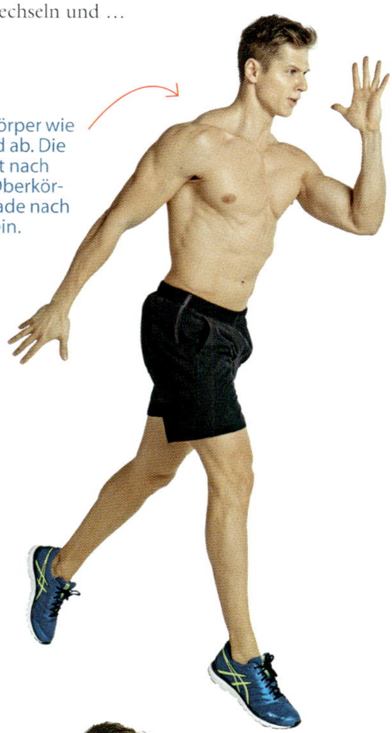

C

- … in der entgegengesetzten Ausfallschritt-Position landen: Das rechte Knie ist vorn und rechtwinklig gebeugt, das linke hinten und knapp über dem Boden.
- Kurz sammeln, dann sofort zurückspringen und in der Folge wechselweise fortfahren.

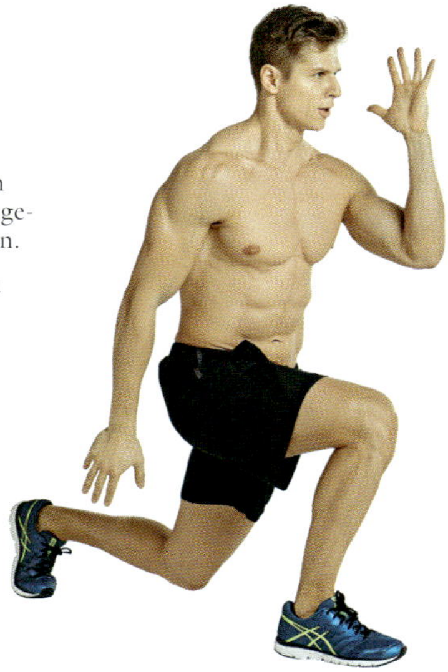

Federnde Bewegungen

Intensive Drehsprünge

A

- Hüftbreit und aufrecht hinstellen und den Oberkörper nach rechts drehen. Die Arme dabei mitnehmen, der Blick folgt. Die Hüfte bleibt in Position und in Fußrichtung ausgerichtet.

B

- Dynamisch, aber nur federnd beidbeinig abspringen, den Körper dabei nach links drehen und dann …

C

- … um etwa 90 Grad versetzt wieder aufkommen. Oberkörper und Arme weiter nach links drehen, die Hüfte zeigt auch hier in dieselbe Richtung wie die Füße.
- Sofort wieder nach rechts zurückspringen und so in der Folge ohne Pause weiterhüpfen.

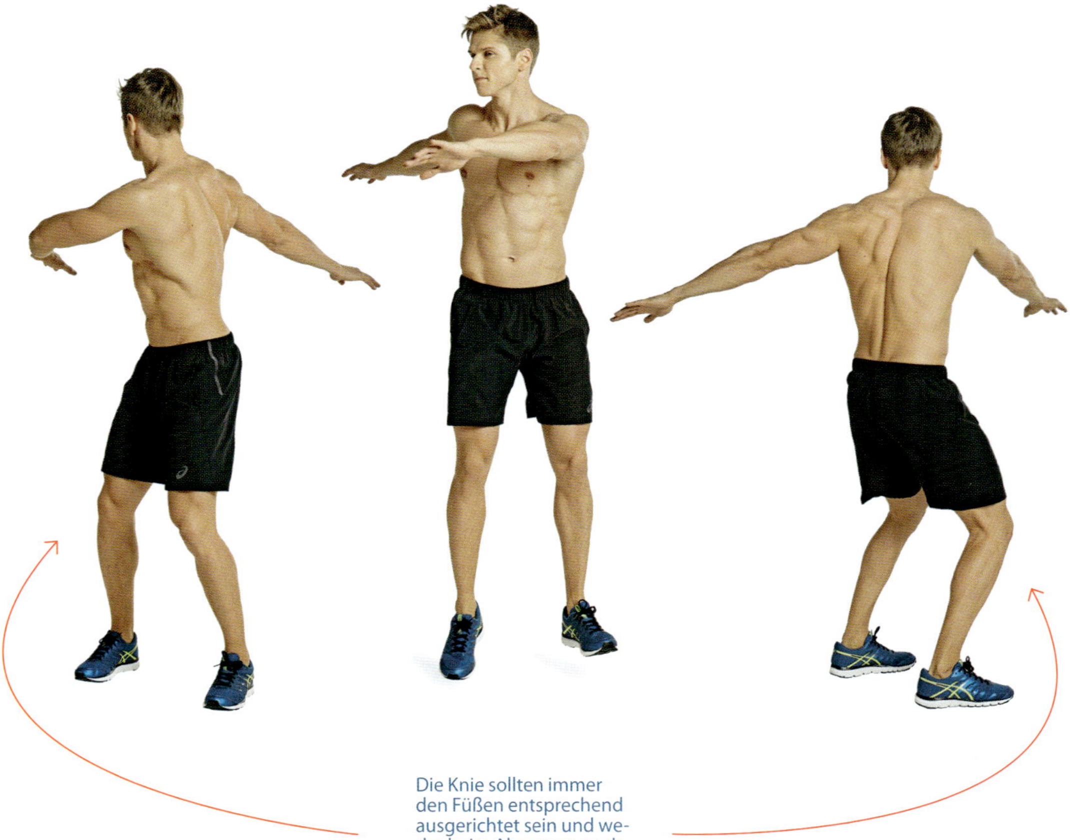

Die Knie sollten immer den Füßen entsprechend ausgerichtet sein und weder beim Absprung noch bei der Landung nach innen oder außen wandern.

ALTERNATIVE
Springen Sie im „Twist"-Stil: Drehen Sie dazu den Oberkörper entgegengesetzt zur Sprungrichtung – wie beim seitlichen Über-Kreuz-Laufen beschrieben (siehe Seite 121).

Gesprungene Ausfallschritte mit 180-Grad-Drehung

A

- Mit rechts einen weiten Ausfallschritt nach vorn machen. Das rechte Knie so weit beugen, dass der Oberschenkel etwa waagerecht ist. Das hintere Knie steht kurz über dem Boden. Den Oberkörper gerade ausrichten, die Arme nach vorn strecken und die Schulterblätter zusammenziehen.

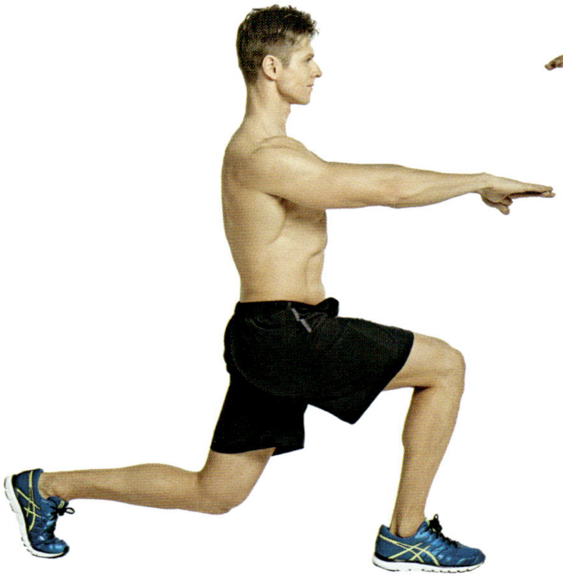

B

- Explosiv mit beiden Füßen abdrücken und den Körper blitzschnell nach rechts drehen, sodass Sie …

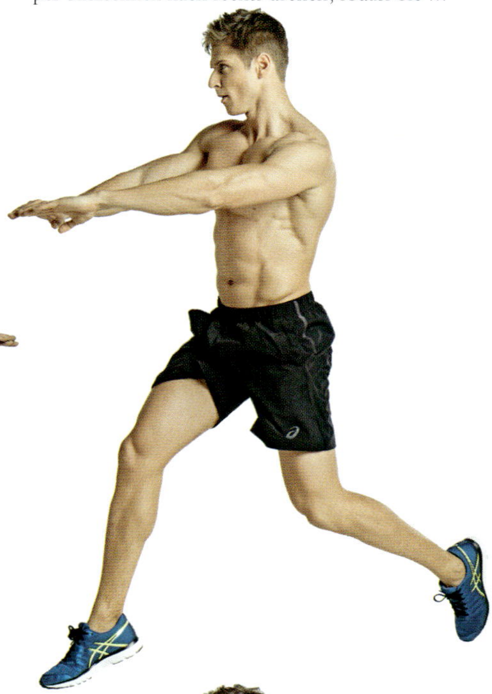

Die Knie sollten immer den Füßen entsprechend ausgerichtet sein und weder beim Absprung noch bei der Landung nach innen oder außen wandern.

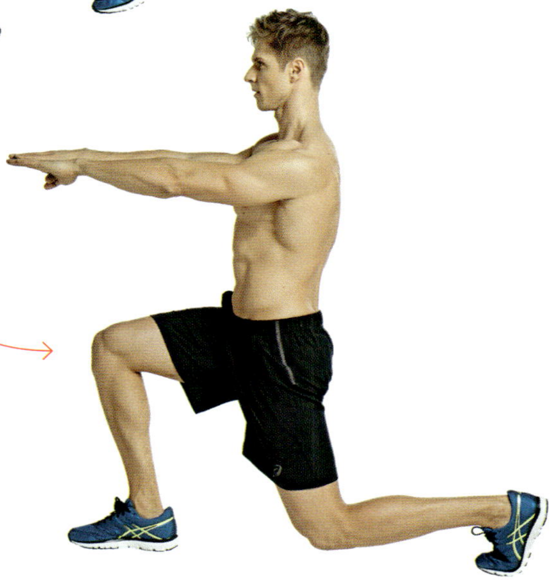

C

- … um 180 Grad versetzt zur Ausgangsposition landen. Das rechte Bein ist wieder vorn, das linke hinten zum Boden gebeugt.
- Kurz sammeln und das Gleichgewicht wiederfinden, dann auf gleichem Weg zurückspringen und in der Folge so fortfahren.
- Im nächsten Satz Schrittstellung und Drehrichtung wechseln.

Federnde Bewegungen

Sprünge mit Drehung um die eigene Achse

A

- Hüftbreit hinstellen, dann das Gesäß nach hinten schieben, in die Knie gehen und den Oberkörper wie ein Skispringer mit geradem Rücken nach vorn beugen.

B

- Möglichst hoch springen, dabei den Körper in der Luft nach rechts drehen. Die Arme über den Kopf reißen.
- Um 180 Grad versetzt zur Ausgangsposition landen. Abfedern, das Gesäß nach hinten schieben und in die Knie gehen. Kurz sammeln und die Position überprüfen, dann auf die gleiche Weise zurückspringen. In der Folge ohne große Pausen fortfahren.

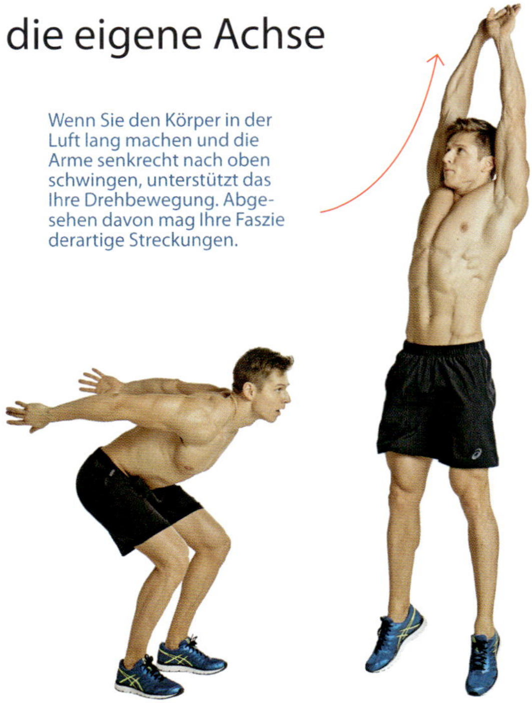
Wenn Sie den Körper in der Luft lang machen und die Arme senkrecht nach oben schwingen, unterstützt das Ihre Drehbewegung. Abgesehen davon mag Ihre Faszie derartige Streckungen.

EINSTEIGERVARIANTE

Beginnen Sie mit 90-Grad-, 120-Grad- oder 150-Grad-Sprüngen, um sich an die Drehung und eine anschließende saubere Landung heranzutasten.

Skater-Sprünge

A

- Aufrecht hinstellen und Rumpfspannung aufbauen, dann den linken Fuß vom Boden lösen. Leicht in die Knie gehen, dabei das Gesäß nach hinten schieben. Den geraden Oberkörper etwas vorbeugen und den linken Fuß hinter dem rechten Bein zur Seite strecken. Den linken Arm angewinkelt vorn halten, den rechten gestreckt nach hinten unten.

B

- Kraftvoll mit rechts abdrücken und so weit es geht nach links springen. Mit links aufkommen, das rechte Bein hinter dem linken vorbeiführen und die Arme entgegengesetzt zur Ausgangsposition ausschwingen.
- Kurz die Haltung überprüfen, dann sofort nach rechts zurückspringen. Ohne Pause fortfahren.

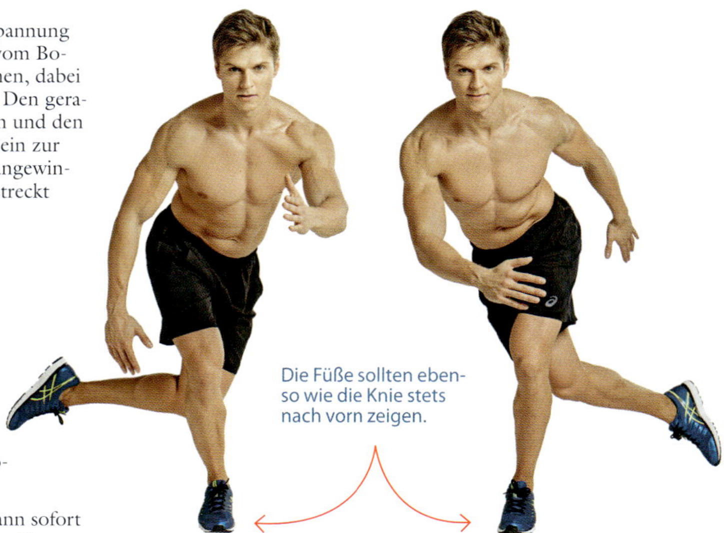
Die Füße sollten ebenso wie die Knie stets nach vorn zeigen.

Hüpfen über Hindernisse

A

- Einen kleinen Hütchenparcours mit sechs bis zehn Stationen abstecken oder Gehwegplatten oder Ähnliches als Markierung nutzen. Im schulterbreiten Stand vor die „Hindernisse" stellen, das Gesäß nach hinten schieben und die Knie beugen. Die Arme angewinkelt vor dem Körper halten.

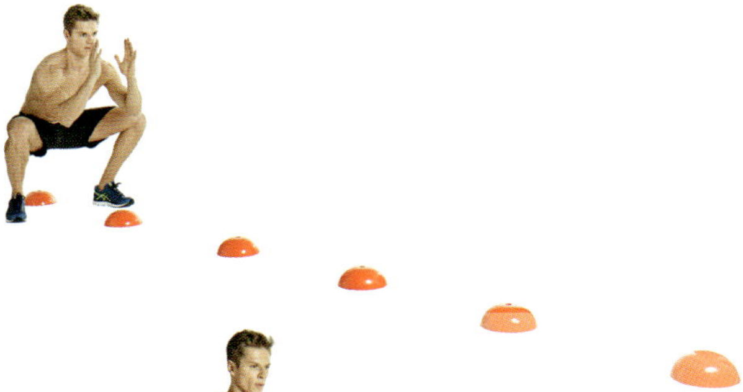

B

- Kraftvoll beidbeinig abspringen. Die Arme dynamisch nach hinten strecken und ausschwingen.

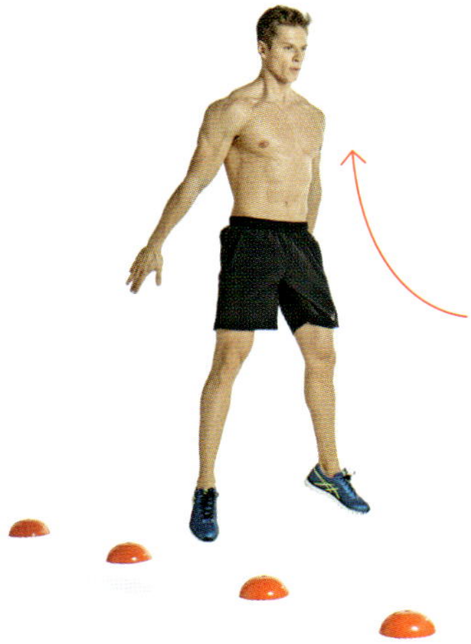

Die Bewegungsidee beim Sprung zielt nach oben: Sie wollen zwar das nächste Hütchen vor Ihnen erreichen, bringen Ihren Körper aber auf dem Weg dorthin mit dem Scheitel voraus gestreckt möglichst weit in Richtung Himmel.

C

- Möglichst sanft federnd landen, dabei wie in der Ausgangsposition in die Knie gehen. Sofort wieder abdrücken und zum nächsten Hütchen springen. Den Parcours in vorgegebener Zeit (mindestens 60 Sekunden) mehrfach wiederholen.

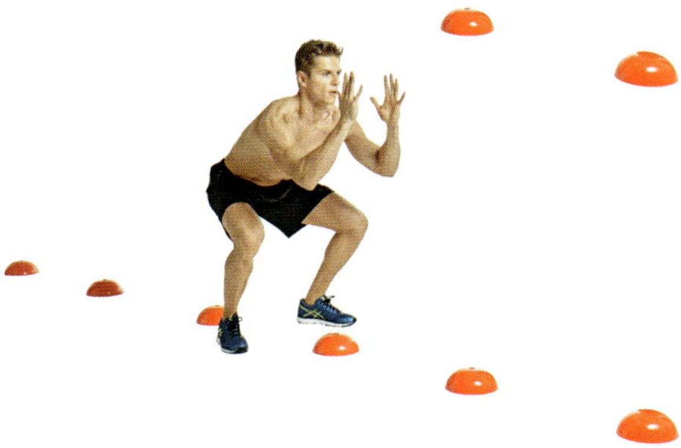

ALTERNATIVE
Anstatt beidbeinig zu hüpfen, können Sie den Parcours auch für schnelle Schritte, Links-rechts-Schrittfolgen oder Ähnliches nutzen.

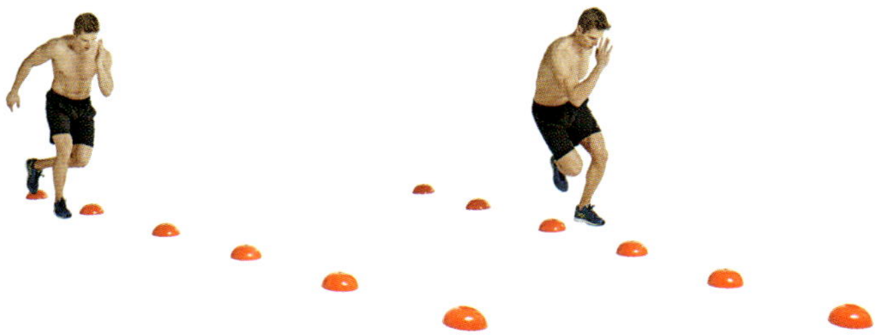

Federnde Bewegungen

Beinschwingen

A

- Aufrecht hüftbreit hinstellen. Das linke Bein dynamisch nach hinten schwingen. Zum Ausgleich den linken Arm vor- und den rechten zurückschwingen.

B

- Das linke Bein gestreckt nach vorn ziehen und hochschwingen. Die Arme wechseln dabei ihre Position. Sofort wieder zurückschwingen und ohne Pause fortfahren.
- Im nächsten Satz das Standbein wechseln.

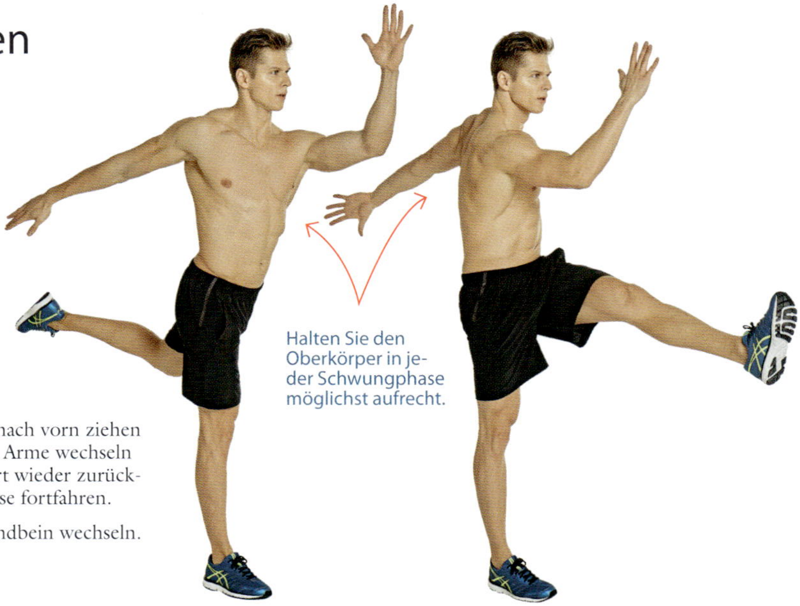
Halten Sie den Oberkörper in jeder Schwungphase möglichst aufrecht.

EINSTEIGERVARIANTE (für beide Übungen auf dieser Seite)
Wer arge Gleichgewichtsprobleme hat, kann sich bei diesen beiden Übungen an einer Wand festhalten und dann die Beine schwingen. Sie nehmen sich dadurch allerdings die propriozeptive Wirkung – also die Verbesserung Ihrer Körperwahrnehmung im Raum – auf das Fasziengewebe. Daher sollte es Ihr Ziel sein, diese Übungen ohne Festhalten zu beherrschen.

Seitliches Beinschwingen

A

- Hüftbreit und aufrecht hinstellen. Den rechten Fuß vom Boden lösen und das rechte Bein gestreckt zur Seite schwingen. Die Arme zum Ausgleich nach links bewegen.

B

- Das gestreckte rechte Bein vor dem linken nach links schwingen. Die Arme zum Ausgleich nach rechts ziehen. Sofort das rechte Bein wieder möglichst hoch nach rechts schwingen. Ohne Pause fortfahren.
- Seitenwechsel im nächsten Satz.

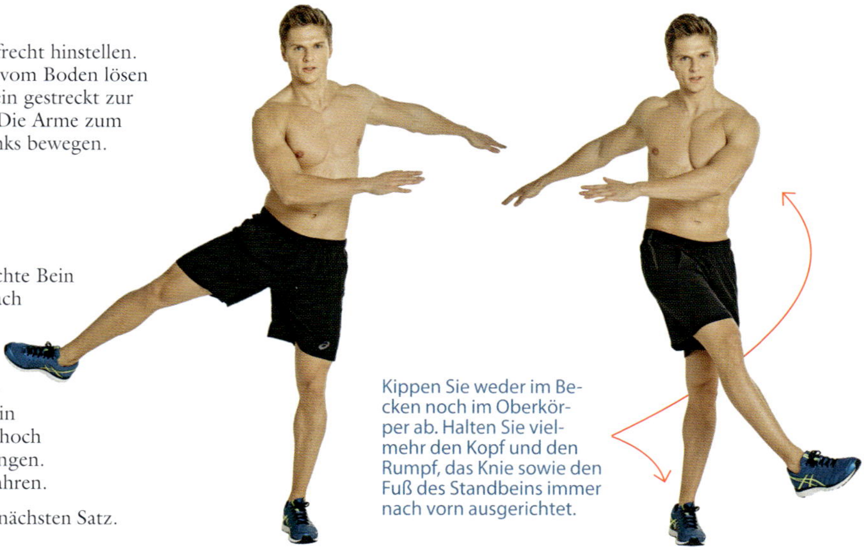
Kippen Sie weder im Becken noch im Oberkörper ab. Halten Sie vielmehr den Kopf und den Rumpf, das Knie sowie den Fuß des Standbeins immer nach vorn ausgerichtet.

Liegestützsprünge zur Seite

A

- Eine saubere Liegestützposition einnehmen. Dazu den Körper von Kopf bis Fuß auf einer geraden Linie ausrichten: Die Füße sind geschlossen und stehen auf den Zehen, die Hände stützen den Oberkörper unterhalb der Schultern ab. Nun mit den geschlossenen Füßen ein Stück nach rechts hüpfen, dann sofort …

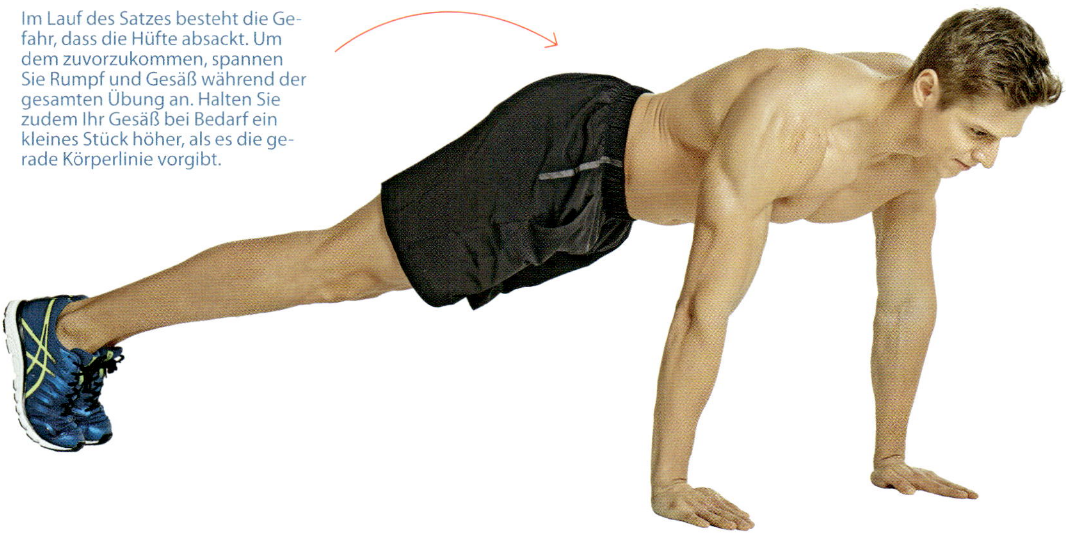

Im Lauf des Satzes besteht die Gefahr, dass die Hüfte absackt. Um dem zuvorzukommen, spannen Sie Rumpf und Gesäß während der gesamten Übung an. Halten Sie zudem Ihr Gesäß bei Bedarf ein kleines Stück höher, als es die gerade Körperlinie vorgibt.

B

- … beidbeinig nach links hüpfen und ohne Pause zügig federnd fortfahren.

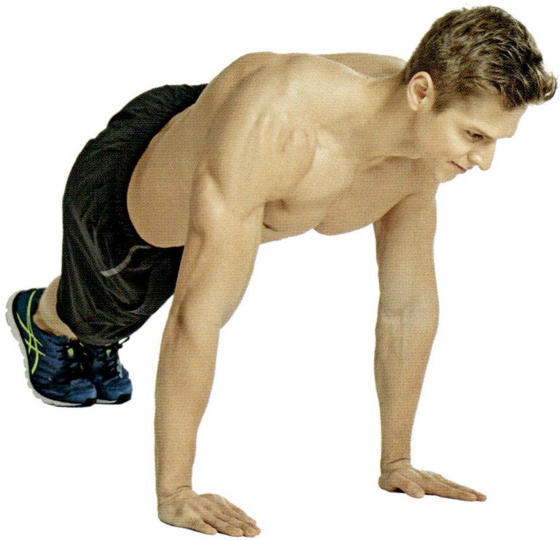

Federnde Bewegungen

Eselstritte

Halten Sie stets, auch bei jeder Landung, den Rücken möglichst gerade.

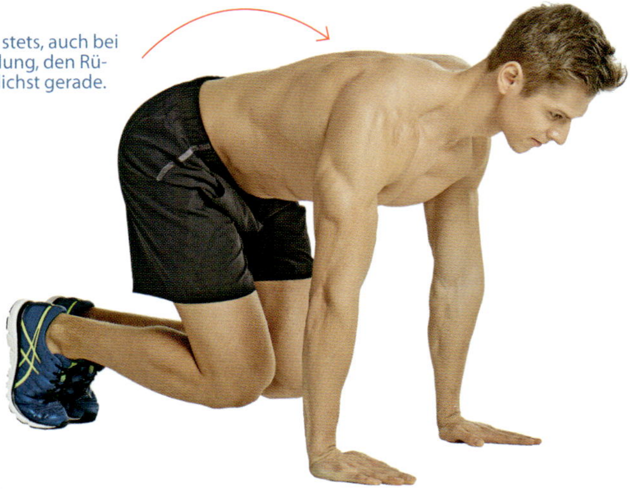

A

- In einen Vierfüßlerstand gehen: Die Hände stützen den Körper unterhalb der Schultern auf dem Boden ab, die Knie unterhalb der Hüftgelenke. Rumpfspannung aufbauen, dann die Knie vom Boden abheben.

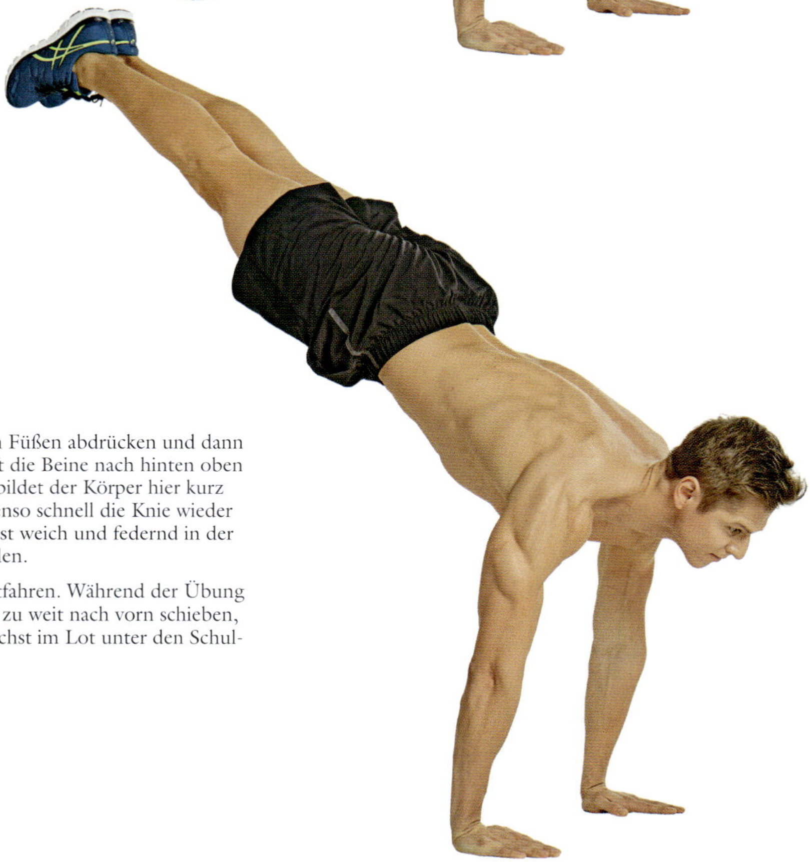

B

- Dynamisch mit beiden Füßen abdrücken und dann blitzschnell in der Luft die Beine nach hinten oben strecken. Im Idealfall bildet der Körper hier kurz eine gerade Linie. Ebenso schnell die Knie wieder anziehen und möglichst weich und federnd in der Ausgangsposition landen.
- Zügig ohne Pause fortfahren. Während der Übung den Oberkörper nicht zu weit nach vorn schieben, damit die Arme möglichst im Lot unter den Schultern bleiben.

EINSTEIGERVARIANTE
Wenn Sie die Beine zunächst nicht so hoch in der Luft strecken können, reicht es zu Beginn auch, wenn Sie einfach abspringen und dann nur kleine Beinbewegungen machen. Versuchen Sie im Lauf der Zeit, sich an die abgebildete Endposition heranzutasten.

POWERVARIANTE
Eine sehr anstrengende, dabei effektive Übung: Kombinieren Sie die Eselstritte mit Burpees (siehe Seite 130). Dazu ersetzen Sie einfach die Liegestützposition durch einen Eselstritt aus dem Vierfüßlerstand.

Explosive Liegestütze auf dem Gymnastikball

A

- Mit beiden Händen etwa schulterbreit auf einem Gymnastikball abstützen und den Körper wie bei einem Liegestütz in einer geraden Linie ausrichten.

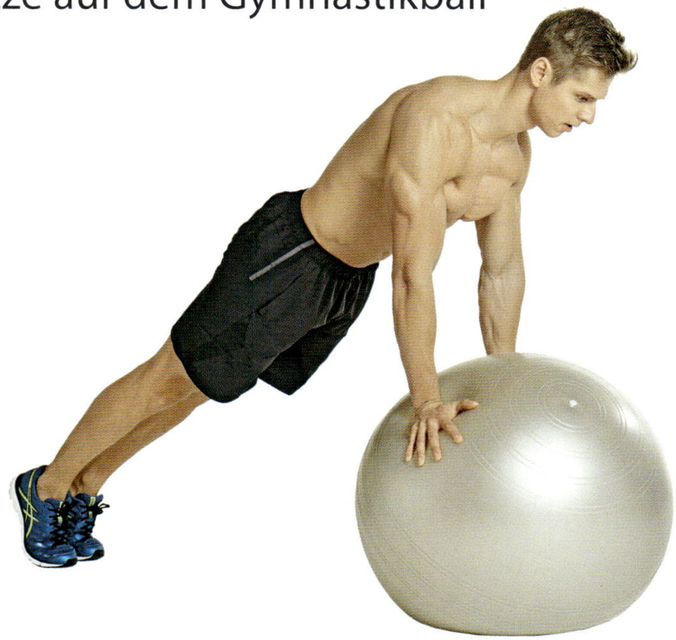

Ziel der Übung ist ein möglichst explosives Strecken der Arme aus der tiefen Position. Anstatt die Arme von A nach B zu beugen, können Sie sie auch aus dem hohen Stütz blitzschnell einziehen und vom Ball lösen, sich dann mit Händen und Brust auf den Ball „fallen" lassen und dessen Rückstoß nutzen, um die Arme wieder zu strecken.

B

- Schnell die Arme beugen und den geraden Oberkörper absenken, bis die Brust den Ball berührt. Nun explosiv die Arme wieder strecken.
- Sollten durch die Dynamik der Ausführung die Füße an den Ball herangerutscht sein, zunächst wieder eine saubere Ausgangsposition einnehmen, erst dann die nächste Wiederholung anschließen.

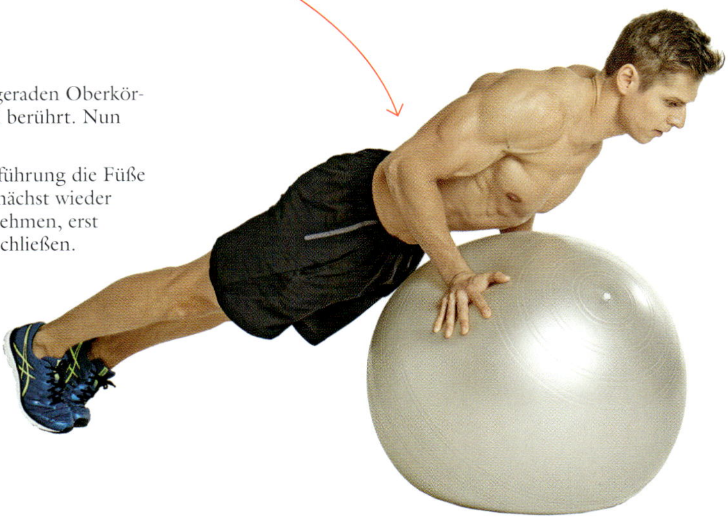

EINSTEIGERVARIANTE

Stellen Sie die Füße weiter auseinander – dadurch erlangen Sie mehr Stabilität. Zudem wird Ihnen die Übung bei einem nicht allzu stark aufgepumpten Gymnastikball leichter fallen als bei einem prallen.

Federnde Bewegungen

Strecken und Ausschwingen

A

- Hüftbreit und aufrecht hinstellen und die Arme über den Kopf strecken. Den Körper ganz lang machen, der Blick folgt den Händen nach oben.

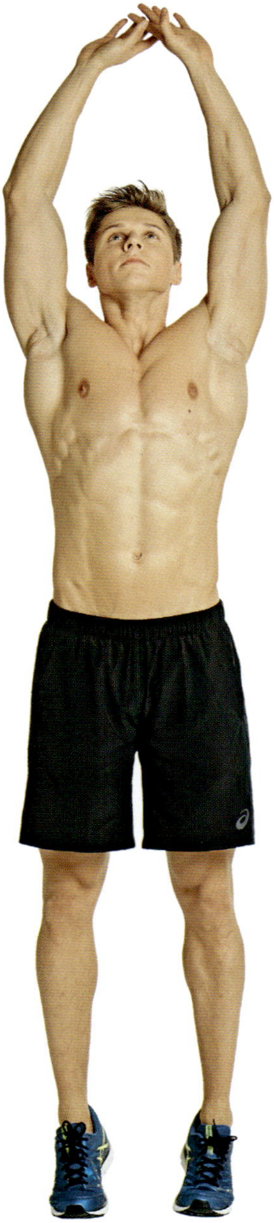

Strecken Sie den Oberkörper ruhig ein wenig nach hinten, um die Bogenspannung im Körper zu erhöhen. Zum Schutz des unteren Rückens dazu das Gesäß vorher anspannen.

B

- Den Oberkörper nach vorn fallen lassen, die Arme dabei von den Seiten kommend locker schwingen lassen, sodass Sie sich in der tiefsten Position selbst „umarmen“. Den federnden Effekt unten gleich wieder nutzen, um den Körper aufzurichten und die nächste Wiederholung einzuleiten.

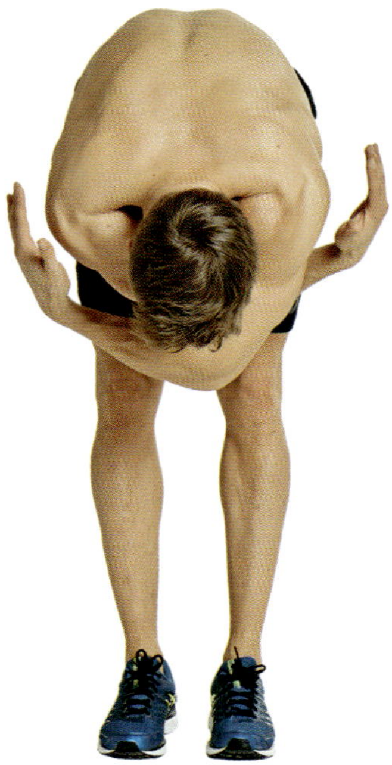

Wurfbewegungen

A

- Einen Gewichtsball (zur Not geht auch ein Tennisball oder ein kleiner Stein) in die rechte Hand nehmen. Aufrecht hüftbreit hinstellen, dann mit links einen Schritt nach vorn machen. Die linke Hand in die Hüfte stemmen, den rechten Arm gestreckt weit nach hinten oben führen, als würden Sie zu einem weiten Wurf ausholen.

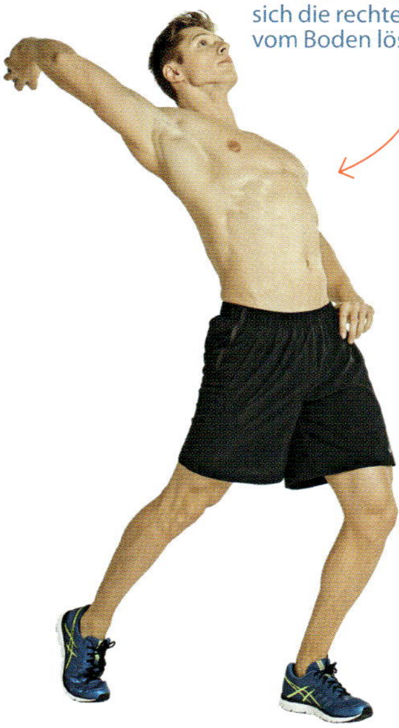

Strecken Sie den Oberkörper weit nach hinten und unterstützen Sie diese Streckung mit lockeren Knien, wobei sich die rechte Ferse vom Boden löst.

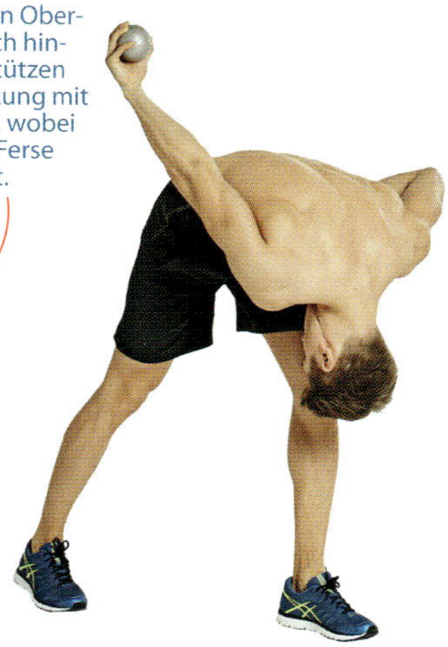

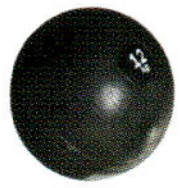

B

- Aus der Bogenspannung des Körpers heraus den Arm explosiv nach vorn schwingen lassen. Das Gewicht ganz auf den linken Fuß verlagern, den gestreckten Arm weiter durchschwingen lassen. Der Rücken darf dabei rund werden. Kontrolliert zurück in die Ausgangsposition und die nächste Wiederholung ausführen.
- Im nächsten Satz die Seite wechseln.

Medizinball-Würfe aus der Hocke

A

- Einen Medizin- oder Slamball mit beiden Händen fassen. Aufrecht schulterbreit stehen, dann das Gesäß nach hinten schieben und die Knie beugen. Dabei den geraden Oberkörper etwas vorneigen. Den Ball mit gestreckten Armen zwischen den Beinen halten.

Für eine Extraportion Dynamik bauen Sie einen kleinen Sprung ein, bei dem sich die Füße vom Boden lösen.

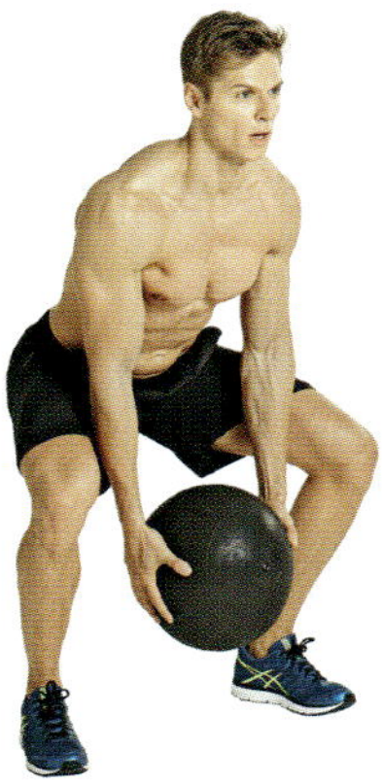

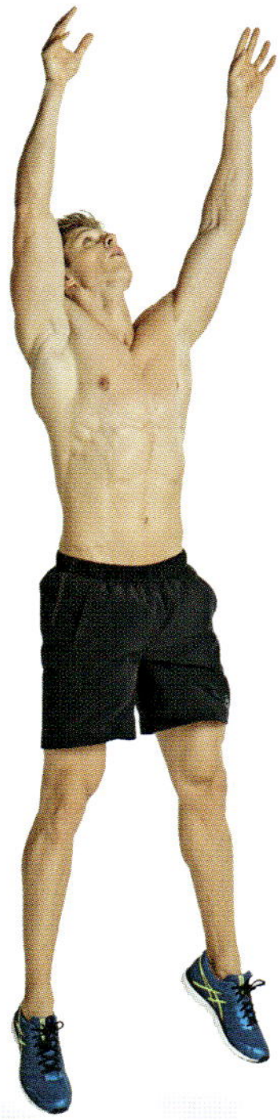

B

- Explosiv die Beine strecken und den Körper aufrichten. Dabei den Ball senkrecht vor dem Körper hochziehen und an der höchsten Stelle nach oben schleudern.
- Den Ball kontrolliert fangen und direkt in die Ausgangsposition zurückschwingen. Aus einer sauberen Startposition heraus ohne Pause die nächste Wiederholung anschließen.

Federnde Bewegungen

Kettlebell-Schwingen

A

- Hüftbreit über eine auf dem Boden stehende Kettlebell stellen. Das Gesäß zurückschieben, die Knie beugen und den geraden Oberkörper leicht nach vorn beugen, bis Sie mit den Händen den Griff der Kettlebell greifen können. Die Rumpfspannung intensivieren und die Hantel erst vom Boden anheben, dann zwischen den Beinen nach hinten schwingen.

B

- Sobald die Kugel hinten den Endpunkt ihrer Bewegung erreicht, die Hüfte explosiv nach vorn schieben. Dadurch richtet sich der gerade Oberkörper auf und die Kettlebell geht an gestreckten Armen automatisch nach vorn. Spätestens ab der zweiten Wiederholung schwingt sie dort bis auf Schulterhöhe.
- Ist die Kettlebell am höchsten Punkt angekommen, das Gesäß wieder nach hinten schieben, die Knie beugen und die Hantel zwischen den Beinen nach hinten schwingen lassen. Sofort wieder explosiv aufrichten und ohne Pause fortfahren.

Die Bewegung nach vorn sollte nur aus der Hüfte kommen. Die Arme halten lediglich den Kontakt zur Kettlebell und schwingen passiv mit.

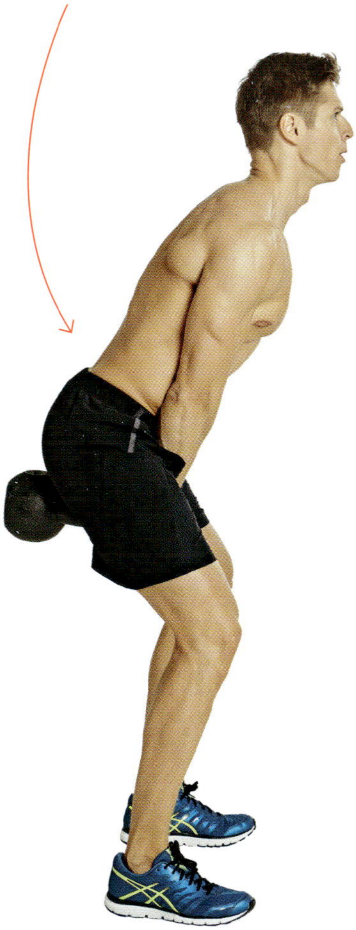

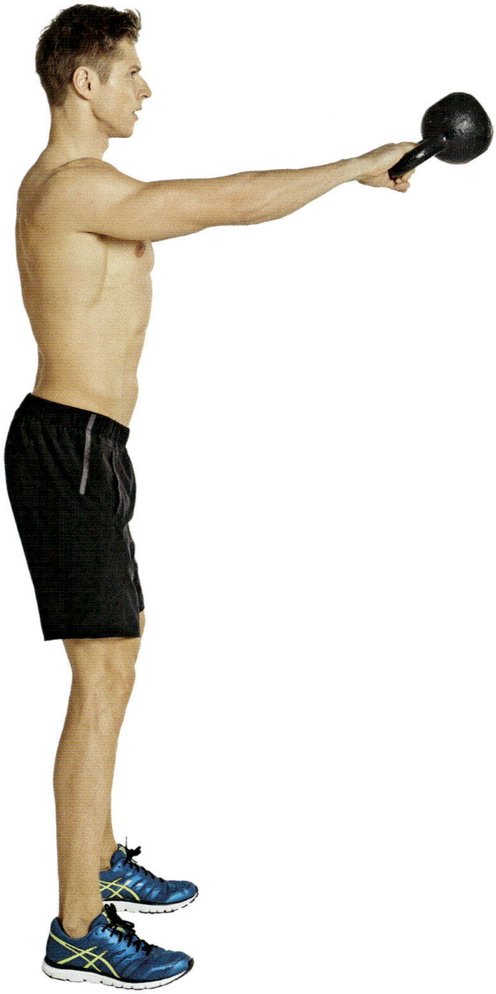

Kipping-Klimmzüge

A

- An eine Klimmzugstange springen und diese schulterbreit im Obergriff fassen. Die Arme sind gestreckt, die Daumen zeigen zueinander. Gesäß- und Rumpfspannung aufbauen und halten, die Füße bei gestreckten Beinen zusammenführen.

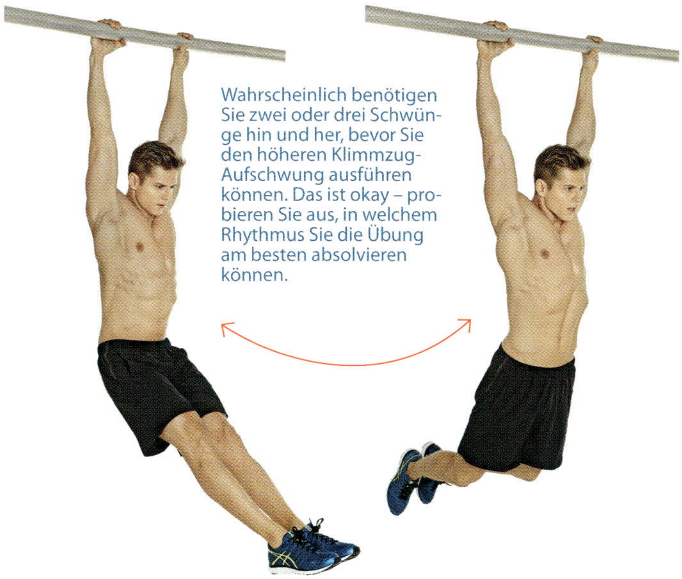
Wahrscheinlich benötigen Sie zwei oder drei Schwünge hin und her, bevor Sie den höheren Klimmzug-Aufschwung ausführen können. Das ist okay – probieren Sie aus, in welchem Rhythmus Sie die Übung am besten absolvieren können.

B

- Die Beine schwungvoll nach hinten ziehen und den Brustkorb vorschieben.

C

- Die gestreckten Beine wieder dynamisch nach vorn schwingen. Gleichzeitig den Körper aus den Armen heraus nach hinten oben drücken (es handelt sich tatsächlich eher um ein Drücken als um einen klassischen Klimmzug).

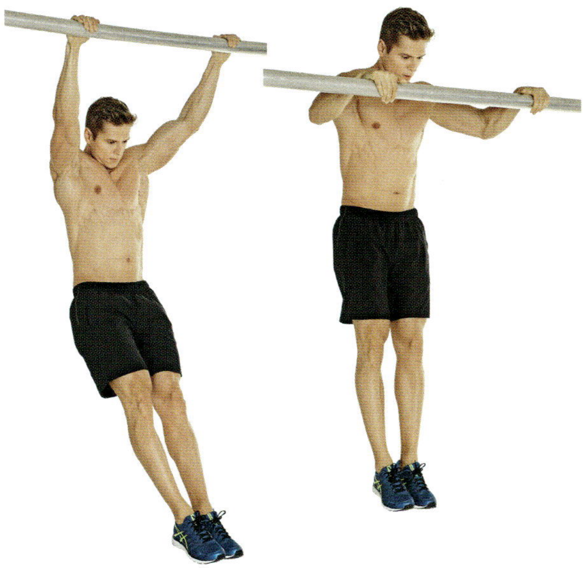

D

- Während der Körper sich noch nach hinten oben bewegt, die Arme beugen und den Oberkörper so hochziehen, bis die Schultern etwa auf Stangenhöhe sind. Die Arme fungieren hier ein wenig wie die Befestigungen einer Kinderschaukel, die Beine bleiben in der Vorstreckung.
- Den Körper jetzt wieder nach vorn ausschwingen lassen und die Arme strecken. Dabei die Beine zurückziehen, um den Schwung und damit die Belastung für die Schultergelenke zu minimieren.
- Entweder gleich die nächste Wiederholung anschließen oder auf den Boden springen, um Arme und Schultern vor dem nächsten Mal kurz auslockern zu können.

EINSTEIGERVARIANTE

Diese Klimmzug-Ausführung ist nur etwas für Fortgeschrittene. Einsteiger trainieren zunächst normale Klimmzüge und bauen so Erfahrung mit dem Bewegungsablauf und den entstehenden Belastungen auf. Studieren Sie dann das „pendelnde Hängen" in den tieferen Positionen ein, ehe Sie sich an den turnerartigen Aufschwung wie in C und D heranwagen.

Federnde Bewegungen

Angedeutete Rückwärtsrollen

A

- Auf den Boden setzen und die Beine strecken. Den Oberkörper langsam nach vorn einrollen, das Kinn an die Brust legen und die Arme locker neben den Beinen ablegen.

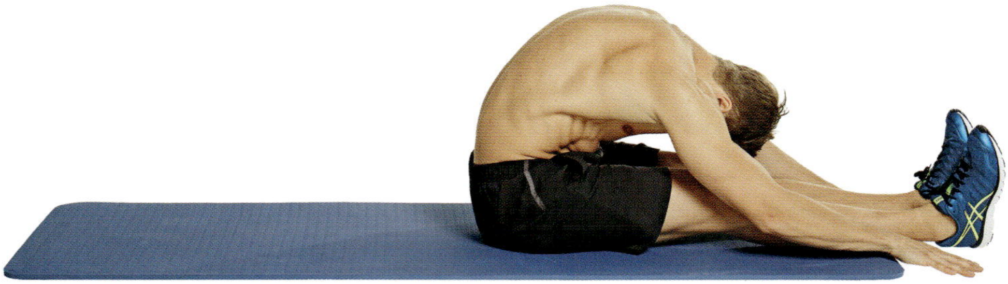

B

- Aus dem Rumpf heraus den Körper dynamisch nach hinten kippen lassen, als wollten Sie eine Rückwärtsrolle machen. Die gestreckten Beine lösen sich vom Boden und schwingen einmal herum, bis die Zehenspitzen den Boden hinter dem Kopf berühren.
- Die Endposition kurz halten, dann langsam auf gleichem Weg zurück.

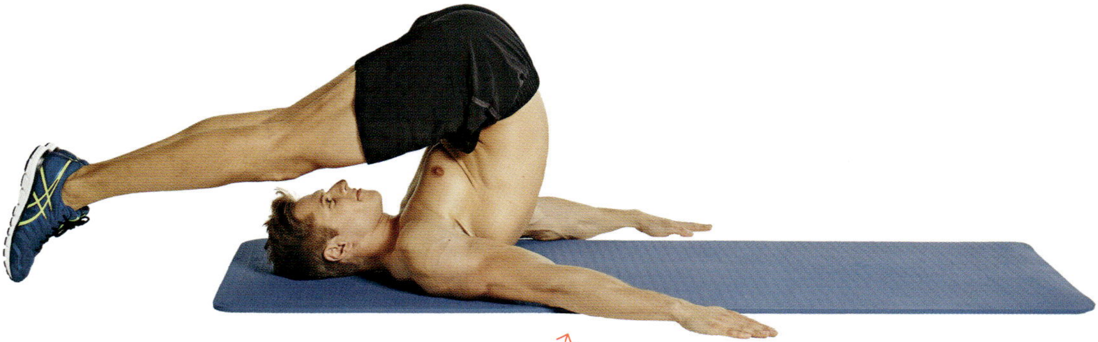

Die Arme bleiben locker auf dem Boden und werden durch die Verlagerung der Schultern nur „mitgezogen".

Abfedern vom Boden im Sitzen

A

- Auf einen Stuhl setzen. Die Füße schulterbreit aufsetzen, den Rücken gerade halten und die Hände locker zwischen den Oberschenkeln hängen lassen.

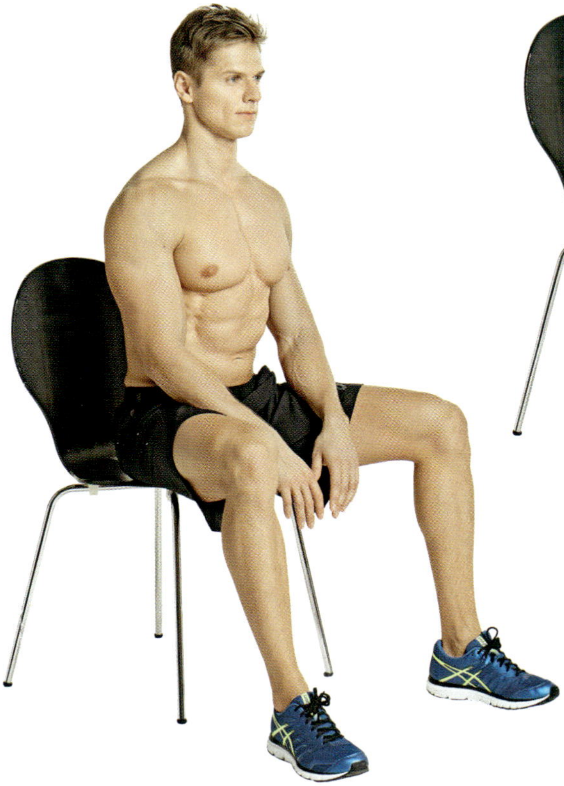

B

- Den Oberkörper Wirbel für Wirbel einrollen, bis die Hände den Boden berühren. Für die Einrollbewegung zuerst das Kinn auf die Brust sinken lassen.

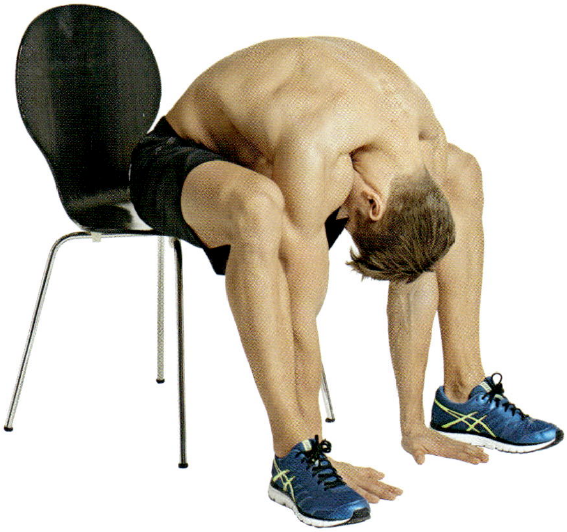

Es gibt einen „natürlichen" Federeffekt allein durch die Vorspannung der Faszie, der nur nicht immer auf Anhieb zu spüren ist. Federn Sie also zunächst ganz locker und leicht in kleinen Bewegungen vom Boden ab. Dazu können Sie auch die Hände zu Hilfe nehmen.

C

- In der entspannten tiefen Position den Rumpf aktiv noch ein wenig nach unten drücken, um den Faszienanteil der Lendenwirbelsäule vorzuspannen. Jetzt den unteren Rücken loslassen und den Rumpf locker ein wenig hochfedern lassen. In der Folge immer weiter in kleinen federnden Bewegungen fortfahren.

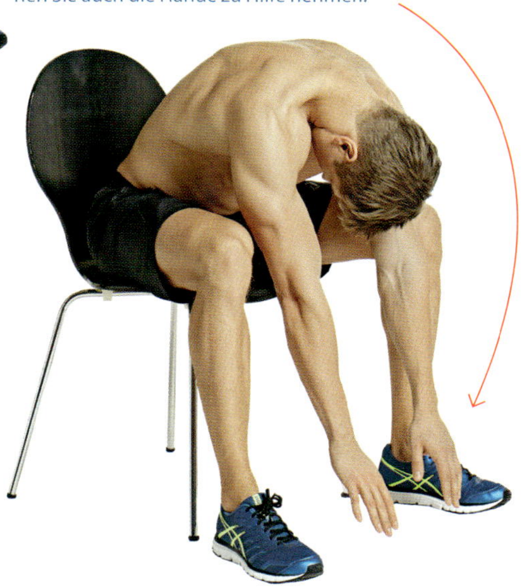

Federnde Bewegungen

Abfedern vom Boden im Stehen

A

- Aufrecht hinstellen, die Füße sind geschlossen. Den Oberkörper nach vorn einrollen, bis er entspannt nach unten hängt. Die Beine sind und bleiben gestreckt, die Arme hängen in Richtung Boden. Die Finger verschränken, dann den Rumpf nach links drehen und mit kleinen Federbewegungen beginnen.

B

- Federn Sie sich so auch auf die rechte Seite der Beine hinüber und variieren Sie in der Folge die Position immer ein klein wenig, ohne eine Pause einzulegen.

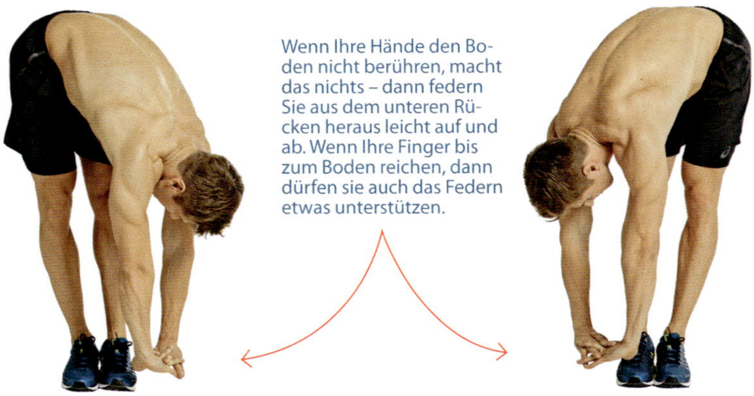
Wenn Ihre Hände den Boden nicht berühren, macht das nichts – dann federn Sie aus dem unteren Rücken heraus leicht auf und ab. Wenn Ihre Finger bis zum Boden reichen, dann dürfen sie auch das Federn etwas unterstützen.

Abfedern von der Wand

A

- Etwa eine Schrittlänge entfernt vor eine Wand stellen. Die Hände vor die Brust nehmen und den Körper entspannt, aber gerade ausgerichtet nach vorn kippen lassen. Mit den Händen an der Wand abstützen.

B

- Mit einer federnden Bewegung aus den Handgelenken und den Armen von der Wand abstoßen, aber nur so weit, dass Sie gleich wieder zur Wand zurückkippen.

C

- Dabei die Position der Hände verändern und an einer anderen Stelle der Wand abstützen. Sofort mit dem nächsten Abfedern fortfahren.

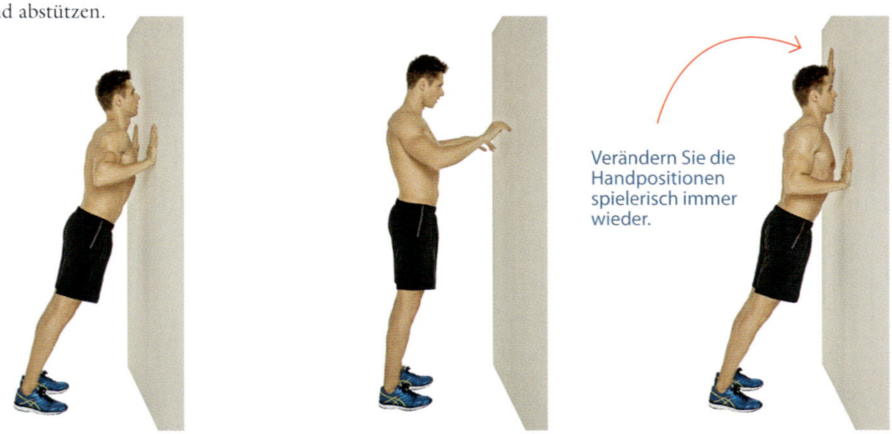
Verändern Sie die Handpositionen spielerisch immer wieder.

Stretching-Übungen für eine flexible Faszie

Dehnen – ein Klassiker, der in Zeiten des Faszientrainings nun eine Renaissance erleben darf! Denn: Die Faszie liebt es, gedehnt zu werden – wenn Sie es richtig machen …

In diesem Kapitel finden Sie die wichtigsten Dehnübungen zur Pflege Ihrer Faszie. Es enthält vorrangig Dehnübungen, die nicht einzelne Muskeln, sondern möglichst lange Muskelketten ansprechen, ganz im Sinne der Faszienarbeit. Darüber hinaus finden Sie einzelne lokal wirkende Dehnübungen (für Muskeln, die zur Verkürzung neigen) und auch die ein oder andere Mobilisationsübung mit starkem Dehnanteil. Bedenken Sie: Mit Stretching allein dehnen Sie nicht alle Faszienanteile – mehr dazu finden Sie in Kapitel 2 ab Seite 36.

Praktische Tipps für erfolgreiches Faszien-Stretching

- Gehen Sie spielerisch an eine Dehnübung heran und verändern Sie während der Ausführung die Position der Muskulatur immer wieder minimal, etwa durch langsames Kippen und Drehen eines Fußes oder einer Hand: Je variabler die Zugwinkel und Zugrichtungen sind, in denen Sie auf die Faszienfasern einwirken, desto vielseitiger und effektiver wird das Gewebe zur Neustrukturierung angeregt. Spüren Sie immer wieder nach: An welcher Stelle empfinden Sie den intensivsten Zug? Wie fühlt sich der Unterschied zwischen Dehnmethode A und B an, wenn Sie entweder statisch oder rhythmisch dehnen? Was passiert, wenn Sie Fuß oder Hand bewegen?
- Vermeiden Sie ruckartige, heftige Dehnreize und tasten Sie sich an den Dehn-„Schmerz" langsam heran. Ehrgeiz ist fehl am Platz, dehnen Sie lieber sanfter – das wird auch als in die Ausatmung „schmelzendes" Dehnen bezeichnet. Apropos Ausatmung: Atmen Sie stets in die Dehnung hinein aus und ziehen Sie dabei den Bauchnabel ein.
- Konzentrieren Sie sich auf die gedehnte Körperpartie. Erspüren Sie die Unterschiede in der Muskelspannung. Tun Sie das vor allem immer dann, wenn Sie in die Ausatmung hinein noch besser loslassen können; denn dann ist der Muskel entspannter, das Stretchen fällt leichter.
- Stretchen Sie grundsätzlich möglichst lange Muskelketten. Optimieren Sie die Dehnbewegung dabei im Detail. Dazu ist es wichtig zu wissen, dass die Muskulatur beim Dehnen entgegen ihrer anatomischen Funktion bewegt wird. Beispiel Brustmuskulatur: Sie zieht die Arme vor den Körper und dreht sie nach innen. Für die Dehnung machen Sie genau das Gegenteil. Hier führen Sie den Arm nicht nur nach hinten oben, sondern drehen ihn dabei auch nach außen. Nur bei Bedarf (etwa spürbarer Verkürzung) nehmen Sie einzelne Muskeln ins Visier.
- Um sich mit einem Warm-up auf eine Belastung vorzubereiten, können Sie leicht (!) federnde beziehungsweise wippende Dehnbewegungen durchführen, etwa wie in der oben beschriebenen Dehnmethode B oder auch mit den federnden Bewegungen aus Kapitel 3.3. Das macht die entsprechenden Faszienpartien – insbesondere diejenigen entlang der muskulären Zugbahnen – gleitfähiger, optimiert also die Struktur des Gewebes für die anstehende Trainingsbelastung. Direkt vor einem intensiven Training sollten Sie dagegen auf keinen Fall statische, lang anhaltende Dehnungen ausführen!

Stretching-Übungen

Strecken des ganzen Körpers

Ausführung

- Hüftbreit und aufrecht hinstellen. Die Arme nach oben strecken und die Hände aufeinanderlegen, dann die Finger so weit es geht zur Decke schieben. Die Schulterblätter dabei bewusst unten halten.
- Die Streckung halten und immer wieder versuchen, noch weiter zu strecken. Insgesamt für wenigstens zwei Minuten in der Dehnspannung bleiben (nach den Dehnmethoden A oder B, siehe Seite 37).

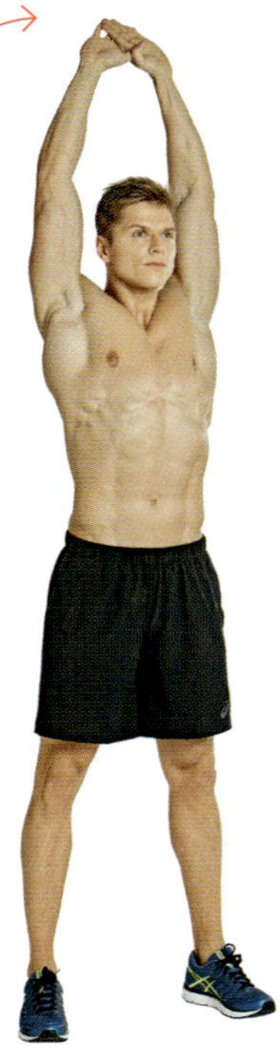

Konzentrieren Sie sich auf die Dehnung in Ihrem Körper. Schieben Sie die Fingerspitzen so weit vom Boden weg wie möglich und stellen Sie sich dabei vor, wie Sie jedes einzelne Gelenk Ihres Körpers, auch die Wirbel der Wirbelsäule, öffnen.

ALTERNATIVEN
Stellen Sie sich mit geschlossenen Füßen hin. Oder schieben Sie abwechselnd immer eine Hand so weit wie möglich nach oben, als wollten sie nach etwas greifen.

Strecken des ganzen Körpers mit dem Schlingentrainer

Ausführung

- Mit jeder Hand einen Griff eines Schlingentrainers fassen. Die Füße etwa unterhalb der Gurtbefestigung dicht nebeneinanderstellen und die Arme parallel über den Kopf nach oben strecken.
- Rumpfspannung aufbauen, dann den gestreckten Körper nach vorn kippen lassen, sodass er um wenigstens 30 Grad vorgeneigt ist. Die Fersen lösen sich vom Boden.
- In der Endposition die Streckung intensivieren und die Finger so weit es geht nach oben schieben. Diese Streckung etwa 30 Sekunden halten (Dehnmethode A oder B, siehe Seite 37). Kurz entspannen, dann weitere drei Durchgänge.

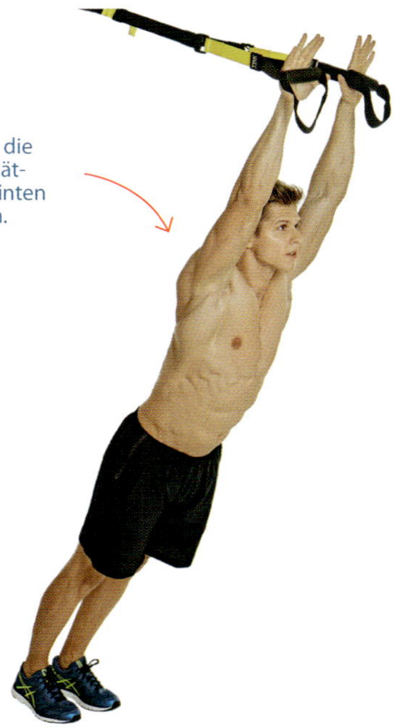

Halten Sie die Schulterblätter aktiv hinten und unten.

ALTERNATIVEN
Geben Sie im Beckenbereich vorsichtig nach vorn nach, sodass Sie eine noch größere Dehnspannung der Bauchmuskeln erzeugen. Aber Vorsicht: Es darf im unteren Rücken nicht wehtun!

Sonnengruß

A

- Aufrecht und etwa hüftbreit hinstellen, dann die Arme über den Kopf strecken. Die Finger möglichst weit nach oben schieben, ohne dass sich die Sohlen vom Boden lösen.
- Den geraden Oberkörper nach hinten neigen. Der Kopf bleibt in der Verlängerung zur Wirbelsäule. Der Dehnspannung im Bauchbereich nachspüren und die Position etwa 20 Sekunden halten, eventuell leicht in die Maximalstreckung hinein federn.

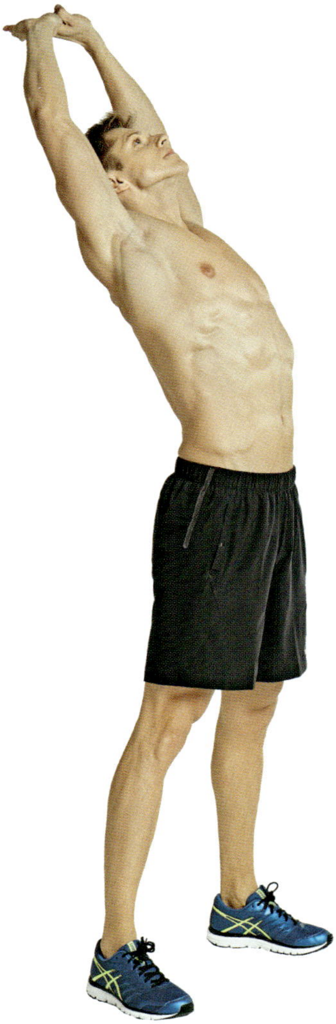

B

- Aus der Hüfte heraus den geraden Oberkörper nach vorn kippen lassen. Kopf und Arme bleiben etwa in der Verlängerung zur Wirbelsäule.
- Diese Position für wenigstens 30 Sekunden halten, eventuell ebenfalls leicht federn und der Dehnung im hinteren Oberschenkel sowie im Rücken nachspüren.
- Zurück zu Position A, dann das Ganze noch zweimal wiederholen.

ALTERNATIVE

- Stellen Sie sich mit geschlossenen Füßen hin, sodass sich die großen Zehen und die Fersen berühren. Die Hände platzieren Sie dann in der Endposition an den Außenseiten der Füße.
- Klappen Sie den Oberkörper nicht gerade in einem Zug nach vorn, sondern rollen Sie ihn langsam Wirbel für Wirbel ein.

Erst wenn Sie eine deutliche Spannung an den Oberschenkelrückseiten fühlen, darf der Rücken rund werden. Beugen Sie notfalls zur Erleichterung die Knie ein wenig.

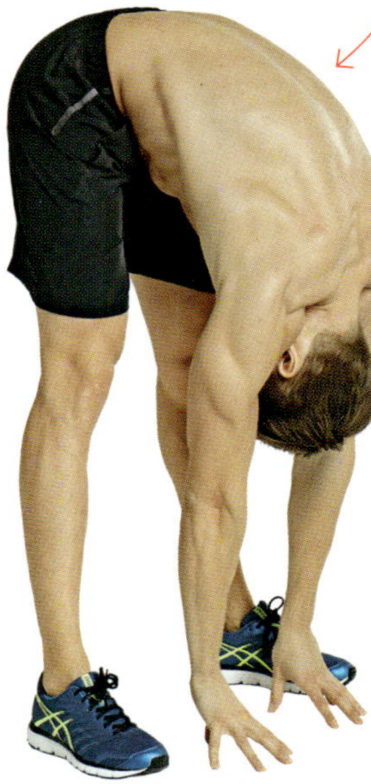

Stretching-Übungen

Seitliches Körperdehnen mit dem Schlingentrainer

A

- Die beiden Griffe eines Schlingentrainers mit den Händen fassen und hinter dem Kopf halten. Die Ellenbogen zeigen nach außen.
- Die Füße in hüftbreiter Entfernung voreinanderstellen (der rechte Fuß ist vorn), sodass die rechte Körperseite zur Aufhängung zeigt. Rumpfspannung aufbauen, dann den gestreckten und in einer geraden Linie ausgerichteten Körper etwas nach links zur Seite kippen.

B

- Die Hüfte nach links schieben, bis Sie auf der linken Außenseite des Rumpfs eine Dehnung verspüren. Die Dehnspannung für etwa 30 Sekunden so intensiv wie möglich halten (Dehnmethode A oder B, siehe Seite 37) – bei Bedarf die Hüfte noch ein kleines Stückchen weiter hinausschieben.
- Nach zwei bis drei weiteren Wiederholungen im nächsten Satz die Seiten wechseln.

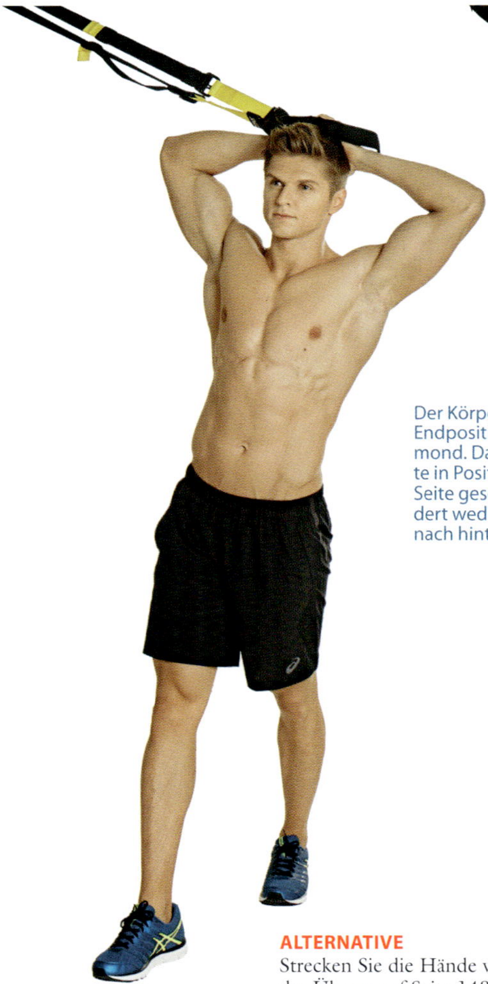

Der Körper beschreibt in der Endposition eine Art Halbmond. Dabei bleibt die Hüfte in Position: Sie wird nur zur Seite geschoben und wandert weder nach vorn noch nach hinten.

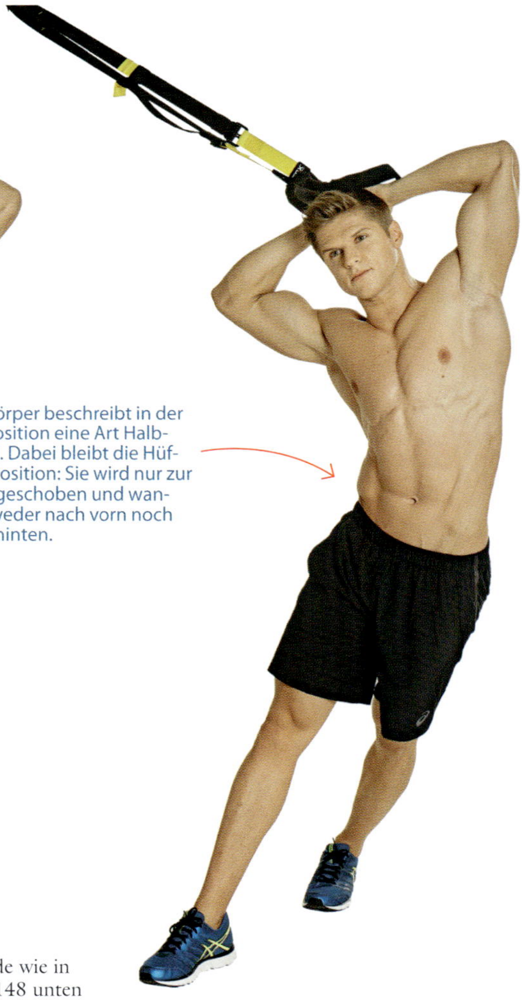

ALTERNATIVE
Strecken Sie die Hände wie in der Übung auf Seite 148 unten parallel über den Kopf und halten Sie sie dort.

Seitliches Körperdehnen im Stehen

A

- Mit geschlossenen Füßen aufrecht hinstellen, dann den linken Fuß rechts neben den rechten setzen. Die Arme nach oben strecken und die Hände aufeinanderlegen.

B

- Rumpfspannung aufbauen, dann den Oberkörper gestreckt nach rechts neigen.
- Der Dehnung in der linken Körperseite nachspüren und diese bei Bedarf intensivieren, indem Sie den Oberkörper oder auch nur die Arme noch weiter nach rechts kippen. Die Endposition für rund 30 Sekunden halten (Dehnmethode A oder B, siehe Seite 37). Kurz lockern, dann zwei bis drei weitere Durchgänge.
- Im nächsten Satz Seitenwechsel.

EINSTEIGERVARIANTE
Stellen Sie Ihre Füße ohne Überkreuzen nebeneinander, entweder geschlossen oder auch in einem breiteren Stand.

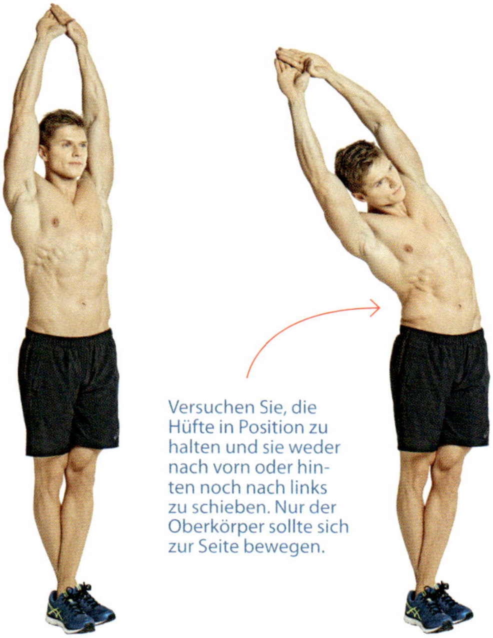

Versuchen Sie, die Hüfte in Position zu halten und sie weder nach vorn oder hinten noch nach links zu schieben. Nur der Oberkörper sollte sich zur Seite bewegen.

Seitliches Körperdehnen im Liegen

A

- Rücklings entspannt auf eine Matte legen. Die Arme am Kopf vorbei parallel strecken und ebenso wie die Beine auf dem Boden ablegen.

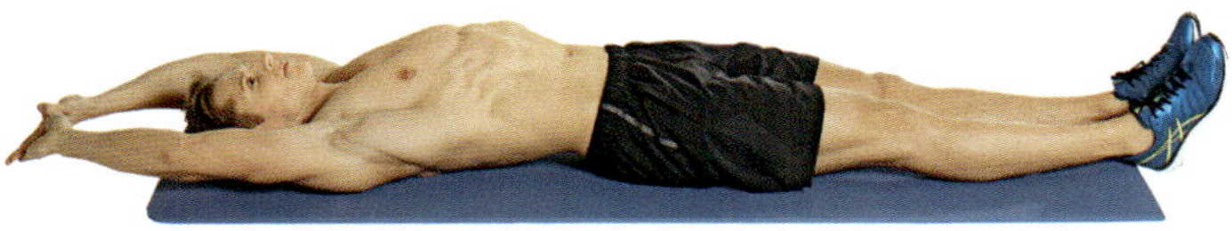

B

- Rumpfspannung aufbauen, dann den Körper im Hüftbereich nach rechts einknicken: Dazu mit den Beinen und dem Oberkörper jeweils in kleinen Schritten nach rechts wandern, bis Sie eine Dehnspannung im linken Rumpfbereich spüren. Diese mindestens 30 Sekunden lang halten (Dehnmethode A oder B, siehe Seite 37). Kurz lockern, dann zwei bis drei weitere Durchgänge.
- Im Anschluss Seitenwechsel.

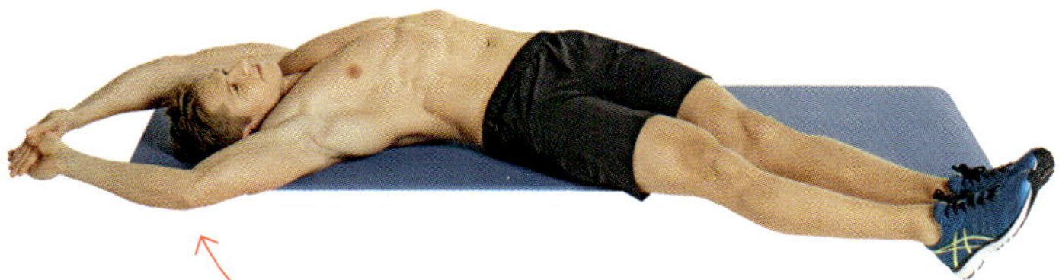

Den „innen" liegenden Arm können Sie ruhig etwas beugen, der „außen" liegende sollte gestreckt die Bogenspannung des Rumpfs mitmachen.

Stretching-Übungen

Rumpfbeugen und -aufdrehen im Sitzen

A

- Auf den Boden setzen und die Beine parallel strecken. Die Zehen anziehen, dann den Oberkörper mit rundem Rücken vorbeugen. Die Arme vorstrecken und die Hände in Richtung der Füße bewegen. Versuchen Sie, den Zehenbereich zu umfassen, ansonsten gehen Sie mit den Händen so weit wie möglich die Unterschenkel entlang.
- Die Dehnung für wenigstens 20 Sekunden halten und wiederholt leicht in die Spannung hineinfedern (Dehnmethode B, siehe Seite 37).

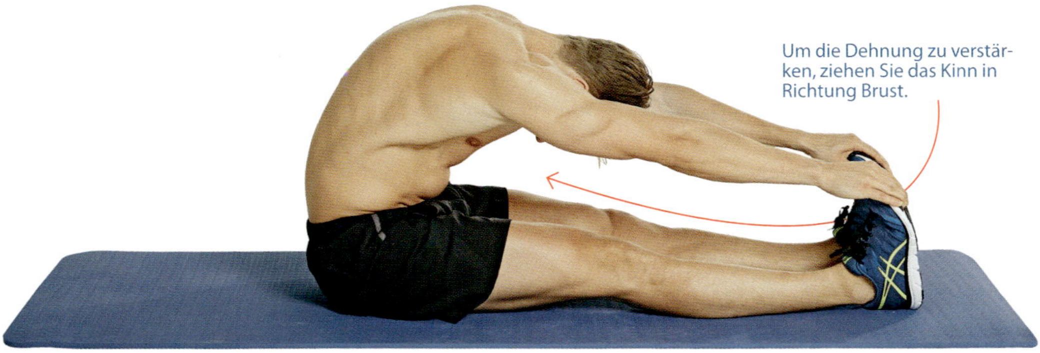

Um die Dehnung zu verstärken, ziehen Sie das Kinn in Richtung Brust.

B

- Die Hände von den Füßen lösen. Den Oberkörper langsam aufrichten und die gestreckten Arme nach oben führen. Dabei den Oberkörper leicht nach rechts drehen und neigen, bis Sie eine Dehnung in der linken Körperseite spüren. Die Hände übereinanderlegen – sie streben zur Decke, was den Oberkörper lang macht.
- Die Dehnung für wenigstens 20 Sekunden halten (Dehnmethode A oder B, siehe Seite 37). Die Spannung kurz kontrolliert lösen, dann zurück in die Ausgangsposition. Diese wieder etwa 20 Sekunden halten, dann Position B zur linken Seite ausführen und in der Folge wechselseitig fortfahren.
- Insgesamt zwei bis drei Durchgänge absolvieren.

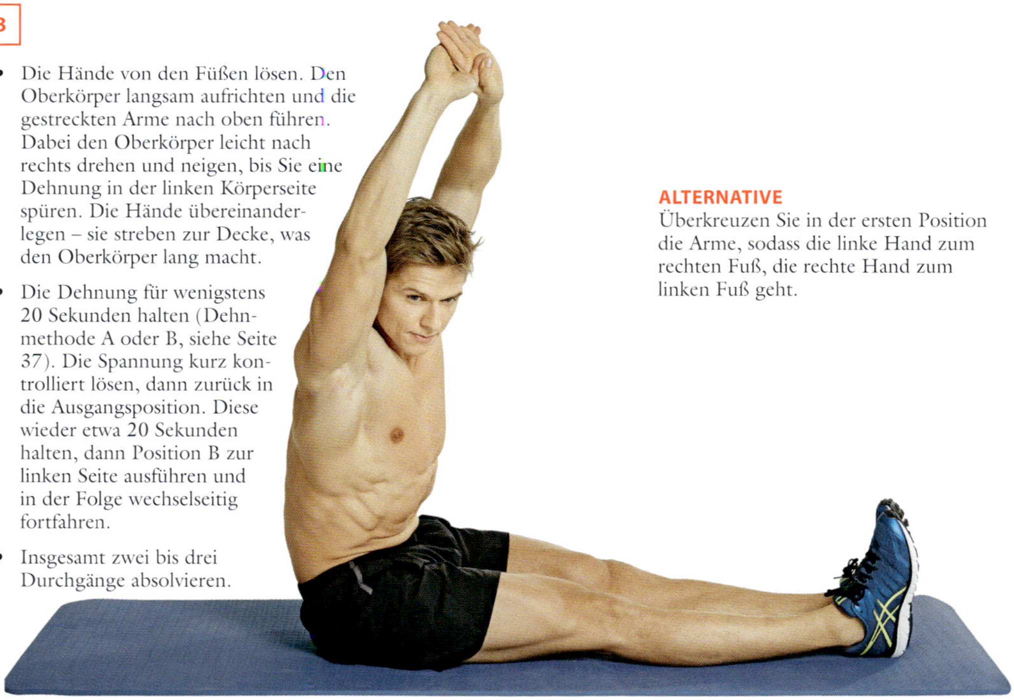

ALTERNATIVE
Überkreuzen Sie in der ersten Position die Arme, sodass die linke Hand zum rechten Fuß, die rechte Hand zum linken Fuß geht.

Rumpfbeugen im gespreizten Sitz

A

- Auf den Boden setzen und die Beine gestreckt zu den Seiten spreizen, sodass sie etwa im rechten Winkel zueinanderstehen. Den Rücken locker gerade halten, der Kopf steht in der Verlängerung zur Wirbelsäule. Die Hände entspannt vor dem Körper auf dem Boden ablegen.

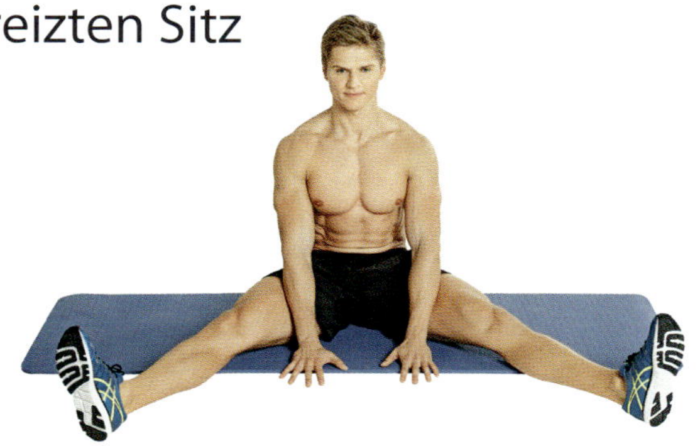

B

- Den Oberkörper nach vorn beugen und so weit es geht zum Boden senken, die Hände bei gestreckten Armen locker weiter nach vorn schieben. Dabei den Rücken kontrolliert rund machen.
- Diese Position für wenigstens 45 Sekunden halten (Dehnmethode A oder B, siehe Seite 37), dann auflösen. Insgesamt zwei bis drei Minuten unter Dehnspannung stehen.

Die Beine bleiben im Idealfall gestreckt – wer das nicht schafft, lässt die Knie zunächst ganz leicht gebeugt und versucht, durch Entspannen der Beine die Kniekehlen „absacken" zu lassen. Zur Intensivierung der Spannung ziehen Sie die Zehen an.

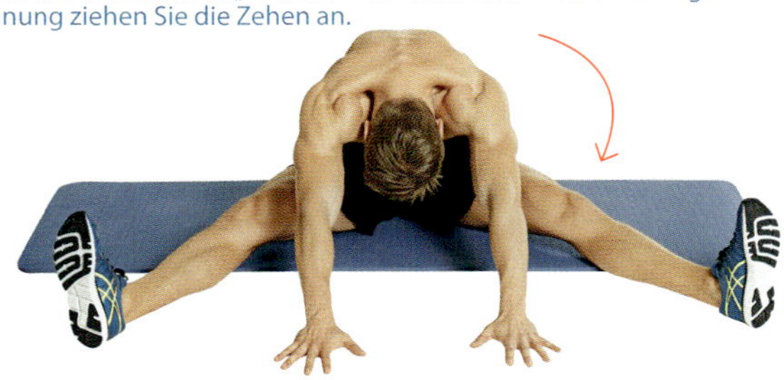

Rumpfbeugen im Schneidersitz

A

- Eine Variante der vorhergehenden Übung: Anstatt die Beine zu strecken, winkeln Sie die Beine an und ziehen die Füße entweder wie abgebildet voreinander vor dem Schrittbereich an oder Sie gehen in einen klassischen Schneider- oder auch Lotussitz.

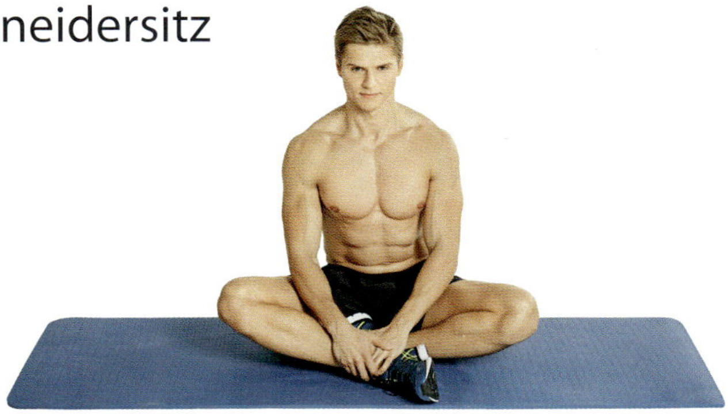

B

- Den Oberkörper wie in der vorherigen Übung vorbeugen, dabei die Hände auf das jeweils gegenüberliegende Knie legen.
- Wenigstens 45 Sekunden in der Dehnspannung bleiben (Dehnmethode A oder B, siehe Seite 37). Kurz auflösen, dann wiederholen, bis Sie sich insgesamt zwei bis drei Minuten gedehnt haben.

In der Endposition drücken Sie die Knie nach Bedarf sanft nach unten, um die Dehnung (die hier auch verstärkt die Arme, das Gesäß sowie die Rumpfseiten einbezieht) zu intensivieren.

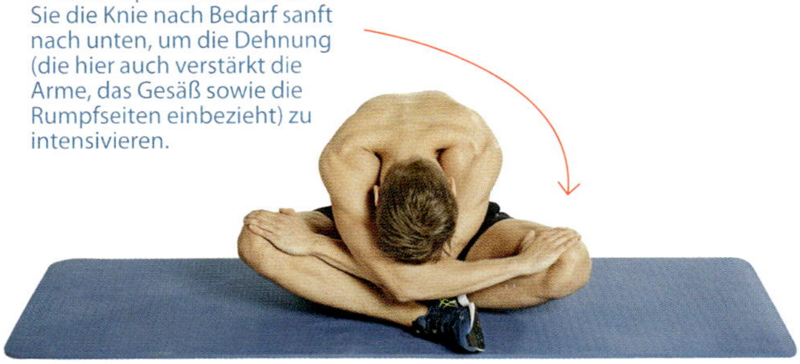

Stretching-Übungen

Rumpfbeugen mit überkreuzten Beinen

A

- Aufrecht mit geschlossenen Füßen hinstellen, dann den linken Fuß rechts neben den rechten setzen.

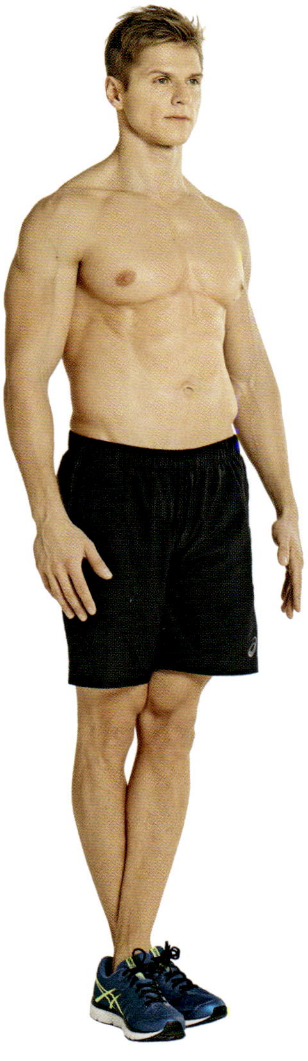

B

- Rumpfspannung aufbauen, dann den Oberkörper schräg nach links vorbeugen, bis Sie mit den Fingern den Boden vor beziehungsweise neben dem rechten Fuß berühren. Die Beine sind weiterhin gestreckt, die Hüfte bleibt möglichst gerade im Lot über den Beinen.
- Die Spannung etwa 30 Sekunden halten, eventuell wiederholt ganz leicht in die Dehnung federn (Dehnmethode A oder B, siehe Seite 37) und durch bewusstes „Lockerlassen“ versuchen, mit den Händen noch weiter in Richtung Boden zu kommen.
- Nach zwei bis drei Minuten unter Dehnspannung wieder aufrichten, die Fußstellung wechseln und dann auf der anderen Seite dehnen.

Gehen Sie mit den Händen so weit nach unten, wie Sie können, ohne die Beine zu beugen. Auch wenn Sie anfangs den Boden gar nicht erreichen, ist das nicht schlimm – Hauptsache, Sie spüren eine deutliche Dehnspannung.

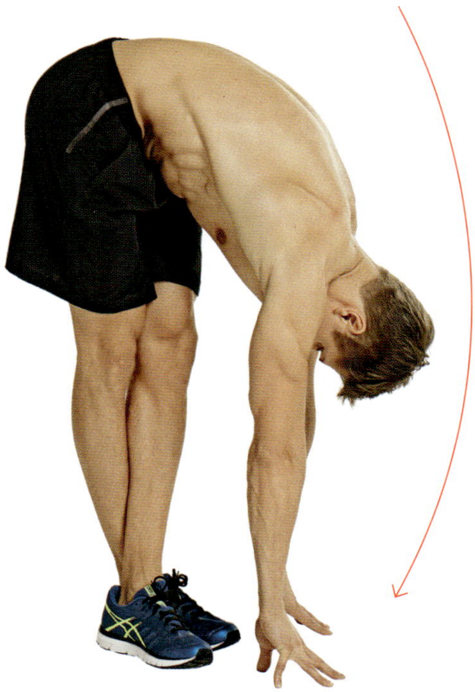

Rumpfbeugen mit verdrehtem Dehnen des ganzen Körpers

A

- Aufrecht etwa hüftbreit hinstellen. Den Oberkörper schräg nach links vorbeugen, bis die Fingerspitzen den Boden vor und neben dem linken Fuß berühren. Kommen Sie nicht so weit nach unten? Dann fassen Sie mit den Händen locker an Ihren linken Unterschenkel.
- Den Rücken rund machen, der Spannung im Rücken sowie in den hinteren Oberschenkeln nachspüren und diese etwa 20 Sekunden halten (Dehnmethode A oder B, siehe Seite 37). Bei Bedarf die Knie leicht beugen.

B

- Den Oberkörper wieder in die aufrechte Haltung zurückrollen, dann langsam so weit es geht nach rechts drehen. Dabei die gestreckten Arme seitlich hochführen. Die linke Ferse löst sich vom Boden, die Beine drehen locker mit. Intensivieren Sie die Spiraldehnung, indem Sie die Schulterblätter aktiv zusammenziehen. Auch diese Spannung etwa 20 Sekunden halten, dann zurück.
- Nach insgesamt zwei Minuten Dehnspannung unter A und B die Seite wechseln.

Rollen Sie den Oberkörper langsam Wirbel für Wirbel ein, anstatt ihn einfach gerade vorzubeugen. Für den Weg nach oben hin zu Position B gilt das Gleiche: Richten Sie die Wirbelsäule wieder Wirbel für Wirbel auf.

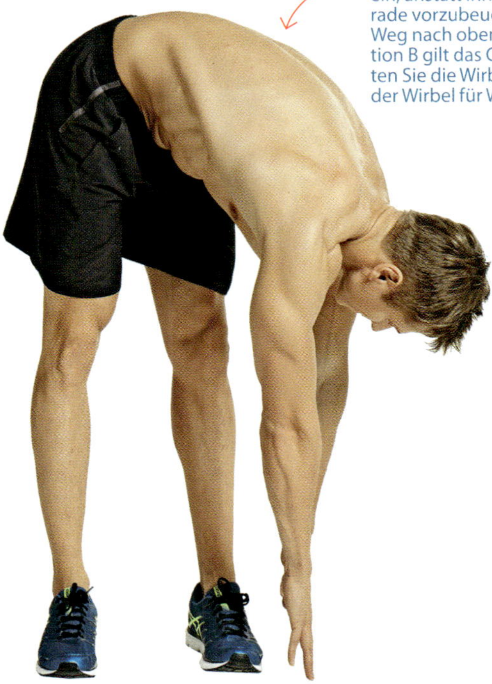

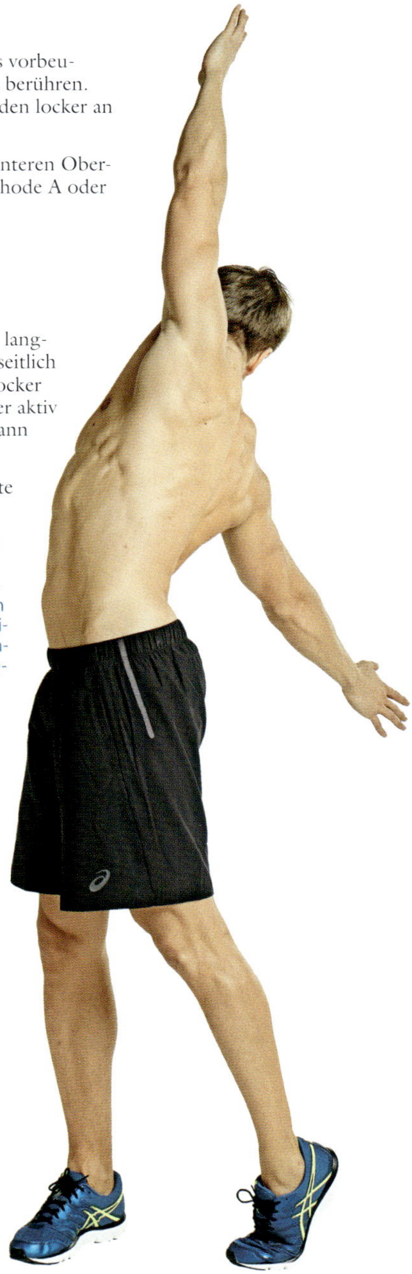

Stretching-Übungen

Adduktoren- und Oberkörper-dehnen im Stand

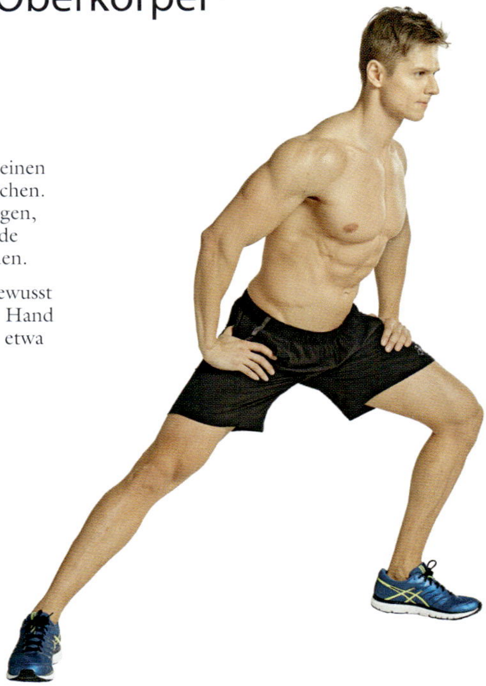

A

- Aufrecht hinstellen, dann mit links einen weiten Schritt schräg nach vorn machen. Die Hände auf die Oberschenkel legen, den Rücken leicht vorgebeugt gerade halten und Rumpfspannung aufbauen.
- Die Innenseite des rechten Beins bewusst dehnen, bei Bedarf mit der rechten Hand nach unten drücken. Die Dehnung etwa 20 Sekunden lang halten.

B

- Aus der Hüfte heraus den Oberkörper nach rechts drehen, ohne ihn aufzurichten. Das Gesäß wandert dabei ein wenig nach hinten, der rechte Fuß dreht auf die Ferse und das Bein bleibt gestreckt. Während der Rumpf nach rechts aufdreht, die Arme zu den Seiten öffnen und ausbreiten. Die Daumen nach hinten drehen. In der Endposition die Schulterblätter so weit es geht zusammenziehen und die Brust so weit wie möglich rausdrücken.
- Die Spannung im Oberschenkel, im seitlichen Rumpf- sowie im Brustbereich für etwa 20 bis 30 Sekunden halten (Dehnmethode A oder B, siehe Seite 37), dann die Position auflösen und wiederholen.
- Nach insgesamt drei Wiederholungen Seitenwechsel.

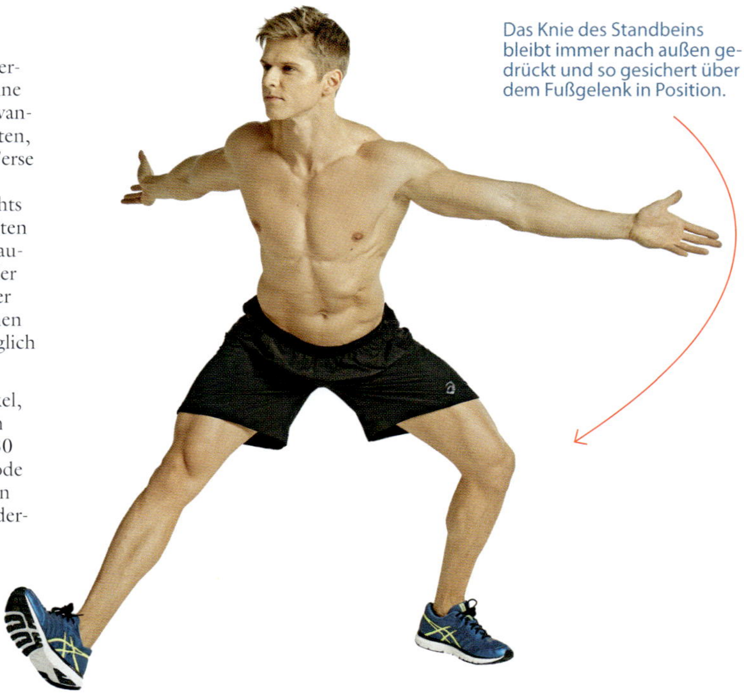

Das Knie des Standbeins bleibt immer nach außen gedrückt und so gesichert über dem Fußgelenk in Position.

Vorgebeugtes Rumpfdrehen im breiten Stand

A

- In einen breiten Grätschstand gehen: Der linke Fuß zeigt nach vorn, der rechte ist etwas nach rechts ausgerichtet. Rumpfspannung aufbauen, dann den Oberkörper nach vorn rechts vorbeugen, bis Sie mit den Händen den Boden in der Nähe des rechten Fußes berühren.
- Den Rücken lang machen und mit den Händen, vor allem der linken, weiter nach vorn wandern. Die Schulterblätter entspannen, die Dehnung auf der linken Rumpfseite erspüren und für etwa 20 Sekunden die Position halten (Dehnmethode A oder B, siehe Seite 37).

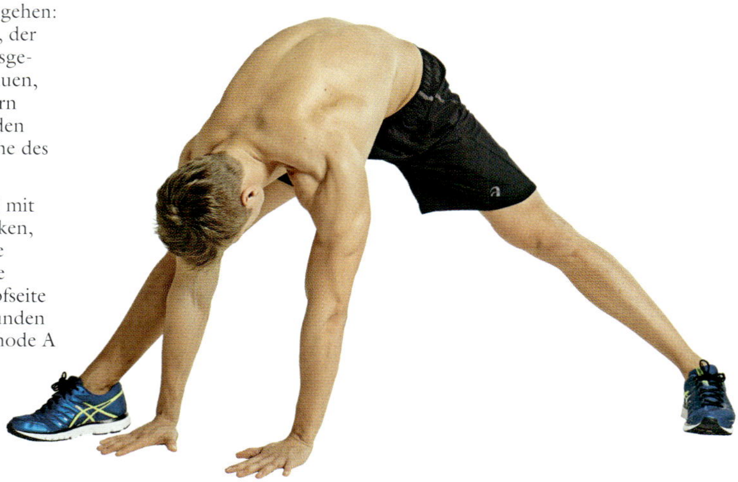

B

- Kontrolliert wieder hochkommen, den linken Fuß etwas nach außen drehen, dann den Rumpf nach links vorbeugen. Mit der rechten Hand ans linke Knie greifen, den linken Arm senkrecht nach oben strecken. Die Schultern locker und bewusst unten halten. In die Dehnung hinein entspannen und etwa 20 Sekunden in dieser Position bleiben, dann zurück.
- Nach drei Wiederholungen Seitenwechsel.

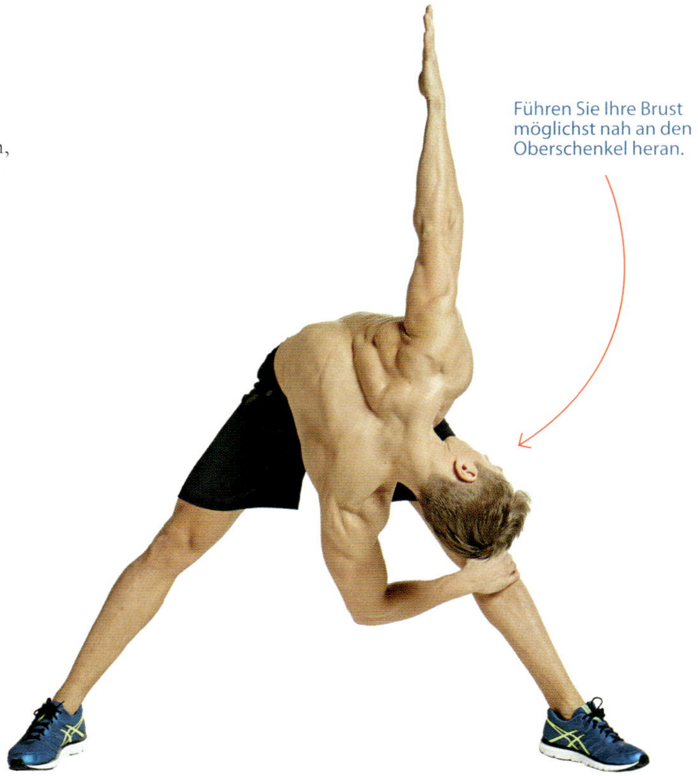
Führen Sie Ihre Brust möglichst nah an den Oberschenkel heran.

ALTERNATIVE
Richten Sie die Füße in Position B gerade nach vorn aus – das intensiviert den Zug auf den Beinanteil der Faszienlinien.

Stretching-Übungen

Kniebeugen-Stretching

A

- Aufrecht schulterbreit hinstellen und die Füße leicht nach außen drehen. Das Gesäß nach hinten schieben und mit geradem Rücken in die Knie gehen, bis die Oberschenkelrückseiten auf den Waden liegen und Sie in der Luft „sitzen“. Die Fersen behalten die ganze Zeit über Bodenkontakt.
- Mit den Händen die Fußspitzen umfassen.

Schieben Sie immer erst das Gesäß nach hinten, ehe Sie die Knie beugen. So gewährleisten Sie, dass die Knie nicht nach vorn über die Fußspitzen hinauswandern und ungünstig belastet werden.

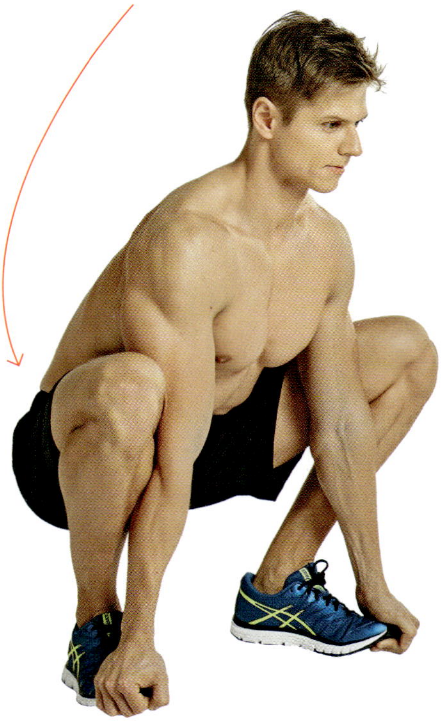

B

- Die Beine kontrolliert strecken und so das Gesäß nach oben bringen. Den Oberkörper so weit wie möglich vorgeneigt halten und den Rücken wie bei einem Katzenbuckel aktiv runden.
- Die Dehnspannung in den hinteren Oberschenkeln sowie im Rücken erspüren und wenigstens 30 Sekunden halten (Dehnmethode A oder B, siehe Seite 37), dann langsam zurück.
- Mindestens zwei Minuten unter Dehnspannung stehen, dann den Satz abschließen.

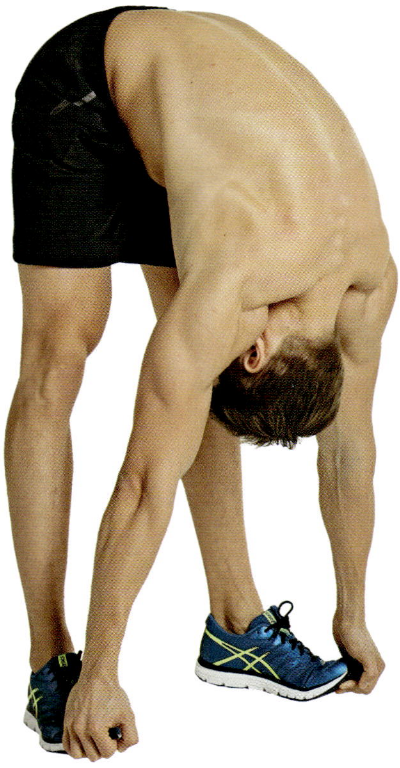

ALTERNATIVE

Stellen Sie die Füße etwa doppelt schulterbreit auf und führen Sie die Übung in dieser Grundstellung aus.

Dehn-Ausfallschritte mit Rumpfdrehung

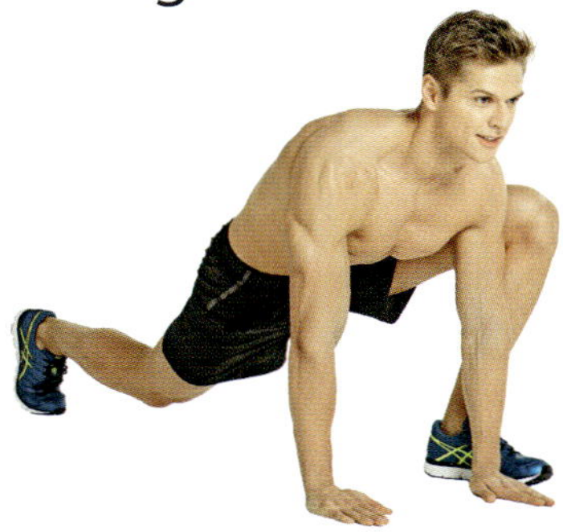

A

- In eine saubere Liegestützposition gehen: Die Hände unterhalb der Schultern aufstützen, die Beine sind gestreckt, der ganze Körper bildet von Kopf bis Fuß eine gerade Linie.
- Das linke Knie anziehen und den linken Fuß außen neben die linke Hand setzen. Das Becken dabei möglichst gerade, das rechte Bein möglichst gestreckt halten.

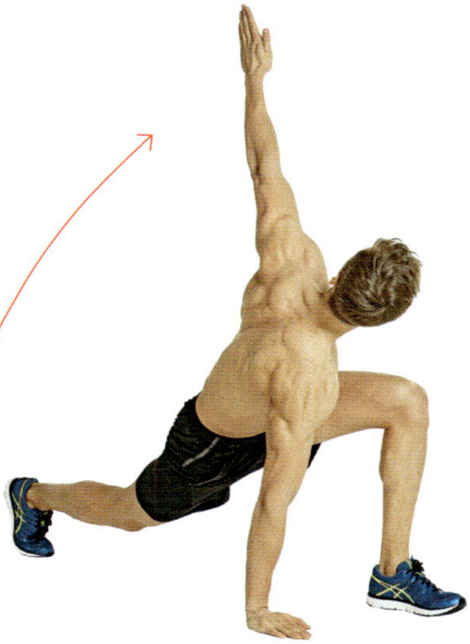

B

- Den Oberkörper nach links aufdrehen. Dabei die linke Hand vom Boden lösen und den Arm senkrecht zur Decke strecken. Das linke Knie oberhalb des Fußes halten und nicht nach innen abwandern lassen.
- Das Becken aktiv strecken und die Schulterblätter nach unten ziehen. Die Dehnspannung für etwa 10 bis 20 Sekunden halten, dann langsam auflösen und zurück in den beidhändigen Stütz.
- Das linke Bein wieder strecken und das rechte Knie anziehen, sodass …

Der Blick folgt stets der Hand, die in Bewegung ist.

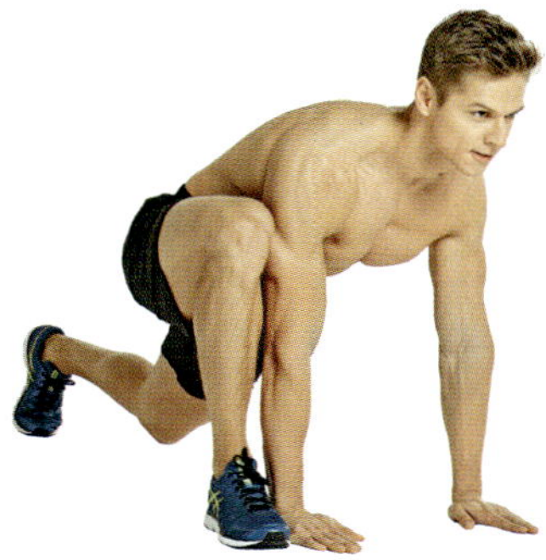

C

- … Sie in spiegelverkehrter Haltung zu Position A landen: Das linke Bein ist nach hinten gestreckt, der rechte Fuß steht rechts außen neben der rechten Hand. Den Körper sauber ausrichten.

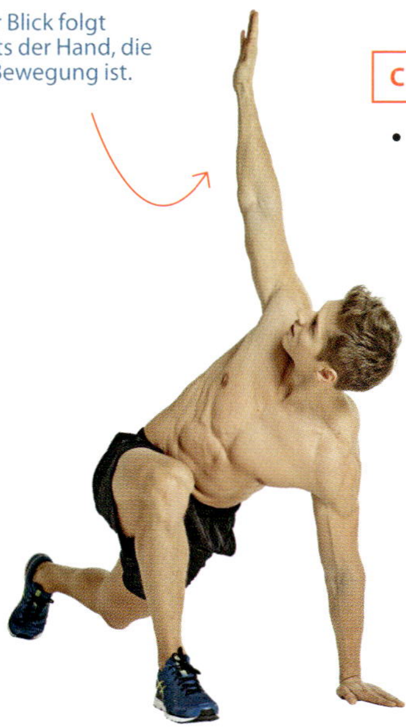

D

- Wie in Schritt B beschrieben nun zur rechten Seite aufdrehen. Auch hier die Dehnspannung für etwa 10 bis 20 Sekunden halten, dann langsam zurück und wechselseitig fortfahren (mindestens drei Durchgänge je Seite).

POWERVARIANTE

Führen Sie den Schrittwechsel springend aus, indem Sie sich von Position A zu Position B beidbeinig abdrücken und in der Luft die Beine wechseln. Diese anspruchsvolle Ausführung bereichert die Dehnwirkung um ein intensives Mobilisieren von Hüfte und Beinen.

Stretching-Übungen

Dehnen und Mobilisieren aus dem Stand in die Kobra

A

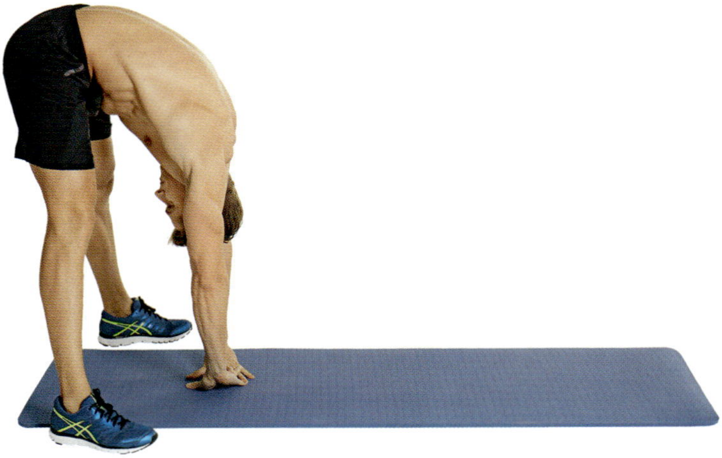

- Breitbeinig und aufrecht so hinstellen, dass die Füße jeweils links und rechts von den Längsseiten einer Matte stehen.
- Rumpfspannung aufbauen, dann den Oberkörper vorbeugen, bis die Hände vor dem Körper den Boden erreichen. Erst im unteren Teil der Bewegung den Rücken rund machen. Die Beine bleiben gestreckt.
- Für etwa zehn Sekunden halten und entspannen, dann mit den Händen nach vorn wandern, bis Sie sich auf den Unterarmen abstützen können. Füße, Beine und Hüfte bleiben so weit wie möglich in Position. Der intensiveren Dehnspannung für etwa zehn Sekunden nachspüren, dann …

B

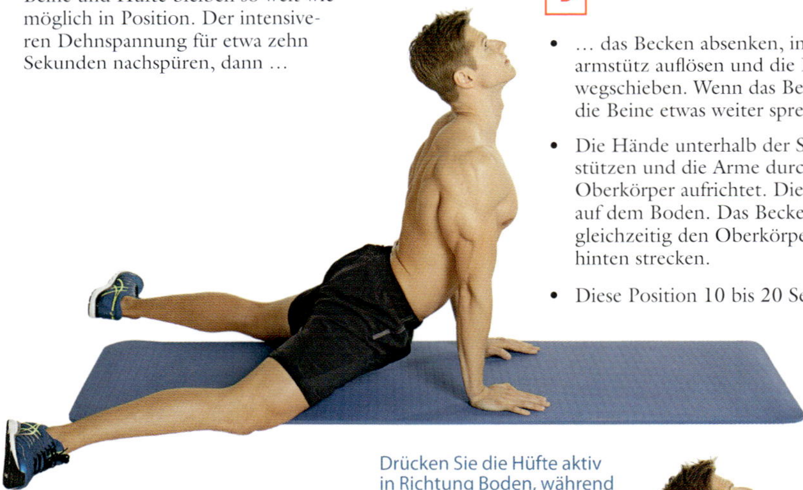

- … das Becken absenken, indem Sie den Unterarmstütz auflösen und die Hände ein Stück weiter wegschieben. Wenn das Becken den Boden berührt, die Beine etwas weiter spreizen.
- Die Hände unterhalb der Schultern auf den Boden stützen und die Arme durchstrecken, sodass sich der Oberkörper aufrichtet. Die Unterschenkel bleiben auf dem Boden. Das Becken zum Boden drücken, gleichzeitig den Oberkörper so weit es geht nach hinten strecken.
- Diese Position 10 bis 20 Sekunden halten, dann …

C

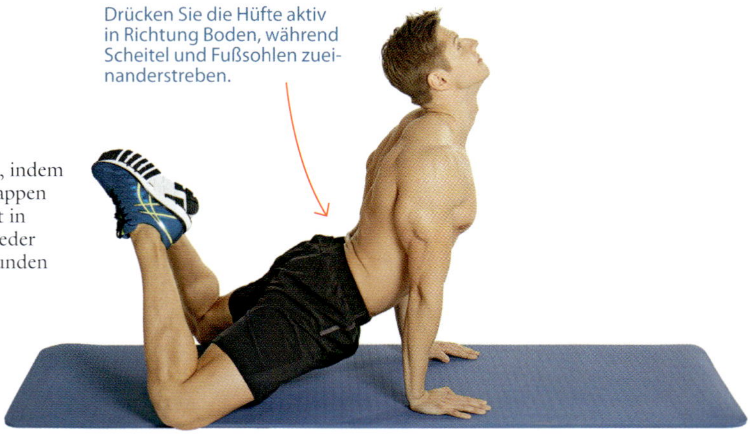
Drücken Sie die Hüfte aktiv in Richtung Boden, während Scheitel und Fußsohlen zueinanderstreben.

- … die Dehnung intensivieren, indem Sie die Unterschenkel hochklappen und die Fersen möglichst weit in Richtung Gesäß schieben. Wieder wenigstens 10, besser 20 Sekunden halten, dann auflösen.
- Insgesamt drei Durchgänge.

Hund-Kobra-Kombinationen

A

- In eine saubere Liegestützposition gehen: Die Hände unterhalb der Schultern aufstützen, der ganze Körper bildet von Kopf bis Fuß eine gerade Linie.

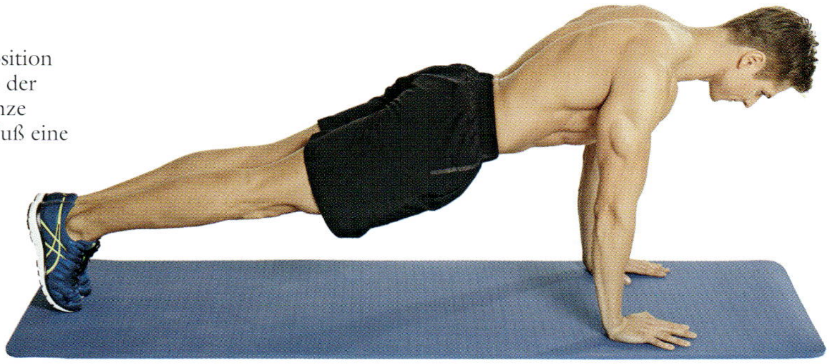

B

- Das Becken absenken und ebenso wie die Beine und Füße auf dem Boden ablegen. Dann den Oberkörper so weit es geht nach hinten strecken. Der Blick ist nach vorn oben gerichtet, die Arme bleiben gestreckt. Ziel ist es, das Becken so dicht am Boden zu halten wie möglich.
- Der Spannung im Körper wenigstens 20 Sekunden lang nachspüren (Dehnmethode A oder B, siehe Seite 37), dann …

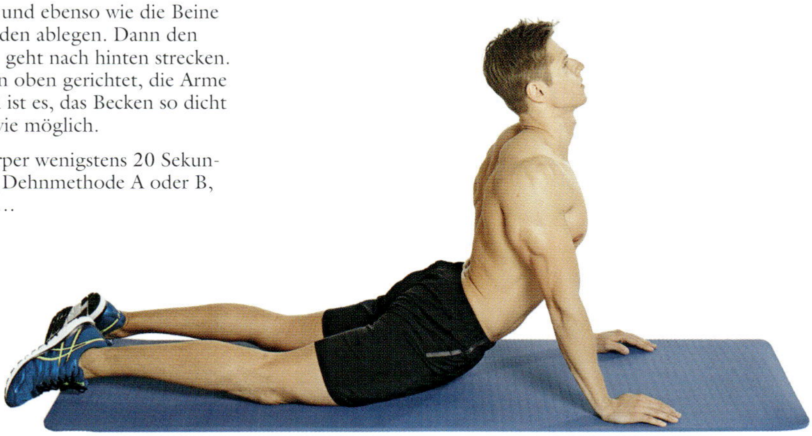

C

- … den Oberkörper wieder vorbeugen, die Füße aufstellen, Rumpfspannung aufbauen und das Becken sowie Beine vom Boden lösen. Das Gesäß nach oben schieben, bis die gestreckten Arme und Beine im rechten Winkel zueinander stehen. Den Kopf entspannt halten, die Schulterblätter zusammenziehen.
- Diese Position für etwa zehn Sekunden halten, dann direkt in die Position B begeben und fortfahren. Insgesamt wenigstens vier Durchgänge absolvieren.

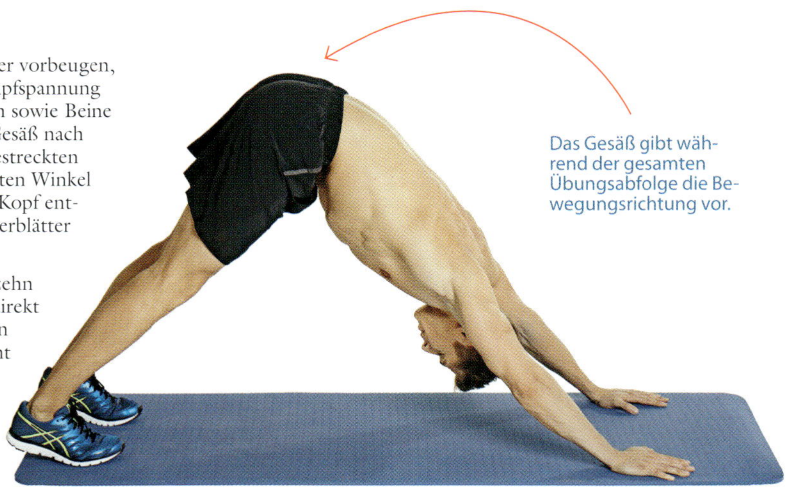
Das Gesäß gibt während der gesamten Übungsabfolge die Bewegungsrichtung vor.

Stretching-Übungen

Seitliches Aufdrehen im schrägen Stütz

A

- In den Vierfüßlerstand gehen: Dazu hinknien und mit den Händen vorn auf dem Boden abstützen, sodass sich die Arme unterhalb der Schultern und die Knie unterhalb der Hüftgelenke befinden.
- Die linke Hand etwas weiter nach vorn schieben, die rechte Hand so nach außen drehen, dass die Finger in Richtung der Füße zeigen, und seitlich ein Stück vor dem rechten Knie aufsetzen.
- Die Knie vom Boden lösen und das Gesäß nach oben schieben, bis der Körper im Becken etwa rechtwinklig gebeugt ist und Sie eine leicht verdrehte Hund-Position einnehmen. Der Rücken ist gerade, die Beine sind gestreckt, die Schulterblätter tendenziell hinten unten.

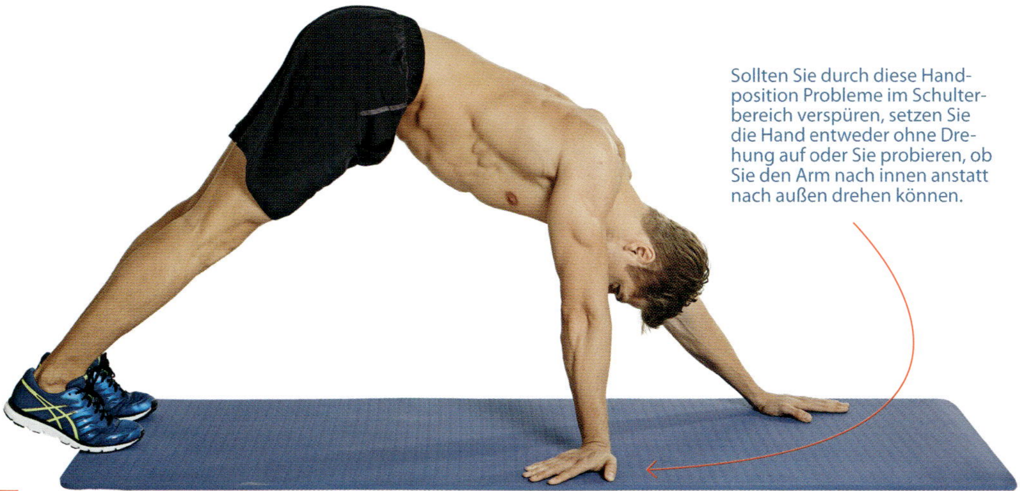

Sollten Sie durch diese Handposition Probleme im Schulterbereich verspüren, setzen Sie die Hand entweder ohne Drehung auf oder Sie probieren, ob Sie den Arm nach innen anstatt nach außen drehen können.

B

- Das Becken bei gestreckten Beinen in Richtung Boden absenken. Den Oberkörper so aufrichten und nach hinten strecken, dabei zur rechten Seite drehen. Die Arme sind gestreckt, der Kopf folgt der Drehrichtung.
- Der Dehnung im Körper nachspüren und bei Bedarf durch intensiveres Nach-unten-Drücken des Beckens forcieren. Die Spannung für 20 bis 30 Sekunden halten (Dehnmethode A oder B, siehe Seite 37), dann auflösen und zurück in die Startposition.
- Im nächsten Durchgang die Seite wechseln. Zu jeder Seite wenigstens drei Durchgänge absolvieren.

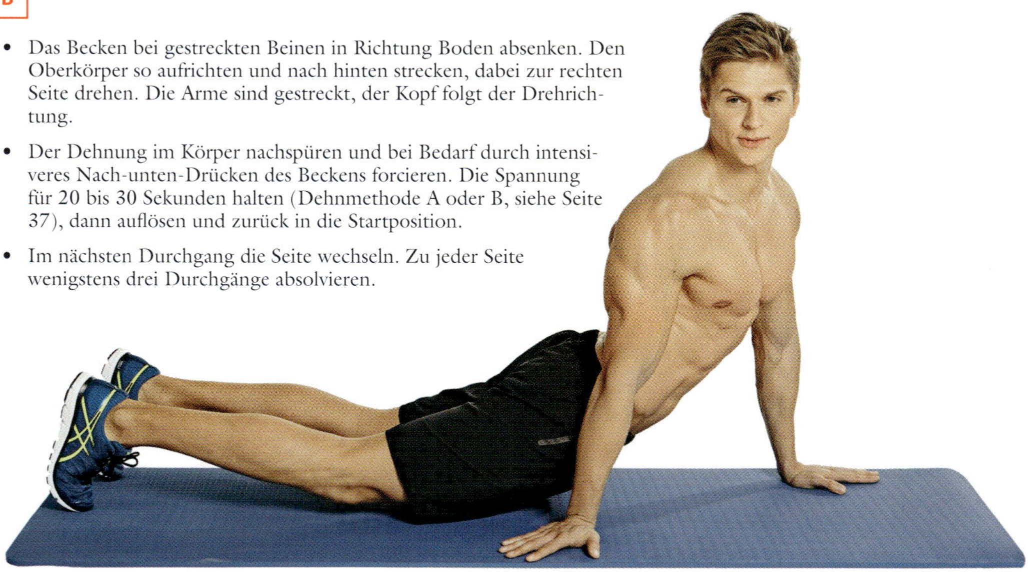

Körperschaukel im Kniestand

A

- Barfuß auf den Boden knien, dann den rechten Fuß nach vorn so aufstellen, dass der Unterschenkel etwa senkrecht steht. Das linke Bein nach hinten ausstrecken und auf dem Fußspann sowie dem Knie ablegen. Mit den Fingern auf dem Boden links und rechts vom vorderen Fuß abstützen.

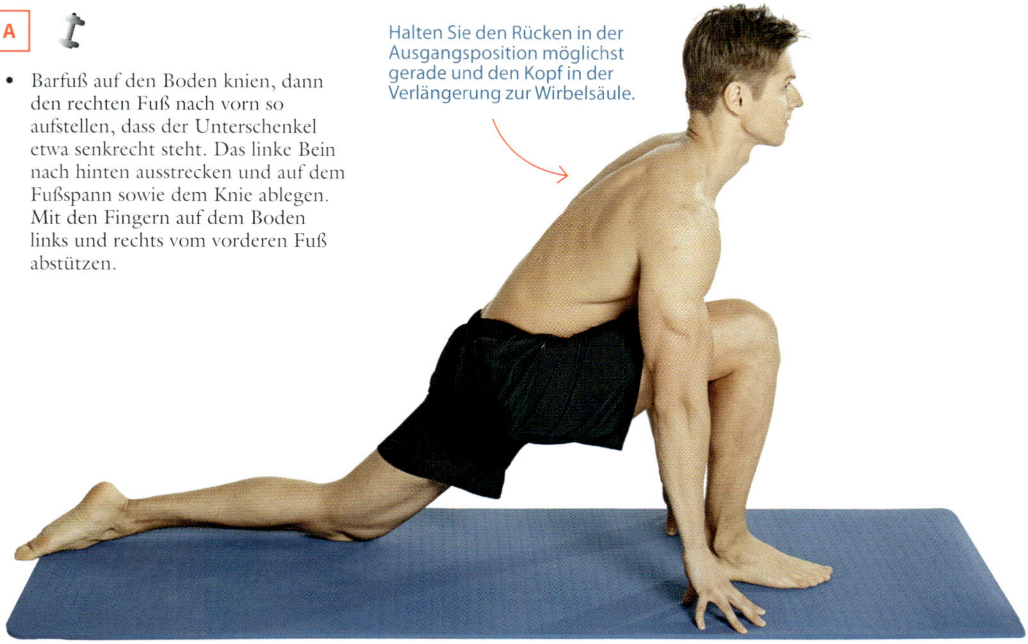
Halten Sie den Rücken in der Ausgangsposition möglichst gerade und den Kopf in der Verlängerung zur Wirbelsäule.

B

- Rumpfspannung aufbauen. Das Gesäß nach hinten schieben, bis das rechte Bein möglichst gestreckt ist – zur Unterstützung dürfen Sie notfalls den rechten Fuß etwas nach vorn schieben – er sollte aber immer mit der ganzen Sohle Bodenkontakt haben! Dabei den Oberkörper vorbeugen und mit der Brust möglichst nah an den rechten Oberschenkel kommen. Die Arme dürfen leicht gebeugt, der Rücken darf rund werden.
- Die Spannung im rechten hinteren Oberschenkel, im Gesäß sowie im Rücken für wenigstens 30 Sekunden halten (Dehnmethode A oder B, siehe Seite 37). Kurz auflösen in die Startposition, dann wiederholen. Insgesamt wenigstens zwei Minuten lang dehnen.
- Im nächsten Satz die Beine wechseln.

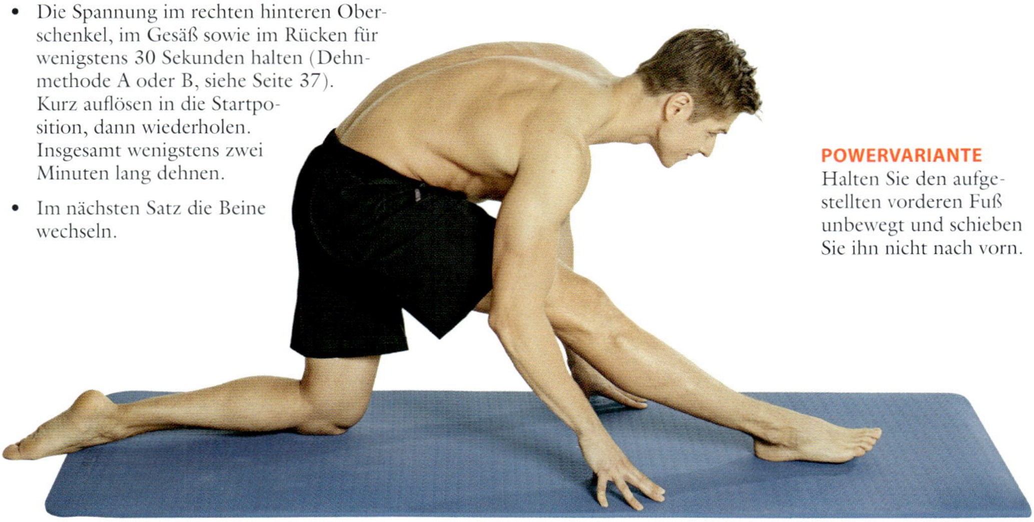

POWERVARIANTE
Halten Sie den aufgestellten vorderen Fuß unbewegt und schieben Sie ihn nicht nach vorn.

Stretching-Übungen

Seitliches Rumpfdehnen auf dem Gymnastikball

A

- Mit der linken Rumpfseite auf einen Gymnastikball legen. Die Unterarme vor dem Bauch zusammenführen und die Hände locker auf den gegenüberliegenden Ellenbogen legen. Mit den Füßen eine lange Schrittstellung einnehmen, sodass Sie sicher im Gleichgewicht auf dem Ball ruhen.

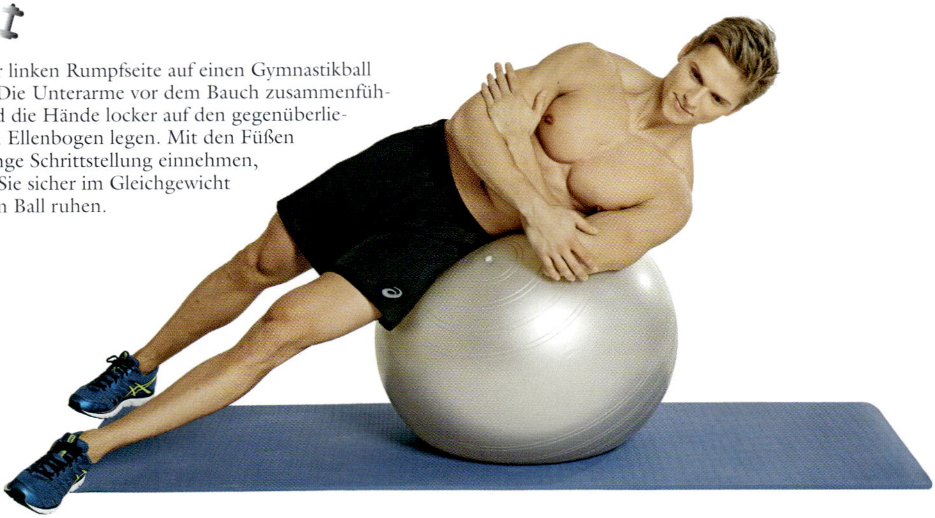

B

- Den Rumpf seitlich nach links auf den Ball absacken lassen. Dabei die Arme voneinander lösen und am Kopf vorbeistrecken.
- Die Füße in kleinen Schritten in Richtung Ball setzen, sodass der Rumpf weiter mit dem Kopf voraus darüberrollt und Sie eine zunehmende Spannung in der rechten Rumpfseite verspüren.

Halten Sie das Becken stets vorn und knicken Sie im Oberkörper nicht ein.

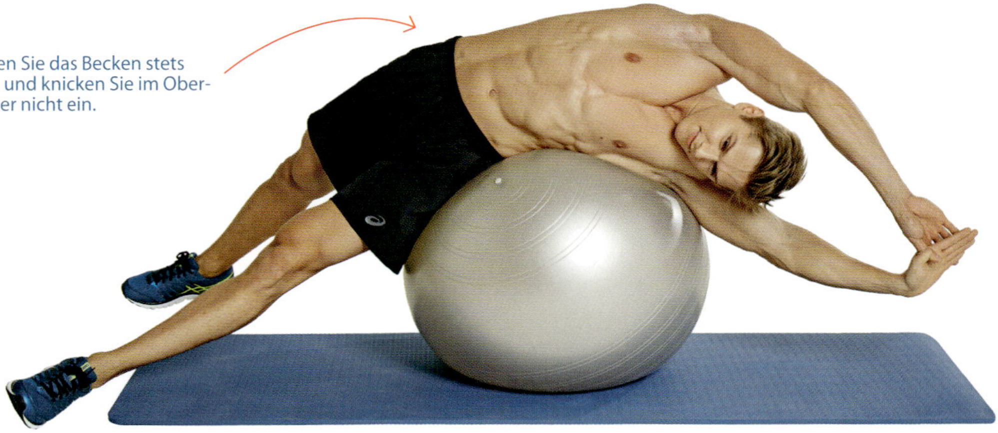

EINSTEIGERVARIANTE

Strecken Sie nur den jeweils oberen Arm am Kopf vorbei – der andere bleibt angewinkelt vor der Brust. Dadurch haben Sie etwas mehr Stabilität und können den Ball besser kontrollieren.

POWERVARIANTE

Rollen Sie den Körper in der Endposition der Einsteigervariante weiter über den Ball, bis die Hand des über dem Kopf gestreckten Arms den Boden berührt. Dadurch löst sich das gestreckte obere Bein vom Boden. Erhöhen Sie nun die Spannung in der Rumpfseite, indem Sie das obere Bein locker lassen – durch sein Gewicht wird es absinken und so die Dehnung intensivieren.

Dehnen der Rumpfvorderseite auf dem Gymnastikball

A

- Mit zwei kleinen Gewichten in den Händen rücklings auf einen Gymnastikball legen: Die Füße stehen ungefähr hüftbreit auf dem Boden, die Unterschenkel sind etwa senkrecht ausgerichtet. Das Gleichgewicht finden, dann den Rücken entspannt auf den Ball legen und die Arme über Kopf strecken.

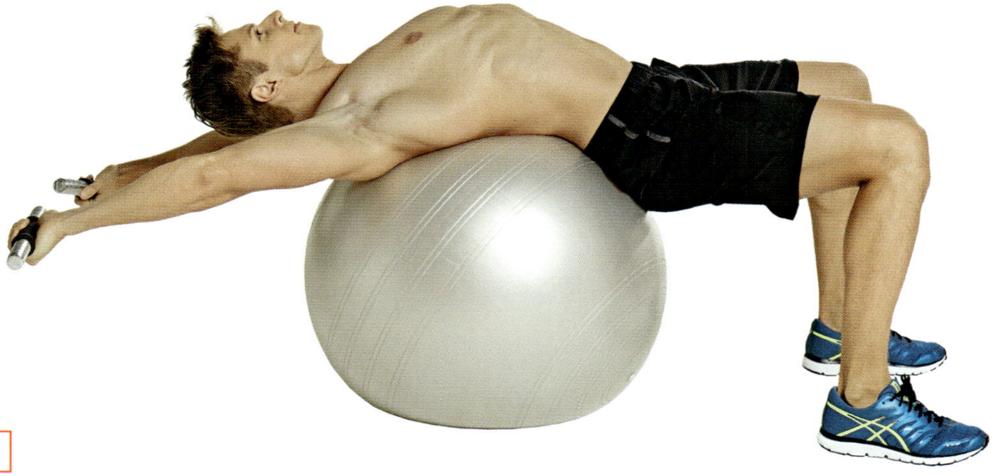

B

- Die Entspannung im Rücken intensivieren und auch den Kopf entspannt auf dem Ball ablegen.
- Die im Brustbereich entstehende öffnende Dehnspannung für wenigstens 60 Sekunden halten (Dehnmethode A oder B, siehe Seite 37), dabei versuchen, die Arme immer weiter absinken zu lassen.
- Die Position kurz auflösen, dann die Übung wiederholen. Insgesamt wenigstens zwei Minuten lang dehnen.

Entspannen Sie die gestreckten Arme vollends, sodass sie von der Schwerkraft nach unten gezogen werden.

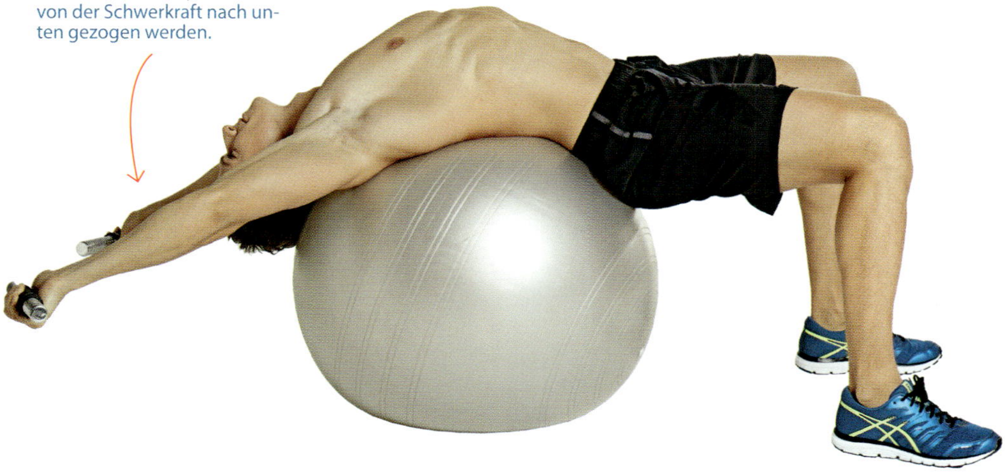

EINSTEIGERVARIANTE

Arbeiten Sie zunächst ohne zusätzliche Gewichte.

Stretching-Übungen

Brustdehnen auf dem Gymnastikball

A

- Vor einen Gymnastikball auf den Boden knien. Das Becken gerade und Kopf, Oberkörper und Oberschenkel in einer senkrechten Linie halten. Die Zehenspitzen nebeneinander auf den Boden stellen und die Hände schulterbreit auf dem Ball ablegen.

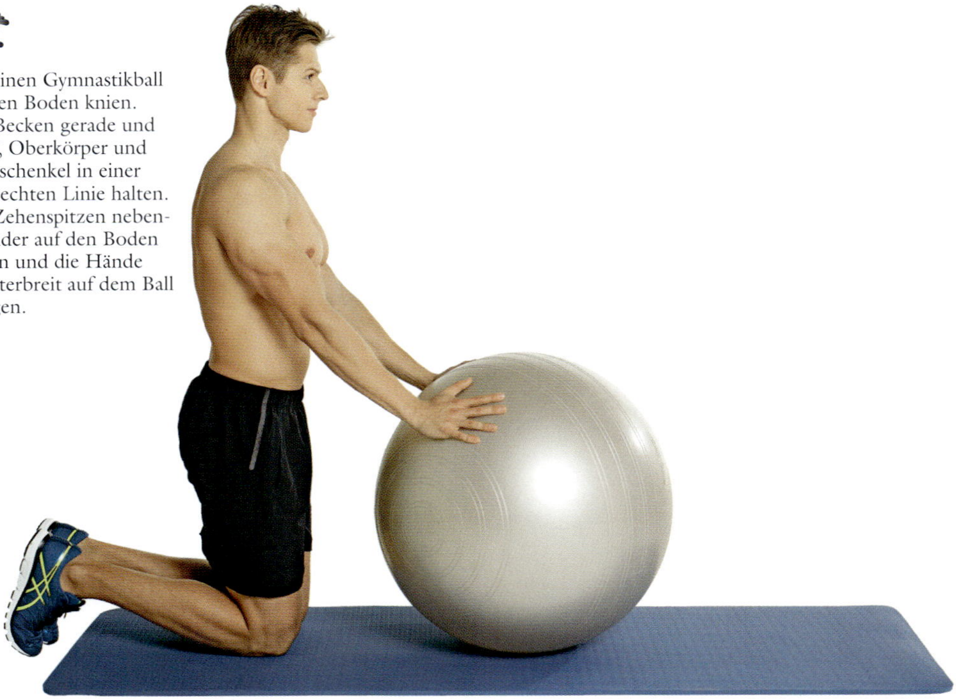

B

- Mit den Händen den Ball nach vorn rollen und den geraden Oberkörper aus der Hüfte vorbeugen, bis die Arme parallel zum Boden gestreckt sind und auf einer Linie mit dem Oberkörper stehen. In dieser Position die Brust sowie die Arme schwer werden und durch ihr eigenes Gewicht so weit wie möglich absinken lassen. Zur Unterstützung die Schultern aktiv lösen.
- Die Position für wenigstens 60 Sekunden halten (Dehnmethode A oder B, siehe Seite 37), dann zurück. Zwei bis drei Wiederholungen.

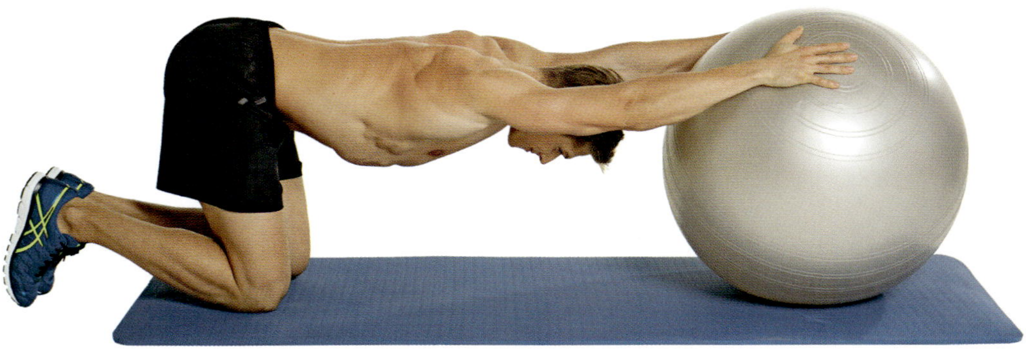

Die Knie befinden sich im Lot unterhalb der Hüftgelenke.

Brustrotationen in Seitlage

A

- Rücklings auf den Boden legen und die Füße aufstellen, die Arme seitlich ablegen.

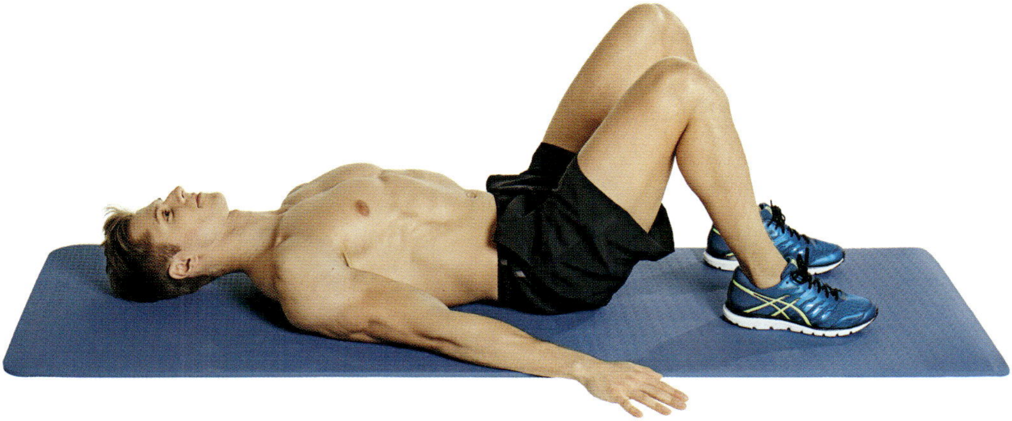

B

- Die Knie nach rechts kippen lassen. Dabei das linke Knie mit der rechten Hand fassen und anziehen, das rechte Bein unter dem linken locker ausgestreckt ablegen. Aus dieser Position den linken Arm seitlich nach links strecken und die Hand mit der Außenseite so weit wie möglich zum Boden bringen.
- Die durch die Rotation entstehende Spannung durch ein Zu-Boden-Drücken des linken Knies intensivieren, dann 45 Sekunden lang halten (Dehnmethode A oder B, siehe Seite 37).
- Im nächsten Satz zur anderen Seite ausführen. Mit jeder Seite drei bis vier Durchgänge absolvieren.

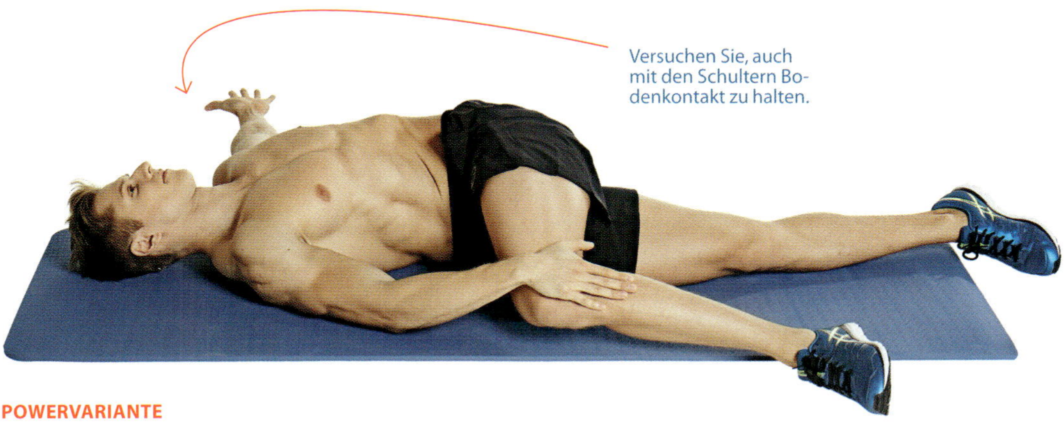

POWERVARIANTE
Zur Intensivierung spannen Sie das Gesäß kräftig an und ziehen die Schulterblätter möglichst weit zusammen.

Stretching-Übungen

Dehnen und Lockern der Halswirbelsäule

Ausführung

- Ein Kissen auf eine etwas mehr als kniehohe sichere Ablage legen. Davorstellen, den Rumpf anspannen und dann den Oberkörper kontrolliert Wirbel für Wirbel nach vorn beugen. Mit den Händen neben dem Kissen abstützen, dann den Kopf mit dem Scheitel zum Kissen führen und ihn vorsichtig ablegen.
- Den Oberkörper ganz leicht nach vorn bewegen, bis Sie eine Dehnspannung im Nacken spüren. Diese etwa 20 Sekunden halten, dann lockern und bei Bedarf kurz aufrichten.
- Noch drei- bis viermal in die Dehnung gehen. Dabei mit minimalen Bewegungen die Stellung des Kopfes zum Kissen immer wieder leicht verändern, sodass Sie beispielsweise auch seitlich eine Dehnspannung verspüren.

ALTERNATIVE
Sie können die Übung auch im Vierfüßlerstand auf dem Boden ausführen.

Ihr Kopf sollte immer nur locker auf dem Kissen ruhen und zu keiner Zeit größeren Druck darauf ausüben!

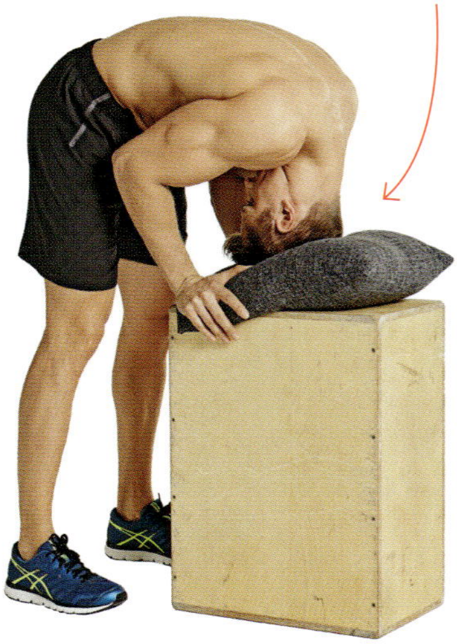

Vorgebeugte Schrittstellung

A

- Die Füße in Schrittstellung etwa schulterbreit aufsetzen, der rechte Fuß ist vorn. Die Hände hinter dem Rücken übereinanderlegen, dann locker auf dem Gesäß ablegen.

B

- Rumpfspannung aufbauen, dann den Oberkörper mit geradem Rücken vorneigen, bis Sie eine Dehnung im rechten Bein spüren. In diese Dehnung hinein loslassen und so weit es geht mit dem Oberkörper nach unten gehen. Das Becken bleibt in Position, der Kopf in der Verlängerung zur Wirbelsäule.
- Die Dehnspannung wenigstens 30 Sekunden lang halten (Dehnmethode A oder B, siehe Seite 37), dann kurz auflösen. Zur Intensivierung und für ein besseres Gleichgewicht die Schulterblätter zusammenziehen.
- Insgesamt zwei Minuten in Dehnspannung verbringen, im nächsten Satz dann Seitenwechsel.

Die Beine bleiben gestreckt, die Füße mit ganzer Fläche auf dem Boden.

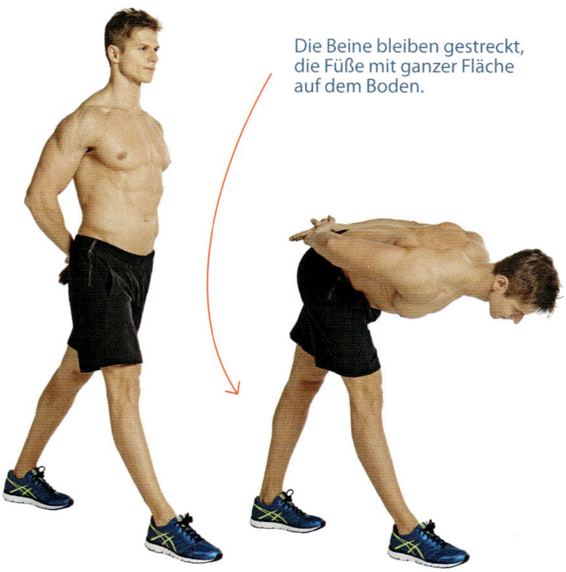

Dehnen des hinteren Oberschenkels mit Dehnband im Liegen

A

- Rücklings auf den Boden legen. Ein Widerstandsband (entweder ein festes Deuserband oder ein doppelt gelegtes, zusammengeknotetes Dehnband) über das rechte Bein streifen und durch Anziehen des rechten Knies fixieren. Auf der anderen Seite die Bandschlaufe über den linken Fuß ziehen. Das linke Bein ganz durchstrecken, sodass das Dehnband unter Spannung steht.
- Den Oberkörper ablegen und das rechte Knie zur Brust ziehen.

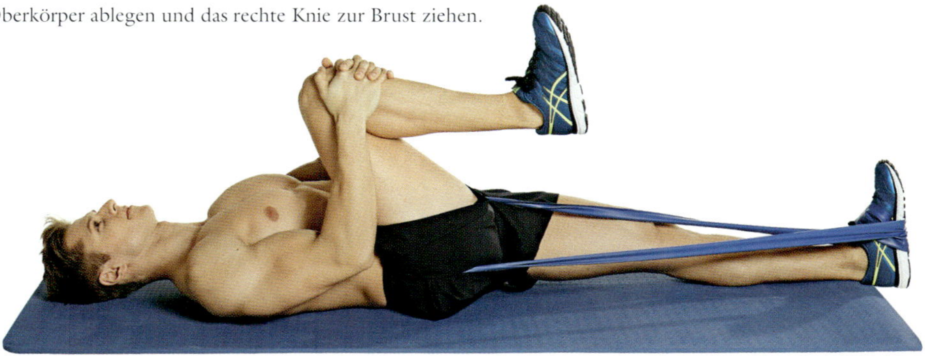

B

- Den Unterschenkel hochstrecken, dabei mit den Händen in Richtung Fuß wandern, bis sie etwa das Sprunggelenk umfassen können.
- Gleichzeitig mit den Händen am Bein ziehen und das Bein so weit es geht durchstrecken, um eine maximale Dehnspannung zu erzeugen. In dieser für wenigstens 45 Sekunden bleiben (Dehnmethode A oder B, siehe Seite 37).
- Nach insgesamt mindestens zwei Minuten in der Dehnspannung die Beine ohne Pause wechseln.

Halten Sie das untere Bein während der gesamten Übung gestreckt über dem Boden.

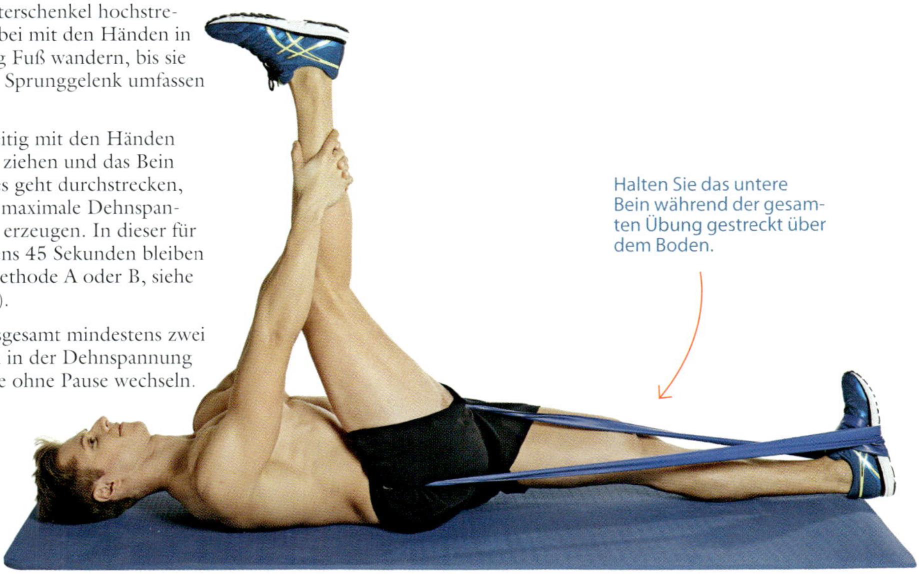

POWERVARIANTE

Umfassen Sie das Fußgelenk fest mit beiden Händen und strecken Sie das angehobene Bein vollständig durch.

Stretching-Übungen

Oberschenkel- und Hüftbeugerdehnen mit dem Schlingentrainer im Fersensitz

A

- Mit den Händen je einen Griff eines Schlingentrainers fassen, dessen Gurte lang eingestellt sind. Zwei Schritte von der Aufhängung weg nach hinten machen, dann auf den Boden knien. Die Hände vor der Brust halten und das Gesäß auf den Fersen absetzen.

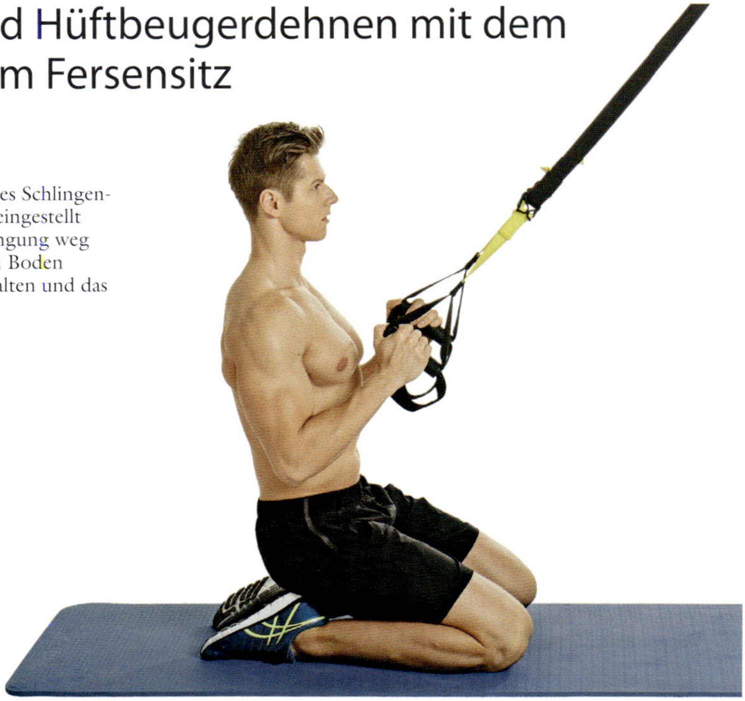

B

- Den Oberkörper kontrolliert nach hinten strecken. Der Kopf führt die Bewegung. Becken und Beine bleiben unbewegt, nur die Arme strecken sich. Dabei drehen sich die Handrücken zur Decke.
- Das Gesäß aktiv anspannen und den Oberkörper „schwer" machen, auch den Kopf unter Ausnutzung der Schwerkraft locker in den Nacken legen.
- Die Dehnspannung in den Oberschenkeln für wenigstens 45 Sekunden halten (Dehnmethode A oder B, siehe Seite 37), dann mit dem Kopf beginnend langsam zurück in die Ausgangsposition. Insgesamt zwei bis drei Minuten in der Dehnspannung bleiben.

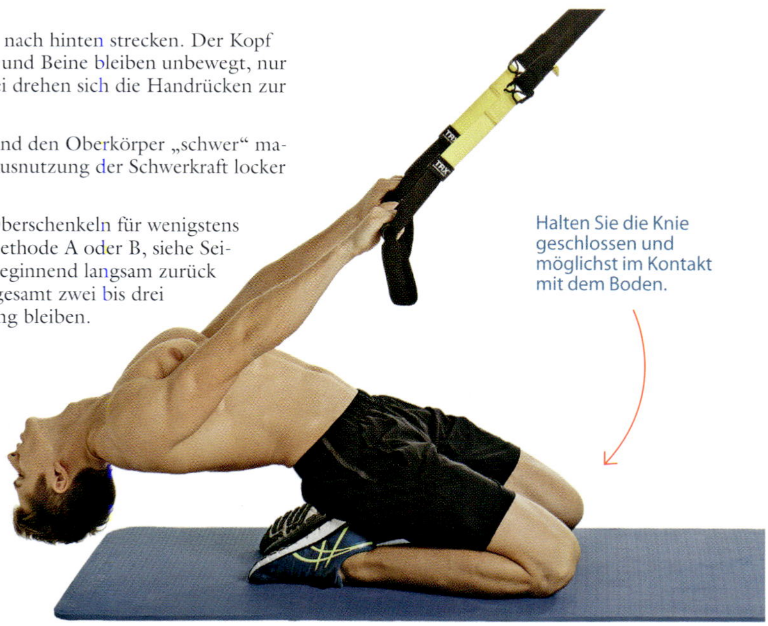

Halten Sie die Knie geschlossen und möglichst im Kontakt mit dem Boden.

Hüftdehnen im einseitigen Kniestand

A

- Auf den Boden knien, dann den rechten Fuß nach vorn aufstellen, sodass das Knie rechtwinklig gebeugt ist. Das linke Knie sollte sich so weit hinten auf dem Boden befinden, dass der Oberschenkel leicht nach vorn oben zeigt. Den Oberkörper aufrichten und die rechte Hand auf dem rechten Knie ablegen.

Bei dieser und allen anderen Dehnübungen für den Hüftbereich ist es besonders ratsam, auf eine optimale Bauchatmung zu achten, damit die Hüftbeugemuskulatur samt Fasziengewebe ideal gedehnt wird. Also: In die Dehnung hinein ausatmen und dabei versuchen, den Bauchnabel einzuziehen.

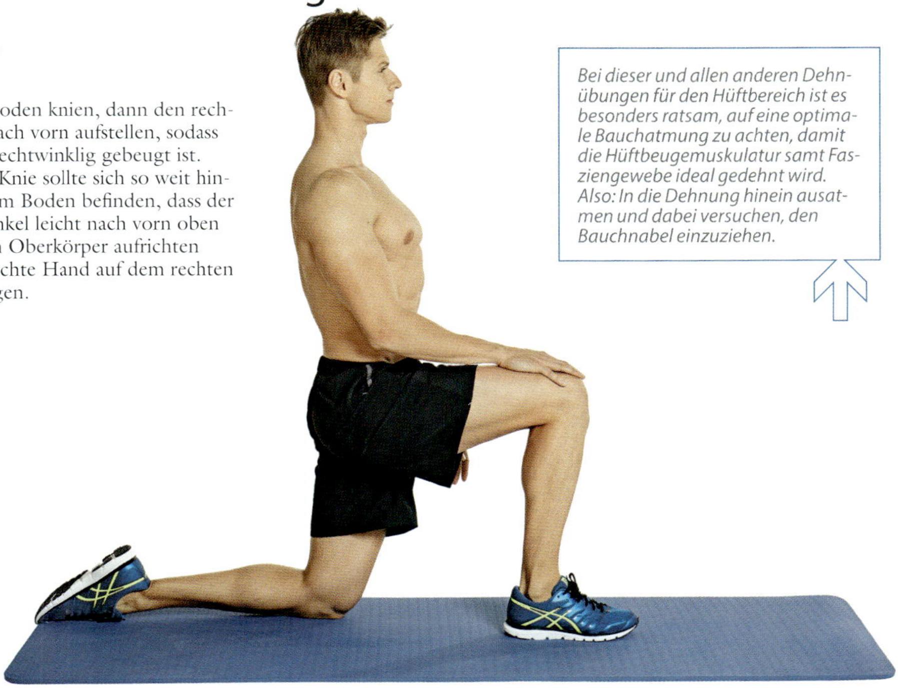

B

- Mit der linken Hand den Spann des linken Fußes greifen und den Fuß hochziehen. Dabei den Hüftbereich vorschieben, ohne dass das vordere Knie zu weit nach vorn wandert. Sie sollten eine deutliche Spannung im linken vorderen Oberschenkel spüren. Diese für wenigstens 45 Sekunden halten (Dehnmethode A oder B, siehe Seite 37).
- Nach insgesamt zwei Minuten Dehnspannung Seitenwechsel.

Spannen Sie von Anfang bis Ende der Übung das Gesäß an und drücken Sie die Hüfte stets aktiv nach vorn, um den größtmöglichen Dehneffekt zu erzielen.

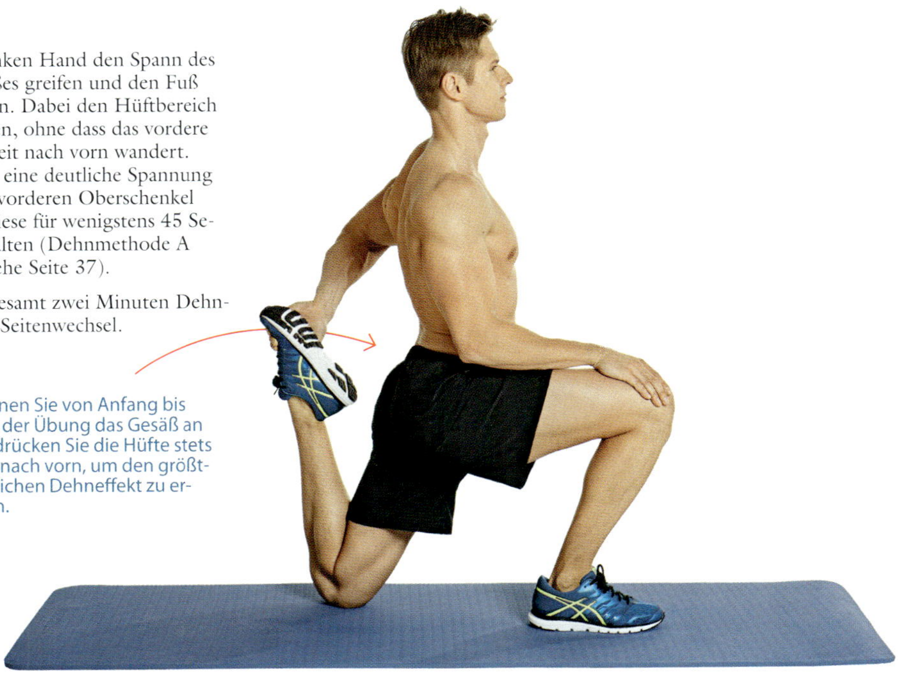

Stretching-Übungen

Adduktorendehnen im breiten Fersensitz

A

- So breit auf den Boden knien, dass die Oberschenkel etwa im rechten Winkel zueinander stehen. Den Oberkörper locker aufrecht halten.

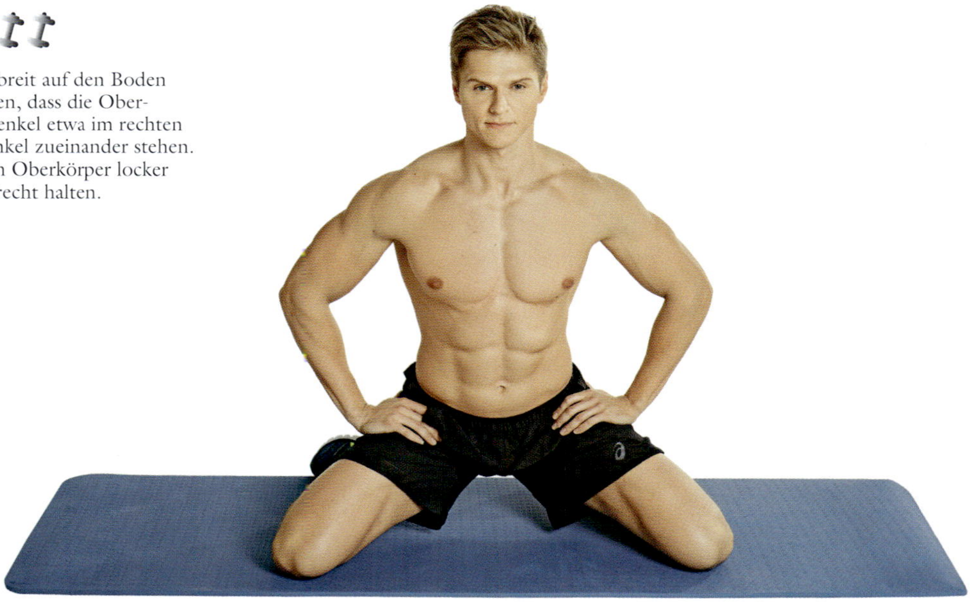

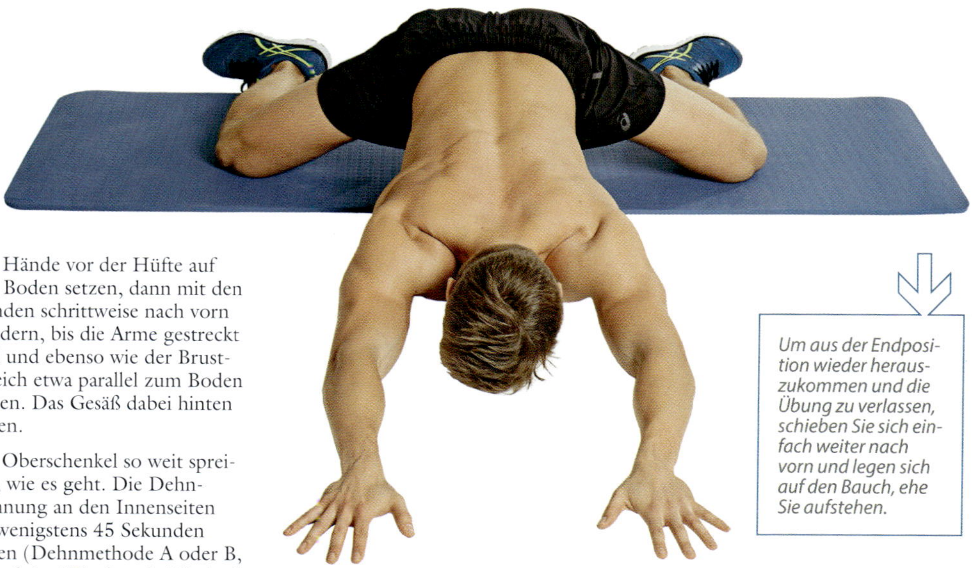

B

- Die Hände vor der Hüfte auf den Boden setzen, dann mit den Händen schrittweise nach vorn wandern, bis die Arme gestreckt sind und ebenso wie der Brustbereich etwa parallel zum Boden stehen. Das Gesäß dabei hinten halten.
- Die Oberschenkel so weit spreizen, wie es geht. Die Dehnspannung an den Innenseiten für wenigstens 45 Sekunden halten (Dehnmethode A oder B, siehe Seite 37), dann bei Bedarf auflösen. Insgesamt zwei bis drei Minuten in der Dehnspannung bleiben.

Um aus der Endposition wieder herauszukommen und die Übung zu verlassen, schieben Sie sich einfach weiter nach vorn und legen sich auf den Bauch, ehe Sie aufstehen.

ALTERNATIVE
Sie können sich auch auf den Unterarmen abstützen.

Einbeiniges Dehnen des Piriformis mit dem Schlingentrainer

A

- Mit jeder Hand einen Griff eines Schlingentrainers fassen. Zwei Schritte von der Befestigung weg nach hinten machen und die Griffe vor der Brust zusammenführen.
- Rumpfspannung aufbauen, dann das rechte Bein anheben und den Unterschenkel auf dem linken Knie ablegen. Das rechte Knie sollte exakt im rechten Winkel stehen.

B

- Das Gesäß und damit auch den geraden Oberkörper absenken, bis der linke Oberschenkel etwa parallel zum Boden steht. Das Knie des Standbeins bleibt in Position und wandert nicht nach vorn.
- Diese Position für etwa 10 bis 20 Sekunden halten (Dehnmethode A oder B, siehe Seite 37), dann wieder hochdrücken in die Startposition.
- Nach insgesamt ein bis zwei Minuten in der Dehnspannung die Beine wechseln.

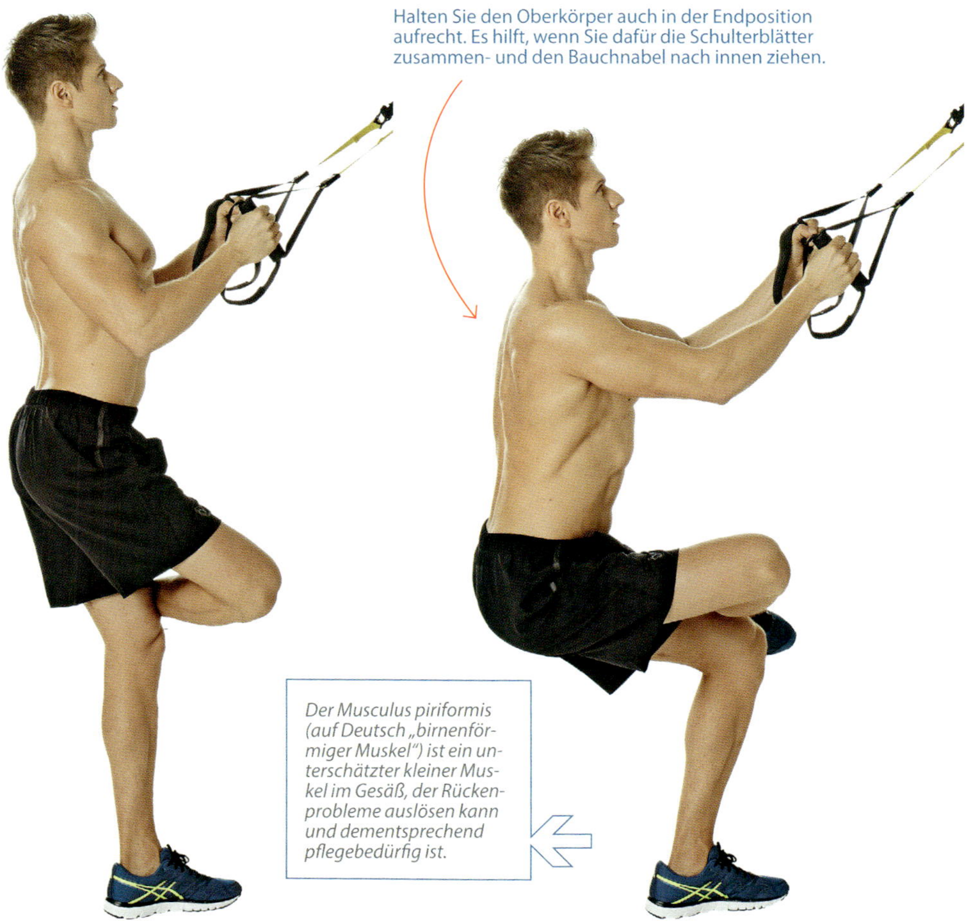
Halten Sie den Oberkörper auch in der Endposition aufrecht. Es hilft, wenn Sie dafür die Schulterblätter zusammen- und den Bauchnabel nach innen ziehen.
Der Musculus piriformis (auf Deutsch „birnenförmiger Muskel") ist ein unterschätzter kleiner Muskel im Gesäß, der Rückenprobleme auslösen kann und dementsprechend pflegebedürfig ist.

Stretching-Übungen

Gesäßdehnen mit dem Schlingentrainer im Hürdensitz

A

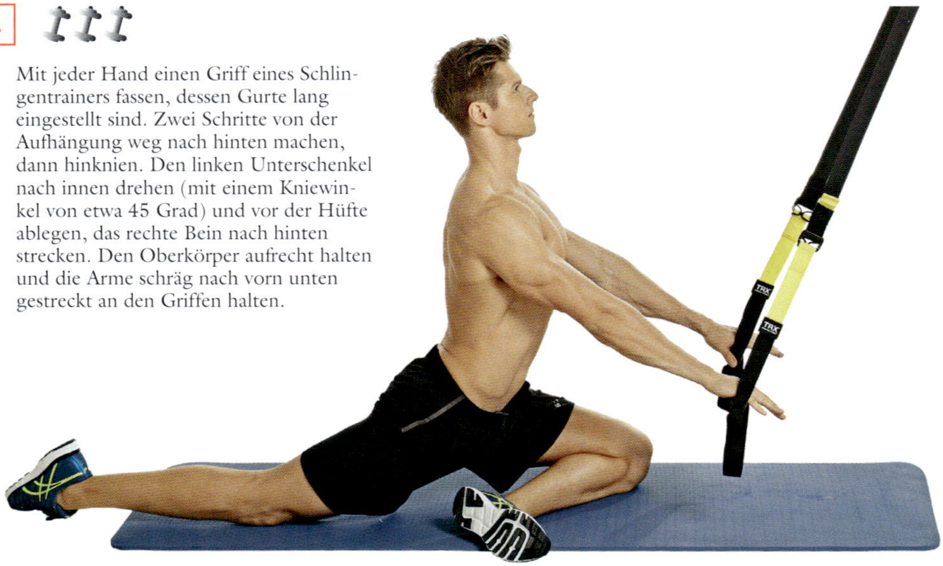

- Mit jeder Hand einen Griff eines Schlingentrainers fassen, dessen Gurte lang eingestellt sind. Zwei Schritte von der Aufhängung weg nach hinten machen, dann hinknien. Den linken Unterschenkel nach innen drehen (mit einem Kniewinkel von etwa 45 Grad) und vor der Hüfte ablegen, das rechte Bein nach hinten strecken. Den Oberkörper aufrecht halten und die Arme schräg nach vorn unten gestreckt an den Griffen halten.

B

- Den Oberkörper aus der Hüfte kontrolliert nach vorn beugen und die Brust auf dem linken Bein ablegen. Die Hände schieben sich dabei automatisch nach vorn. Die Schulterblätter durchgehend leicht zusammenziehen. Die Spannung in der Endposition für wenigstens 20 Sekunden halten (Dehnmethode A oder B, siehe Seite 37), dann zurück.
- Nach zwei Minuten in der Dehnspannung Seitenwechsel.

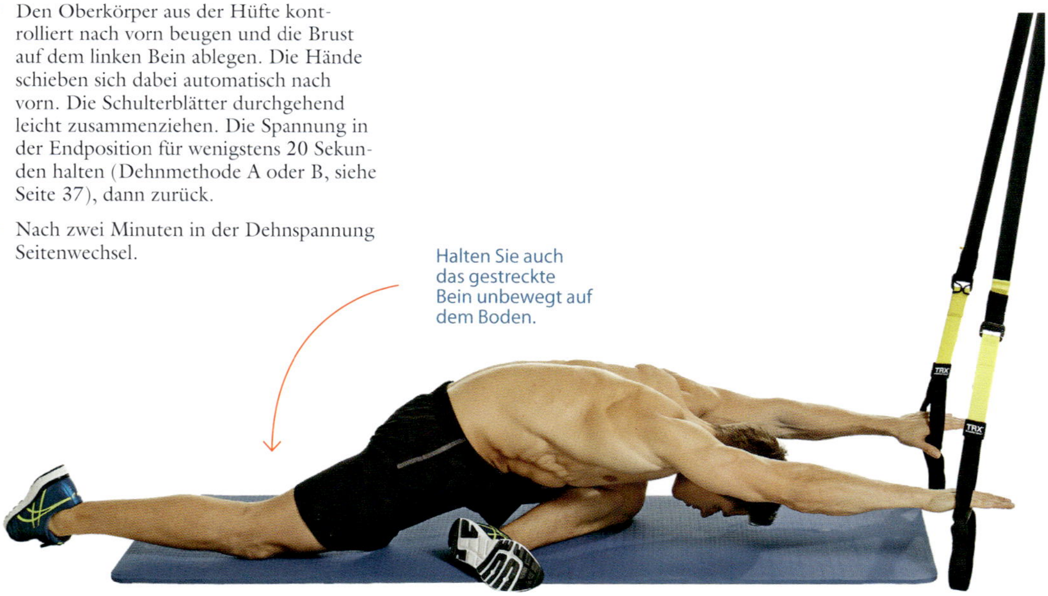
Halten Sie auch das gestreckte Bein unbewegt auf dem Boden.

Hüftrollen mit Beinablegen in Rückenlage

A

- Rücklings auf den Boden legen. Die gestreckten Arme locker zur Seite ablegen, die Zehen anziehen und das linke Bein gestreckt so weit anheben, dass es senkrecht steht.

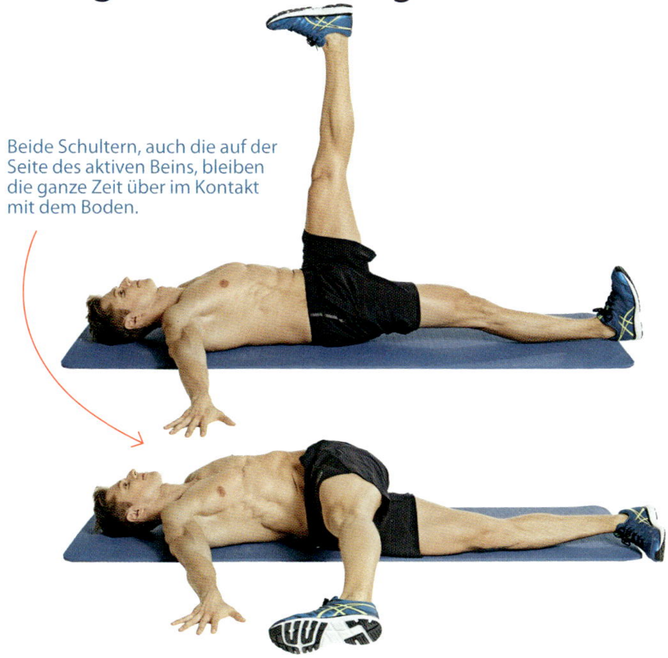
Beide Schultern, auch die auf der Seite des aktiven Beins, bleiben die ganze Zeit über im Kontakt mit dem Boden.

B

- Rumpfspannung aufbauen, dann das linke Bein gestreckt zur rechten Seite führen, bis der linke Fuß den Boden berührt.
- Diese Position für etwa 30 Sekunden halten (Dehnmethode A oder B, siehe Seite 37), dann zurück in die Startposition.
- Nach drei bis vier Wiederholungen die Beine wechseln.

Hüftrollen mit Beinablegen in Bauchlage

A

- Mit gestreckten Beinen auf den Bauch legen. Die Arme am Kopf vorbeistrecken und auf dem Boden ablegen. Rumpfspannung aufbauen, dann das rechte Bein gestreckt anheben, so weit es ohne Beschwerden geht.

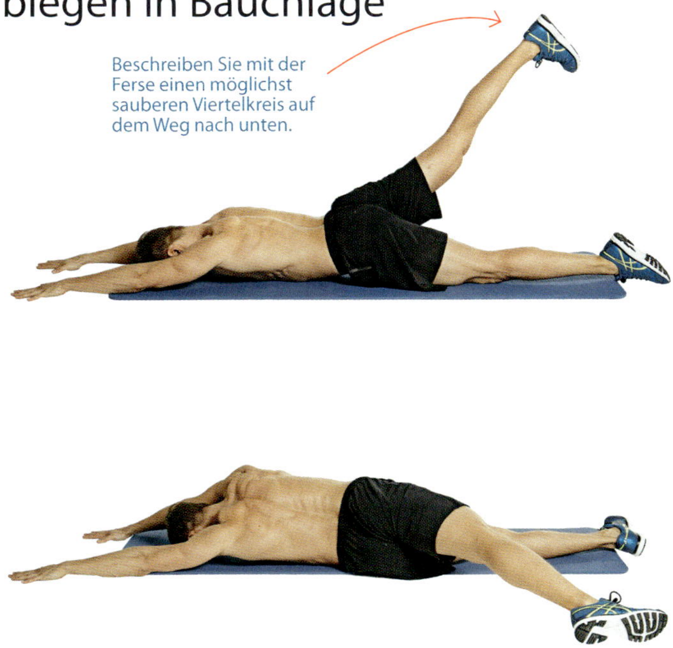
Beschreiben Sie mit der Ferse einen möglichst sauberen Viertelkreis auf dem Weg nach unten.

B

- Das rechte Bein über das linke nach links führen und im gestreckten Zustand so weit absenken, dass die Ferse oder die Fußinnenkante den Boden berührt. Der übrige Körper bleibt unbewegt. Die Brustseite des aktiven Beins dabei auf oder dicht über dem Boden halten.
- Diese Position für etwa 20 Sekunden halten (Dehnmethode A oder B, siehe Seite 37), dann zurück. Nach vier bis sechs Wiederholungen direkt im Anschluss die Seiten wechseln.

Stretching-Übungen

Hüftdehnen mit angezogenen Knien an der Wand

A

- Vor einer Wand auf den Boden setzen und mit dem Gesäß so dicht wie möglich an die Wand rutschen. Rücken und Kopf ablegen, die Füße gegen die Wand drücken. Mit den Händen je ein Knie fassen.

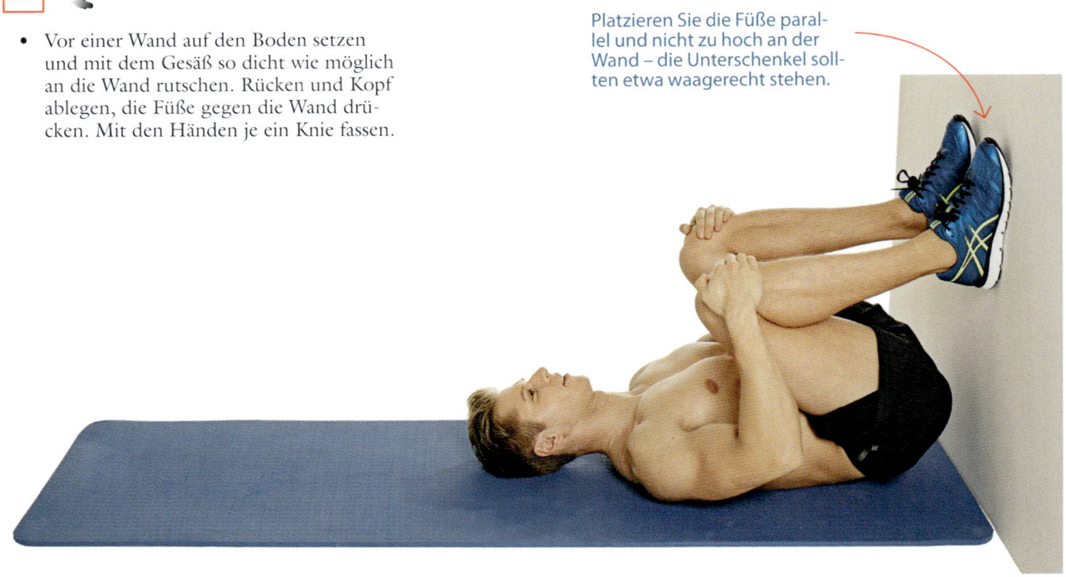
Platzieren Sie die Füße parallel und nicht zu hoch an der Wand – die Unterschenkel sollten etwa waagerecht stehen.

B

- Die Knie mit den Händen nach außen ziehen. Die Füße bleiben in Position, die Zehen zeigen weiterhin nach oben. Die Dehnspannung für wenigstens 45 Sekunden halten (Dehnmethode A oder B, siehe Seite 37), dann auflösen. Insgesamt drei Minuten lang dehnen.

ALTERNATIVE

Sie können auch mit den Ellenbogen beziehungsweise den Unterarmen von innen gegen die Knie drücken.

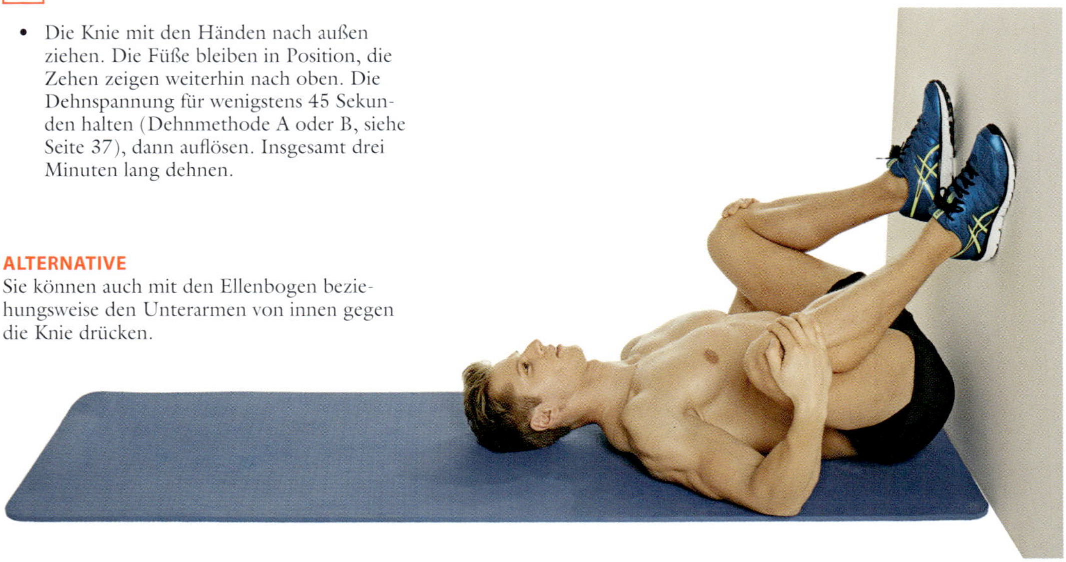

Wadendehnen

A

- In etwa einem halben Meter Entfernung vor eine Wand stellen und mit beiden Händen daran abstützen. Den linken Fuß mit dem Ballenbereich gegen die Wand drücken, dann die Ferse nah an der Wand abstellen. Das linke Bein ganz strecken, Rumpf und Gesäß anspannen.

POWERVARIANTE
Drehen Sie das Knie des belasteten Beins ganz vorsichtig (!) nach innen und außen – so können Sie feststellen, in welchen Bereichen die Muskulatur (noch) verhärtet ist.

B

- Das Gewicht des Körpers in Richtung Wand verlagern. Die Arme dabei beugen und mit dem rechten Fuß auf die Zehenspitzen gehen, bis Sie eine deutliche Dehnung in der linken Wade verspüren. Diese Dehnung wenigstens 45 Sekunden lang halten (Dehnmethode A oder B, siehe Seite 37), dann auflösen und die Übung wiederholen. Insgesamt zwei Minuten in der Dehnspannung bleiben.
- Im nächsten Satz den Fuß wechseln.

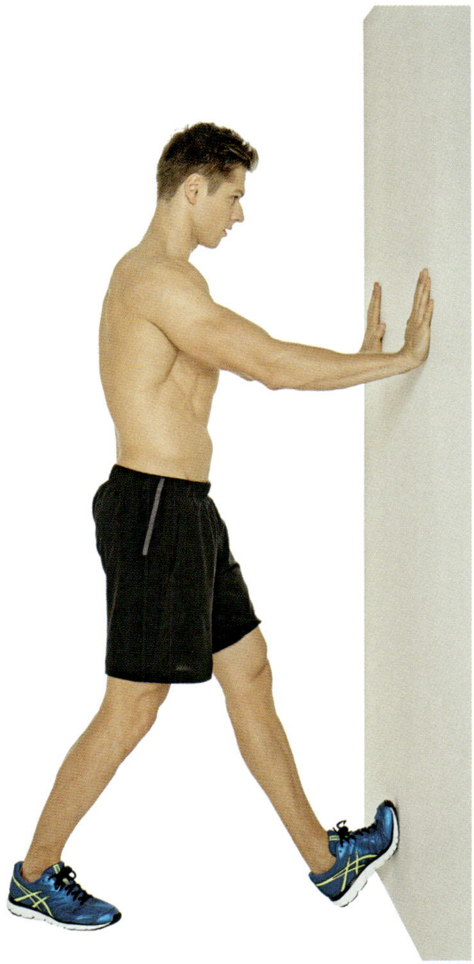

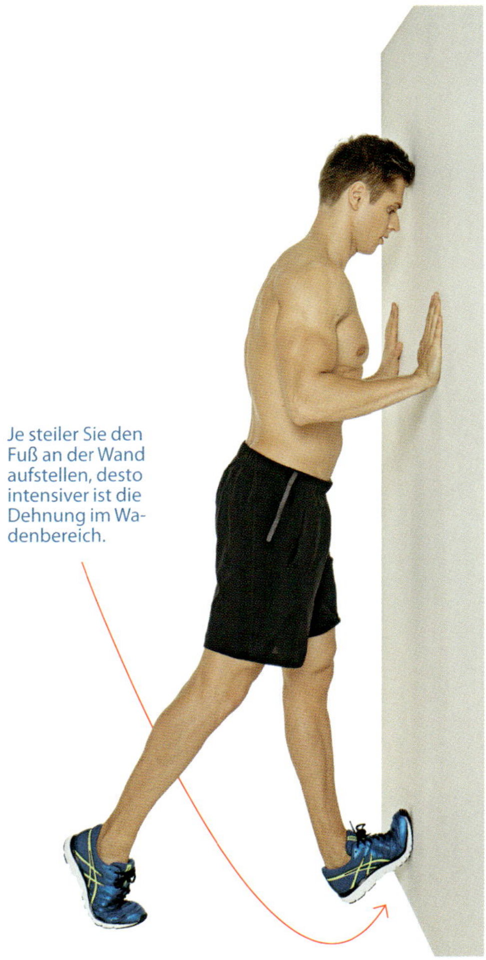
Je steiler Sie den Fuß an der Wand aufstellen, desto intensiver ist die Dehnung im Wadenbereich.

Stretching-Übungen

Dehnen der Plantarflexoren und der Unterschenkel-Vorderseite im Fersensitz

A

- Auf den Boden knien, die Füße auf dem Spann ablegen und das Gesäß auf den Fersen absetzen. Die Füße liegen direkt nebeneinander, die großen Zehen haben Kontakt.

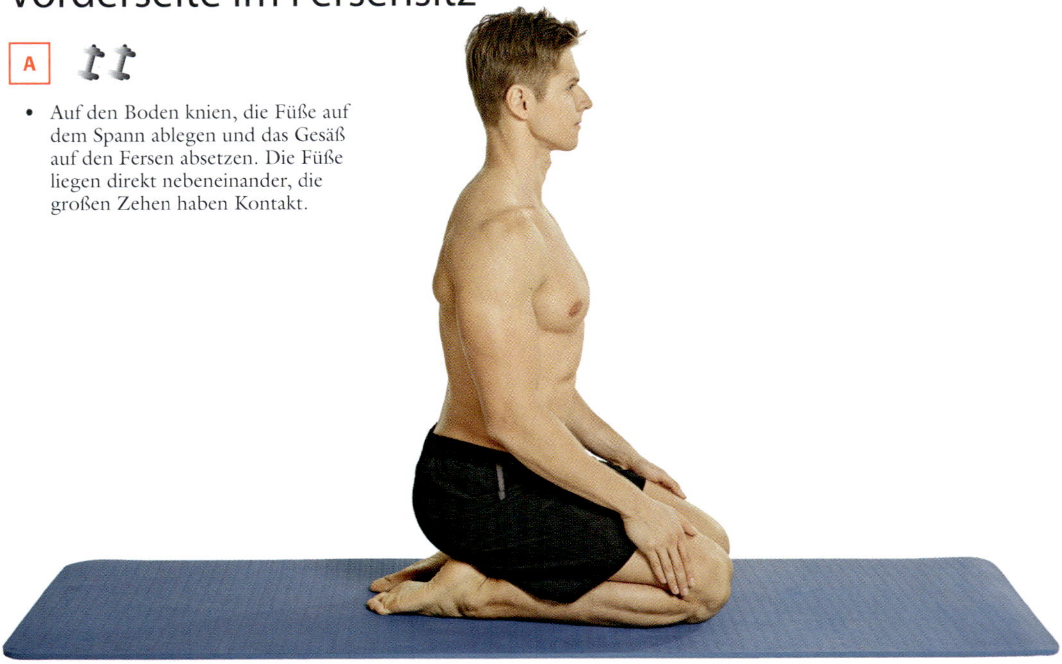

B

- Den Oberkörper mit geradem Rücken nach hinten neigen und mit beiden Händen seitlich aufstützen. Noch weiter zurücklehnen, bis sich die Knie vom Boden lösen. Diese Position für fünf, besser deutlich mehr Sekunden halten. Insgesamt etwa ein bis zwei Minuten in der Dehnspannung bleiben. Zwischen den Wiederholungen nicht vollständig aus der Dehnung gehen, sondern die Knie immer nur leicht ablegen.

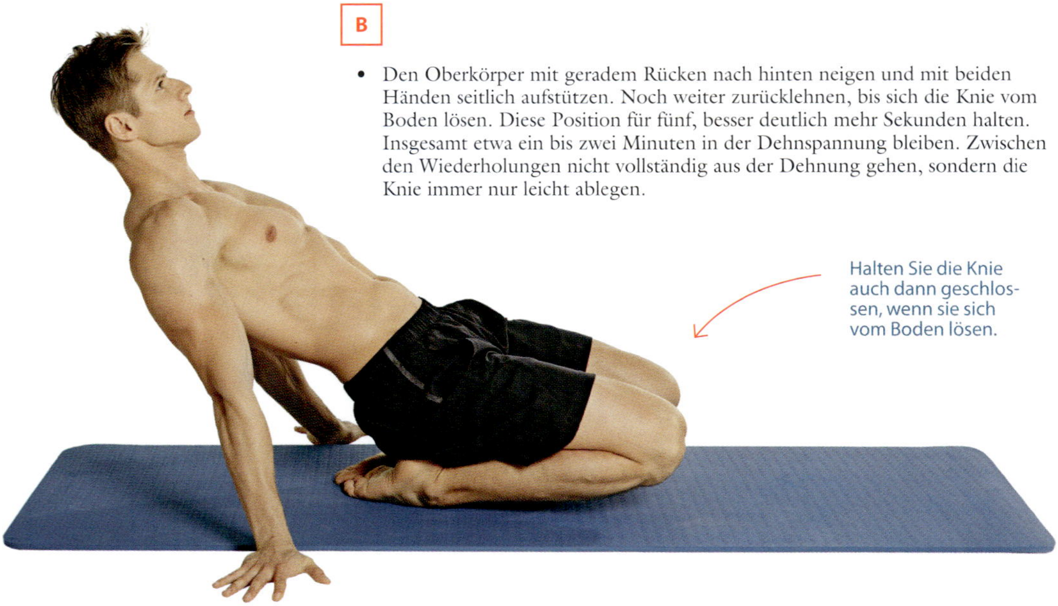
Halten Sie die Knie auch dann geschlossen, wenn sie sich vom Boden lösen.

Rückwärtiges Armstrecken

A

- Aufrecht etwa schulterbreit hinstellen. Die Hände hinter dem Rücken aufeinanderlegen, die Handflächen zeigen nach hinten.

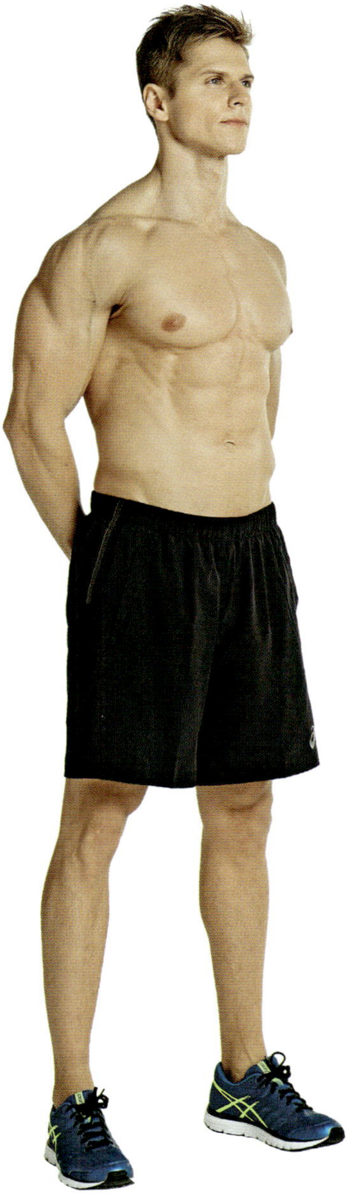

B

- Rumpfspannung aufbauen, dann den Oberkörper vorbeugen und die Arme so weit wie möglich nach vorn und unten bringen. Die Handflächen sollten nun nach vorn (beziehungsweise je nach Dehnfähigkeit sogar nach vorn unten) zeigen.
- Die Schulterblätter zusammenziehen und die Beine gestreckt halten. Die Dehnspannung in der Endposition für wenigstens 30 Sekunden halten (Dehnmethode A oder B, siehe Seite 37), dann auflösen und die Übung wiederholen. Insgesamt zwei bis drei Minuten in der Dehnspannung bleiben.

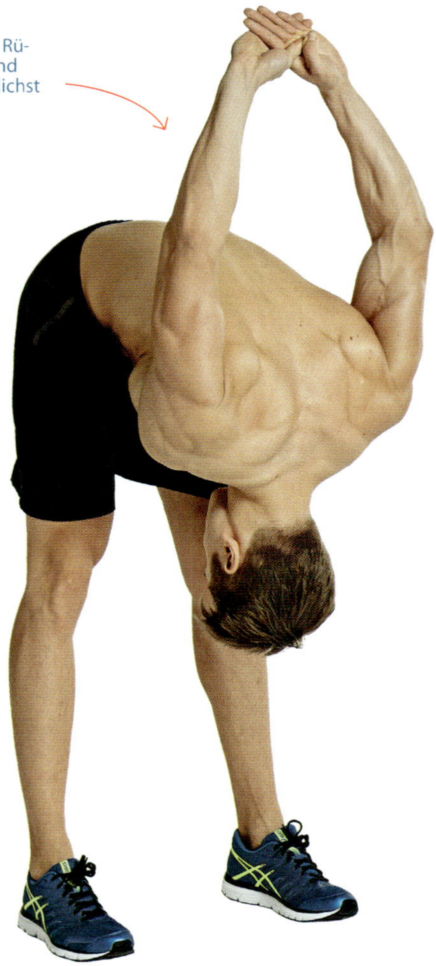

Halten Sie den Rücken gerade und die Arme möglichst gestreckt.

Stretching-Übungen

Arm-Schulter-Dehnen an der Wand

A

- Mit der linken Körperseite vor eine Wand stellen. Den linken Arm auf Schulterhöhe nach hinten strecken und die Hand gegen die Wand drücken. Mit rechts einen Schritt nach vorn machen, dann den linken Arm in Richtung Wand schieben und gleichzeitig den Oberkörper von der Wand wegdrehen, bis Sie eine Dehnung im Schulter-Arm-Bereich spüren. Diese für 45 Sekunden halten (Dehnmethode A oder B, siehe Seite 37), dann wieder lockern.

B

- Das Gleiche mit verändertem Armwinkel noch einmal durchführen: Zunächst die Hand weiter unten auf die Wand legen, dann die Übung wie unter A beschrieben ausführen. Als Nächstes die Hand weiter oben auf die Wand setzen und die Übung abermals durchführen. Spielen Sie ruhig von Zeit zu Zeit mit den verschiedenen Winkeln.

C

- Den Arm nun angewinkelt an die Wand legen oder wie hier abgebildet gegen eine Wandkante drücken. Der Oberarm befindet sich dabei auf Schulterhöhe. Wie unter A beschrieben in die Dehnung gehen, dann diese wieder auflösen.
- Im nächsten Satz die Seiten wechseln.

Diese drei Schritte sind jeweils Varianten einer Übung. Sie müssen diese demnach nicht immer von A bis C ausführen, sondern können bei Bedarf einzelne Schritte weglassen oder diese anders kombinieren. Für alle drei gilt: Je weiter Sie Oberkörper und Arm entgegengesetzt bewegen, desto intensiver wird die Dehnspannung. Und: Immer an beide Körperseiten denken!

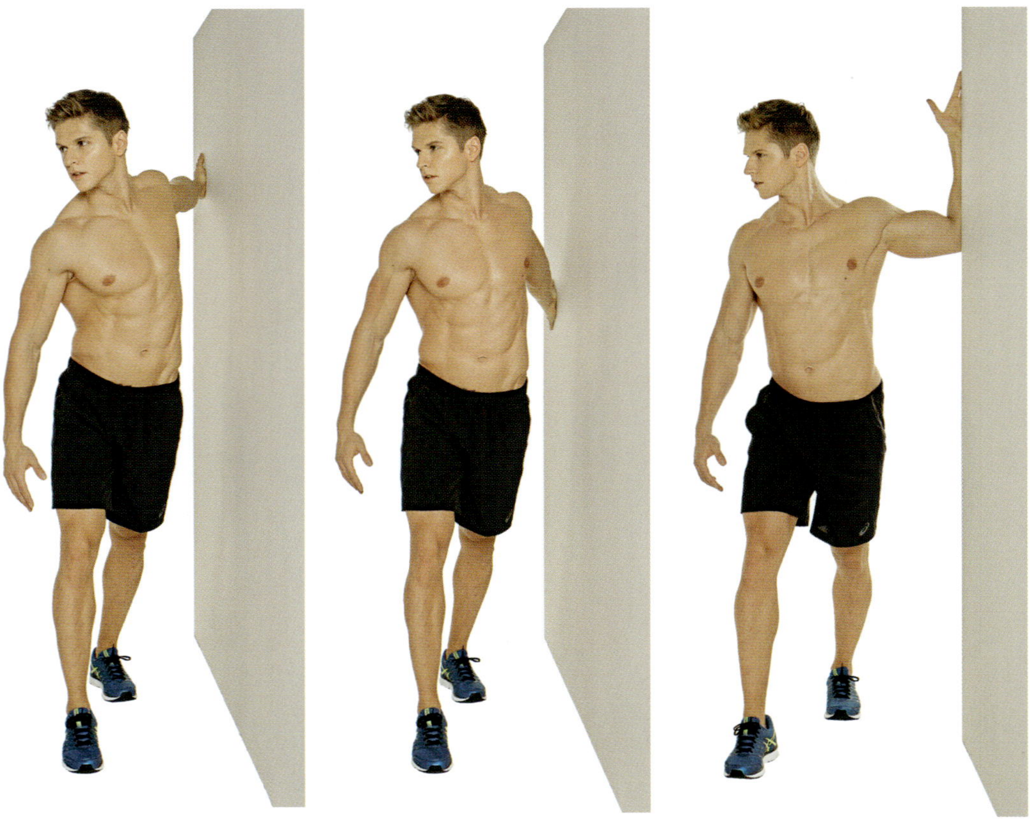

Dehnen der Schulter-Innenrotatoren im Liegen

A

- Rücklings auf den Boden legen und die Füße etwa schulterbreit aufstellen. Die gestreckten Arme locker seitlich ablegen, dann das Becken so weit nach oben drücken, dass Rumpf und Oberschenkel eine gerade Linie bilden.

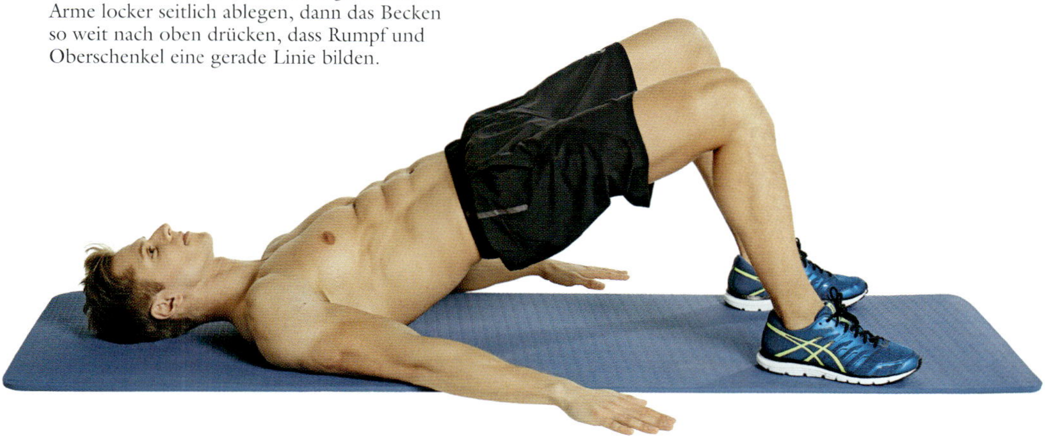

B

- Die Ellenbogen beugen und die Hände unter dem Körper übereinander gegen den Rücken legen. Die Schultern kräftig nach hinten gegen den Boden ziehen, dann langsam die Hüfte absinken lassen, ohne sie wieder abzulegen.
- Die Dehnspannung für wenigstens 30 Sekunden halten (Dehnmethode A oder B, siehe Seite 37) und dabei mit dem Rumpf ganz leicht hin- und herpendeln, um die Spannung zu verteilen. Auflösen, das Becken kurz ablegen, dann zur nächsten Wiederholung ansetzen. Insgesamt zwei bis drei Minuten in der Dehnspannung bleiben.

Halten Sie die ganze Zeit über die Schultern betont nach hinten gezogen und vermeiden Sie, dass sie sich nach vorn drehen – nur so entfaltet die Übung ihre Wirkung.

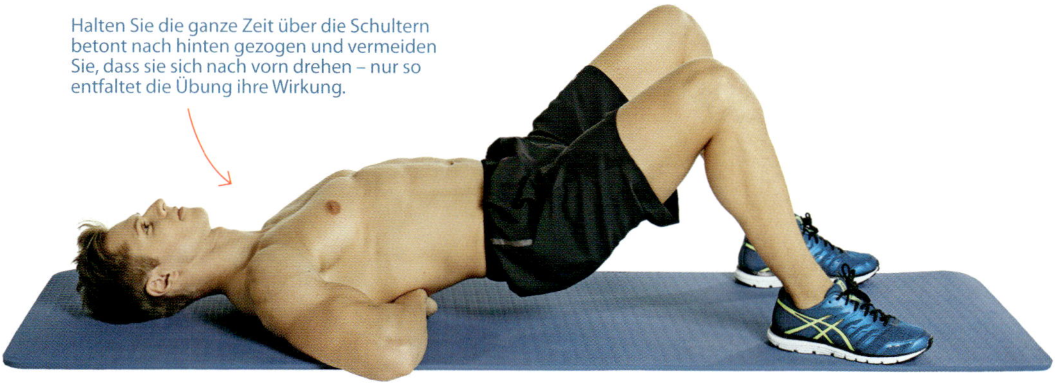

Stretching-Übungen

Armdehnen im Gorillastand

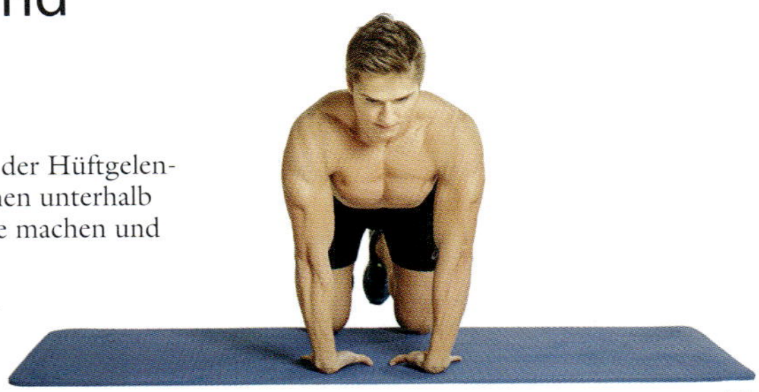

A

- In den Vierfüßlerstand gehen: Die Knie unterhalb der Hüftgelenke auf dem Boden, die Hände bei gestreckten Armen unterhalb der Schultergelenke abstützen. Den Rücken gerade machen und Rumpfspannung aufbauen.
- Die Hände zunächst umklappen: Die Handaußenflächen berühren den Boden, die Finger zeigen in Richtung der Knie. Kontrolliert das Gewicht auf die Hände verlagern und so eine Dehnspannung in den Armen aufbauen. Diese für wenigstens 45 Sekunden halten (Dehnmethode A oder B, siehe Seite 37).
- Die Dehnspannung lösen, kurz die Handgelenke lockern, dann zur nächsten Wiederholung ansetzen. Insgesamt zwei Minuten lang dehnen.

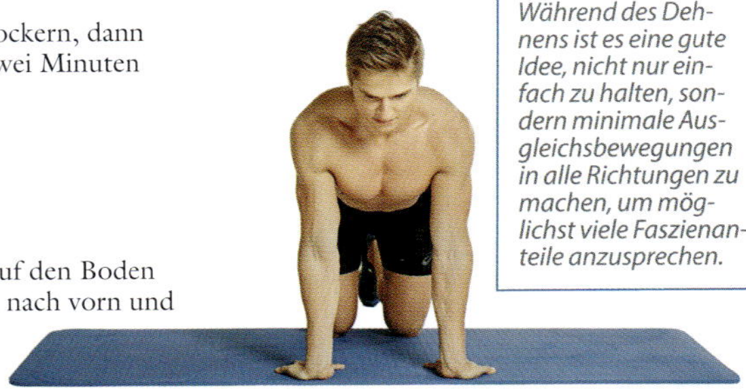

Während des Dehnens ist es eine gute Idee, nicht nur einfach zu halten, sondern minimale Ausgleichsbewegungen in alle Richtungen zu machen, um möglichst viele Faszienanteile anzusprechen.

B

- Die Handflächen wieder unterhalb der Schultern auf den Boden setzen, jetzt allerdings so, dass die Arminnenseiten nach vorn und die Finger in Richtung der Knie zeigen. Wie unter A beschrieben erneut insgesamt zwei Minuten in der Dehnspannung bleiben.

Unterarmdehnen im Stehen

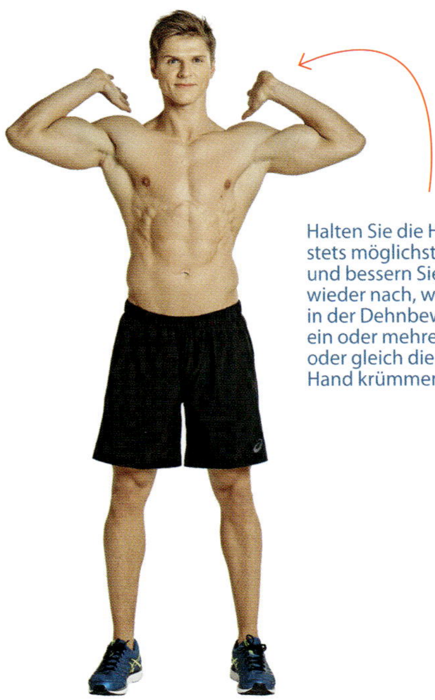

Halten Sie die Hände stets möglichst gestreckt und bessern Sie immer wieder nach, wenn sich in der Dehnbewegung ein oder mehrere Finger oder gleich die ganze Hand krümmen wollen.

Ausführung

- Aufrecht hinstellen und die Arme auf Schulterhöhe zu den Seiten ausstrecken. Die Ellenbogen beugen, bis die Fingerspitzen fast die Ohren berühren. Nun die Hände langsam nach hinten klappen, bis Sie eine deutliche Dehnung in den Unterarmen spüren. Die Schulterblätter durchgängig zusammenziehen, die Ellenbogen zu den Seiten gestreckt halten und nicht nach vorn wandern lassen.
- Die Dehnung für wenigstens 45 Sekunden halten (Dehnmethode A oder B, siehe Seite 37). Insgesamt zwei Minuten in der Dehnspannung bleiben.

Kapitel 4

Workouts und Trainingspläne

Zum Abschluss bekommen Sie hier eine Auswahl handverlesener Faszien-Workouts, die Ihnen den Einstieg erleichtern, Ihrer Faszie einen rundum neuen Anstrich verpassen und Sie grundsätzlich gesund, beweglich und fit halten.

Darüber hinaus gilt: Ihr Training sollte so individuell ausfallen wie Ihr Körper! Finden Sie heraus, was Ihrem Körper guttut. Welche Dysbalancen entdecken Sie an sich? Wo zieht's im Muskel, wo schmerzt es im Gelenk? Stellen Sie sich Ihr eigenes Trainingsprogramm zusammen oder integrieren Sie Faszienübungen in Ihr sonstiges Training. Folgen Sie dabei den nochmals zusammengefassten Hinweisen aus Kapitel 2 (ab Seite 27). Und dann heißt es endlich: Energie! Für die Reise in Ihr Faszienuniversum.

Grundlegende Faszientrainingstipps

- Trainieren Sie abwechslungsreich, führen Sie Bewegungen unter Einsatz möglichst großer Muskelketten durch, spüren Sie bei jeder Wiederholung in Ihren Körper hinein. Bauchatmung nicht vergessen!
- Der ideale Ablauf einer Faszientrainingseinheit:
  a) Ausrollen auf Rolle und/oder Ball
  b) lockere Mobilisationsübungen
  c) dynamisch-federnde Bewegungen
  d) zum Abschluss der Stretching-Part
- Trainieren Sie regelmäßig. Am besten ist es, wenn keine Woche ohne wenigstens eine Einheit vergeht.
- Belasten Sie eine Körperregion nicht mehr als zwei- bis dreimal pro Woche intensiv. Sie können sich aber von Tag zu Tag andere Bereiche vornehmen und auf diese Weise auch täglich trainieren.
- Gehen Sie auf die Suche nach Dysbalancen: Stichwort „Schokoladenseite". Bearbeiten Sie gezielt Ihre schwächere Seite und Problembereiche.
- Eine eigenständige Faszieneinheit ist ideal. Sie können Faszienübungen aber auch in Ihr sonstiges Training integrieren, indem Sie zum Beispiel:
  a) Beweglichkeits- und federnde Übungen nach Belieben ins Kraft- oder Ausdauertraining einbauen,
  b) mit nicht zu intensiver Selbstmassage ins Training einsteigen.
- Wenn Sie sehr intensiv (schmerzhaft) trainieren wollen, machen Sie sich vorab für fünf Minuten warm (siehe Seite 29).
- In die Ausatmung hinein fällt es leichter zu entspannen – das ist gerade für Dehnübungen ein wichtiger Hinweis.
- Wenn Sie sich krank fühlen oder verletzt sind, schonen Sie sich oder setzen das Training bis zur Genesung bei Bedarf ganz aus.

WORKOUT 1

RUNDUM-SORGLOS-FASZIEN-WORKOUT FÜR DEN OBERKÖRPER FÜR EINSTEIGER

Der perfekte Einstieg in das Training Ihres Bindegewebes oberhalb der Hüfte, das sich verbreiteten Problemzonen annimmt. Ca. 2 Minuten/Übung (bei einseitig ausgeführten Übungen 1,5 Minuten/Seite) = 29 Minuten insgesamt

Übungen	Seite
Ausrollen der Brustwirbelsäule	*61*
Ausrollen der Schultervorderseiten mit Ball an der Wand	*70*
Ausrollen der Schulterblätter mit Ball	*72*
Katzenbuckel	*112*
Armkreisen	*94*
T-Stretch-Bewegungen in der Schulter	*95*
Strecken und Ausschwingen	*140*
Abfedern vom Boden im Sitzen	*145*
Holzhacken im Sprung	*126*
Rumpfbeugen im Schneidersitz	*153*
Seitliches Rumpfdehnen auf dem Gymnastikball	*164*
Arm-Schulter-Dehnen an der Wand	*180*

WORKOUT 2

RUNDUM-SORGLOS-FASZIEN-WORKOUT FÜR DEN OBERKÖRPER FÜR FORTGESCHRITTENE

Wer die Rolle beherrscht, darf hier den Ball zu Hilfe nehmen. Sollten Sie andere Problemzonen haben, bauen Sie entsprechende Übungen nach eigenem Ermessen ein. Ca. 2 Minuten/Übung (bei einseitig ausgeführten Übungen 1,5 Minuten/Seite) = 28 Minuten insgesamt

Übungen	Seite
Ausrollen der Brustwirbelsäule an der Wand	*62*
Ausrollen der Brust mit Ball	*69*
Ausrollen der Schulterrotatoren mit Ball	*73*
Seitliche Katzenbuckel	*112*
Schattenboxen	*78*
Brust- und Armrollen	*82*
Explosive Liegestütze auf dem Gymnastikball	*139*
Wurfbewegungen	*141*
Abfedern von der Wand	*146*
Seitliches Körperdehnen mit dem Schlingentrainer	*150*
Rumpfbeugen im gespreizten Sitz	*153*
Rückwärtiges Armstrecken	*179*

WORKOUT 3

RUNDUM-SORGLOS-FASZIEN-WORKOUT FÜR BEINE UND GESÄSS FÜR EINSTEIGER

Bühne frei für den Bereich der Faszie, der bei den meisten optimierungswürdig ist: In diesem Workout stehen die Beine im Fokus. Ca. 1,5 Minuten/Übung (bei einseitig ausgeführten Übungen 1,5 Minuten/Seite) = 30 Minuten insgesamt

Übungen	Seite
Ausrollen der Oberschenkel-Vorderseiten	*46*
Ausrollen der Oberschenkel-Rückseiten	*48*
Ausrollen der Abduktoren	*51*
Beinschwünge über einen Stuhl	*88*
Beckenkreisen	*96*
Hüftmobilisation mit angewinkelten Beinen in Seitlage	*113*
Wechselschritte	*116*
Froschhüpfen	*127*
Seitliches Beinschwingen	*136*
Vorgebeugte Schrittstellung	*168*
Hüftdehnen im einseitigen Kniestand	*171*
Wadendehnen	*177*

WORKOUT 4

RUNDUM-SORGLOS-FASZIEN-WORKOUT FÜR BEINE UND GESÄSS FÜR FORTGESCHRITTENE

Der untere Körperbereich ist immer eine Bindegewebssession wert – auch wenn Sie schon fest im Trainingsleben stehen. Ca. 2 Minuten/Übung (bei einseitig ausgeführten Übungen 1,5 Minuten/Seite) = 30 Minuten insgesamt

Übungen	Seite
Ausrollen der Oberschenkel-Vorderseiten mit Ball	*47*
Ausrollen der Oberschenkel-Rückseiten mit Ball	*49*
Ausrollen der Abduktoren (Powervariante)	*51*
Hohe Tritte aus dem Ausfallschritt	*85*
Seitliche Ausfallschritte über Kreuz	*90*
Beckenkreisen	*96*
Dynamischer Hopserlauf	*118*
Gesprungene Ausfallschritte mit 180-Grad-Drehung	*133*
Beinschwingen	*136*
Rumpfbeugen mit überkreuzten Beinen	*154*
Oberschenkel- und Hüftbeugerdehnen mit dem Schlingentrainer im Fersensitz	*170*
Adduktorendehnen im breiten Fersensitz	*172*

WORKOUT 5

RUNDUM-SORGLOS FASZIEN-WORKOUT FÜR ARME UND SCHULTERN

Abgesehen vom Rücken treten die meisten Faszienprobleme des Oberkörpers im Arm- und Schulterbereich auf. Mit diesem Workout haben Sie das im Griff.
Ca. 1,5 Minuten/Übung (bei einseitig ausgeführten Übungen 1,5 Minuten/Seite) = 28,5 Minuten insgesamt

Übungen	Seite
Ausrollen der Schultervorderseiten mit Ball an der Wand	*70*
Ausrollen der Schulterblätter mit Ball	*72*
Ausrollen der Schulterrotatoren mit Ball	*73*
Ausrollen des Trizeps mit Ball an der Wand	*74*
Ausrollen des Bizeps mit Ball an der Wand	*75*
Ausrollen der Unterarm-Innenseiten mit Ball	*76*
Seitliches Ausschwingen	*83*
L-Stretch-Bewegungen in der Schulter	*95*
Slamball-Schmettern	*127*
Abfedern von der Wand	*146*
Dehnen der Schulter-Innenrotatoren im Liegen	*181*
Armdehnen im Gorillastand	*182*

WORKOUT 6

RUNDUM-SORGLOS-FASZIEN-GANZKÖRPER-WORKOUT

Mit dieser Einheit decken Sie die wichtigsten Partien im Körper ab – eine ideale Ganzkörper-Faszienpflege, beispielsweise als Trainingsergänzung.
Ca. 2 Minuten/Übung (bei einseitig ausgeführten Übungen 1,5 Minuten/Seite) = 27 Minuten insgesamt

Übungen	Seite
Ausrollen der Oberschenkel-Rückseiten	*48*
Ausrollen des Gesäßes	*52*
Ausrollen der Leisten mit Ball	*54*
Ausrollen der Brustwirbelsäule an der Wand	*62*
Kniebeuge mit einer Faszienrolle über dem Kopf	*91*
Vorwärtsrollen	*101*
Krabbengang	*104*
Holzhacken	*79*
Eselstritte	*138*
Sonnengruß	*149*
Dehn-Ausfallschritte mit Rumpfdrehung	*159*
Hund-Kobra-Kombinationen	*161*

WORKOUT 7

GANZKÖRPERMOBILISATION FÜR JEDERMANN

Diese Einheit fordert Ihre Faszie, fördert aber vor allem die Koordinationsfähigkeit sowie Ihre Gelenkarbeit und steigert Ihre Beweglichkeit.
Ca. 2 Minuten/Übung (bei einseitig ausgeführten Übungen 1,5 Minuten/Seite) = 27 Minuten insgesamt

Übungen	Seite
Hampelmann	*125*
Seitliches Über-Kreuz-Laufen	*121*
Burpees	*130*
Rückwärtsrollen	*102*
Seitstütz mit Rumpfdrehen	*108*
Medizinball-Würfe aus der Hocke	*141*
Hundegang	*103*
Einarmiges Reißen mit der Kettlebell	*80*
Standwaage	*84*
Seitwärtsrollen	*99*
Dehnen und Mobilisieren aus dem Stand in die Kobra	*160*
Seitliches Körperdehnen im Stehen	*151*

WORKOUT 8

GANZKÖRPER-FASZIENSELBSTMASSAGE FÜR JEDERMANN

Diese Ganzkörpereinheit ist ein einfaches Bindegewebsförderprogramm und eine ideale Allround-Ergänzung zum „normalen" Training.
Ca. 2 Minuten/Übung (bei einseitig ausgeführten Übungen 1,5 Minuten/Seite) = 29 Minuten insgesamt

Übungen	Seite
Ausrollen der Waden	*55*
Ausrollen der Unterschenkel-Außenseiten	*58*
Ausrollen der Oberschenkel-Vorderseiten	*46*
Ausrollen der Oberschenkel-Rückseiten	*48*
Ausrollen der Abduktoren	*51*
Ausrollen der Leisten mit Ball	*54*
Ausrollen der Brustwirbelsäule	*61*
Ausrollen des seitlichen Rumpfs mit Ball an der Wand	*66*
Ausrollen der Schulterseiten mit Ball an der Wand	*71*
Ausrollen der Schulterblätter mit Ball	*72*

WORKOUT 9	
FASZIENSELBSTMASSAGE VON BEINEN UND GESÄSS FÜR EINSTEIGER	
Nur Sie, die Rolle und der Ball: die ideale Anleitung zur Massage von der Hüfte an abwärts – Ihre Faszie wird es Ihnen danken. Ca. 3 Minuten/Übung (1,5 Minuten/Seite) = 24 Minuten insgesamt	
Übungen	**Seite**
Ausrollen der Füße	*60*
Ausrollen der Waden	*55*
Ausrollen der Unterschenkel-Außenseiten	*58*
Ausrollen der Oberschenkel-Vorderseiten	*46*
Ausrollen der Oberschenkel-Rückseiten	*48*
Ausrollen der Abduktoren	*51*
Ausrollen der Adduktoren	*50*
Ausrollen des Gesäßes	*52*

WORKOUT 10	
FASZIENSELBSTMASSAGE VON BEINEN UND GESÄSS FÜR FORTGESCHRITTENE	
Hüfte, Oberschenkel, Waden und auch die Fußsohlen sind echte „Hotspots" für das Faszientraining – so pimpen Sie Ihr Bindegewebe umfassend. Ca. 3 Minuten/Übung (1,5 Minuten/Seite) = 30 Minuten insgesamt	
Übungen	**Seite**
Ausrollen der Füße	*60*
Ausrollen der Waden mit Ball	*56*
Ausrollen der Unterschenkel-Außenseiten mit Ball	*58*
Ausrollen der Unterschenkel-Innenseiten mit Ball	*59*
Ausrollen der Schienbeine	*57*
Ausrollen der Oberschenkel-Vorderseiten mit Ball	*47*
Ausrollen der Oberschenkel-Rückseiten mit Ball	*49*
Ausrollen der Abduktoren	*51*
Ausrollen der Adduktoren	*50*
Ausrollen des Gesäßes mit Ball	*53*

WORKOUT 11	
FASZIENSELBSTMASSAGE DES OBERKÖRPERS FÜR EINSTEIGER	
Auch im Oberkörper gibt es Faszienpflegebedarf: Neben dem Rücken und der Brust darf hier vor allem der Arm-und-Schulter-Bereich richtig ran. Ca. 3 Minuten/Übung (1,5 Minuten/Seite) = 27 Minuten insgesamt	
Übungen	**Seite**
Ausrollen des Bauchs mit Ball	*67*
Ausrollen der Brustwirbelsäule	*61*
Ausrollen des Latissimus	*65*
Ausrollen der Brust mit Ball	*69*
Ausrollen der Schulterseiten mit Ball an der Wand	*71*
Ausrollen des Bizeps mit Ball an der Wand	*75*
Ausrollen des Trizeps mit Ball an der Wand	*74*
Ausrollen der Unterarm-Außenseiten mit Ball	*76*
Ausrollen der Unterarm-Innenseiten mit Ball	*76*

WORKOUT 12	
FASZIENSELBSTMASSAGE DES OBERKÖRPERS FÜR FORTGESCHRITTENE	
Rumpf, Brust, Schultern und die Halswirbelsäule stehen im Mittelpunkt dieser Einheit für Fortgeschrittene. Ca. 2 Minuten/Übung (bei einseitig ausgeführten Übungen 1,5 Minuten/Seite) = 28 Minuten insgesamt	
Übungen	**Seite**
Ausrollen des Hüftbeugers mit Ball	*68*
Ausrollen des unteren Rückens mit Ball	*63*
Ausrollen der Brustwirbelsäule an der Wand	*62*
Ausrollen des seitlichen Rumpfs mit Ball an der Wand	*66*
Ausrollen der Brust mit Ball	*69*
Ausrollen der Schultervorderseiten mit Ball an der Wand	*70*
Ausrollen der Schulterblätter mit Ball	*72*
Ausrollen der Schulterrotatoren mit Ball	*73*
Ausrollen des Nackens mit Ball an der Wand	*64*
Ausrollen der Unterarm-Innenseiten mit Ball	*76*

WORKOUT 13

FASZIENDEHNEN UND LÖSEN DER BEINE FÜR EINSTEIGER

Durch häufiges Sitzen ist das Bindegewebe der Beine besonders pflegebedürftig – mit diesen Übungen machen Sie es geschmeidig.
Ca. 1,5 Minuten/Übung (bei einseitig ausgeführten Übungen 1,5 Minuten/Seite) = 28,5 Minuten insgesamt

Übungen	Seite
Ausrollen der Waden	*55*
Ausrollen der Oberschenkel-Vorderseiten	*46*
Ausrollen der Oberschenkel-Rückseiten	*48*
Ausrollen der Abduktoren	*51*
Skippings	*116*
Hopser auf der Stelle	*122*
Froschhüpfen	*127*
Beinschwingen	*136*
Hüftdehnen mit angezogenen Knien an der Wand	*176*
Oberschenkel- und Hüftbeugerdehnen mit dem Schlingentrainer im Fersensitz	*170*
Vorgebeugte Schrittstellung	*168*
Wadendehnen	*177*

WORKOUT 14

FASZIENDEHNEN UND LÖSEN DER BEINE FÜR FORTGESCHRITTENE

Ihre Beine freuen sich über eine Extraportion Beweglichkeit und Spannkraft – dank dieser Einheit bewegen Sie sich bald wieder wie ein junger Hüpfer.
Ca. 1,5 Minuten/Übung (bei einseitig ausgeführten Übungen 1,5 Minuten/Seite) = 30 Minuten insgesamt

Übungen	Seite
Ausrollen der Waden mit Ball	*56*
Ausrollen der Oberschenkel-Vorderseiten mit Ball	*47*
Ausrollen der Oberschenkel-Rückseiten mit Ball	*49*
Ausrollen der Abduktoren	*51*
Ausrollen der Adduktoren	*50*
Wechselschritte	*116*
Seilspringen	*124*
Sprünge mit Drehung um die eigene Achse	*134*
Hüftdehnen im einseitigen Kniestand	*171*
Dehnen des hinteren Oberschenkels mit Dehnband im Liegen	*169*
Adduktorendehnen im breiten Fersensitz	*172*
Wadendehnen	*177*

WORKOUT 15

FASZIENDEHNEN UND LÖSEN DES OBERKÖRPERS FÜR EINSTEIGER

Kein Zwicken mehr im Rücken, kein Stechen in der Schulter – hier gibt's Power fürs Bindegewebe! Anstelle der Schultern können Sie alternativ die Arme in den Fokus nehmen. Ca. 2 Minuten/Übung (bei einseitig ausgeführten Übungen 1,5 Minuten/Seite) = 28 Minuten insgesamt

Übungen	Seite
Ausrollen der Brustwirbelsäule	*61*
Ausrollen des Latissimus	*65*
Ausrollen der Schultervorderseiten mit Ball an der Wand	*70*
Ausrollen der Schulterblätter mit Ball	*72*
Strecken und Ausschwingen	*140*
Angedeutete Rückwärtsrollen	*144*
Abfedern vom Boden im Sitzen	*145*
Armkreisen	*94*
Strecken des ganzen Körpers	*148*
Seitliches Körperdehnen im Liegen	*151*
Brustdehnen auf dem Gymnastikball	*166*
Rückwärtiges Armstrecken	*179*

WORKOUT 16

FASZIENDEHNEN UND LÖSEN DES OBERKÖRPERS FÜR FORTGESCHRITTENE

Hüfte, Rumpf und die Anbindung der Arme an den Rumpf stehen hier im Vordergrund. Verlegen Sie den Fokus nach Bedarf weiter auf die Arme, indem Sie einzelne Übungen ersetzen. Ca. 2 Minuten/Übung (bei einseitig ausgeführten Übungen 1,5 Minuten/Seite) = 31 Minuten insgesamt

Übungen	Seite
Ausrollen des Hüftbeugers mit Ball	*68*
Ausrollen der Brustwirbelsäule an der Wand	*62*
Ausrollen des seitlichen Rumpfs mit Ball an der Wand	*66*
Ausrollen der Schultervorderseiten mit Ball an der Wand	*70*
Ausrollen der Schulterrotatoren mit Ball	*73*
Wurfbewegungen	*141*
Explosive Liegestütze auf dem Gymnastikball	*139*
Abfedern vom Boden im Stehen	*146*
Hund-Kobra-Kombinationen	*161*
Seitliches Rumpfdehnen auf dem Gymnastikball	*164*
Dehnen der Rumpfvorderseite auf dem Gymnastikball	*165*
Arm-Schulter-Dehnen an der Wand	*180*

Trainingsplan und Wochenschema

Sehen Sie im nachfolgenden 8-Wochen-Trainingsplan, wie Sie aus den eben vorgestellten Workouts einen kompletten Plan kreieren können. Für alle, die sich (für eine Zeit lang) noch mehr um ihre Faszien kümmern wollen, zeigt das 8-Wochen-Schema auf Seite 189 beispielhaft, wie sie Körperbereiche und Übungsgruppen so anordnen können, dass ein tägliches Training der Faszie möglich ist. Planen Sie dann mit kürzeren Einheiten zwischen 10 und 20 Minuten.

Ob Sie nach dem konkreten Plan oder dem Schema trainieren – Einsteiger sollten den Fokus auf das Lösen und Wahrnehmen legen, Fortgeschrittene können sich vermehrt um den Ausbau der federnden Power der Faszie kümmern. Nach Ablauf von acht Wochen tauschen Sie die Hälfte der Übungen gegen andere für den betreffenden Körperbereich aus. Wenn Sie im Lauf der Zeit bestimmte Problemzonen an sich feststellen, können Sie diese gern gezielter bearbeiten, indem Sie sich mehr Zeit für den betreffenden Körperteil nehmen. Halten Sie sich aber grundsätzlich immer an die Tagesverteilung der Körperregionen und vermeiden Sie, ein und dieselbe Muskelgruppe an aufeinanderfolgenden Tagen zu fordern.

8-WOCHEN-FASZIENTRAININGSPLAN FÜR EINSTEIGER UND FORTGESCHRITTENE

Zeitraum	Mo	Di	Mi	Do	Fr	Sa	So
Woche 1–2	***Einsteiger:*** *Workout 3* ***Fortgeschrittene:*** *Workout 4*	***Einsteiger:*** *Workout 1* ***Fortgeschrittene:*** *Workout 2*	*Regeneration*	***Einsteiger:*** *Workout 3* ***Fortgeschrittene:*** *Workout 4*	***Einsteiger:*** *Workout 1* ***Fortgeschrittene:*** *Workout 2*	***Fortgeschrittene:*** *Workout 7*	*Regeneration*
Woche 3–4	***Einsteiger:*** *Workout 5* ***Fortgeschrittene:*** *Workout 6*	***Einsteiger und Fortgeschrittene:*** *Workout 7*	*Regeneration*	***Einsteiger:*** *Workout 5* ***Fortgeschrittene:*** *Workout 6*	***Einsteiger und Fortgeschrittene:*** *Workout 7*	***Fortgeschrittene:*** *Workout 12*	*Regeneration*
Woche 5–6	***Einsteiger:*** *Workout 9* ***Fortgeschrittene:*** *Workout 10*	***Einsteiger:*** *Workout 11* ***Fortgeschrittene:*** *Workout 12*	*Regeneration*	***Einsteiger:*** *Workout 9* ***Fortgeschrittene:*** *Workout 10*	***Einsteiger:*** *Workout 11* ***Fortgeschrittene:*** *Workout 12*	***Einsteiger und Fortgeschrittene:*** *Workout 7*	*Regeneration*
Woche 7–8	***Einsteiger:*** *Workout 13* ***Fortgeschrittene:*** *Workout 14*	***Einsteiger:*** *Workout 15* ***Fortgeschrittene:*** *Workout 16*	*Regeneration*	***Einsteiger:*** *Workout 13* ***Fortgeschrittene:*** *Workout 14*	***Einsteiger:*** *Workout 15* ***Fortgeschrittene:*** *Workout 16*	***Einsteiger und Fortgeschrittene:*** *Workout 7*	*Regeneration*

8-WOCHEN-SCHEMA FÜR TÄGLICHES FASZIENTRAINING							
Zeitraum	**Mo**	**Di**	**Mi**	**Do**	**Fr**	**Sa**	**So**
Woche 1–2	*Rollen & Dehnen (Kap. 3.1 & 3.4) Beine & Gesäß*	*Rollen & Dehnen (Kap. 3.1 & 3.4) Rumpf & Schultern*	*Rollen & Dehnen (Kap. 3.1 & 3.4) Arme*	*Rollen & Dehnen (Kap. 3.1 & 3.4) Beine & Gesäß*	*Rollen, Mobilisieren & Dehnen (Kap. 3.1, 3.2 & 3.4) Rumpf*	*Rollen & Dehnen (Kap. 3.1 & 3.4) Schultern & Arme*	*Mobilisation (Kap. 3.2) ganzer Körper*
Woche 3–4	*Rollen, Federn & Dehnen (Kap. 3.1, 3.3 & 3.4) Beine & Gesäß*	*Rollen, Federn & Dehnen (Kap. 3.1, 3.3 & 3.4) Oberkörper*	*Mobilisation (Kap. 3.2) ganzer Körper*	*Rollen, Federn & Dehnen (Kap. 3.1, 3.3 & 3.4) Beine & Gesäß*	*Rollen, Federn & Dehnen (Kap. 3.1, 3.3 & 3.4) Rumpf & Schultern*	*Rollen, Federn & Dehnen (Kap. 3.1, 3.3 & 3.4) Arme*	*Mobilisation (Kap. 3.2) ganzer Körper*
Woche 5–6	*Komplettprogramm (Kap. 3.1–3.4) Beine & Gesäß*	*Komplettprogramm (Kap. 3.1–3.4) Rumpf & Schultern*	*Komplettprogramm (Kap. 3.1–3.4) Arme*	*Komplettprogramm (Kap. 3.1–3.4) Beine & Gesäß*	*Komplettprogramm (Kap. 3.1–3.4) Rumpf & Schultern*	*Komplettprogramm (Kap. 3.1–3.4) Arme*	*Mobilisation (Kap. 3.2) Beine & Rumpf*
Woche 7–8	*Rollen & Mobilisieren (Kap. 3.1 & 3.2) Oberkörper*	*Rollen & Mobilisieren (Kap. 3.1 & 3.2) Beine & Gesäß*	*Federn und Dehnen (Kap. 3.3 & 3.4) Oberkörper*	*Federn und Dehnen (Kap. 3.3 & 3.4) Beine & Gesäß*	*Komplettprogramm (Kap. 3.1–3.4) Oberkörper*	*Komplettprogramm (Kap. 3.1–3.4) Beine & Gesäß*	*Federn und Dehnen (Kap. 3.3 & 3.4) Oberkörper*

Verzeichnis der Übungen

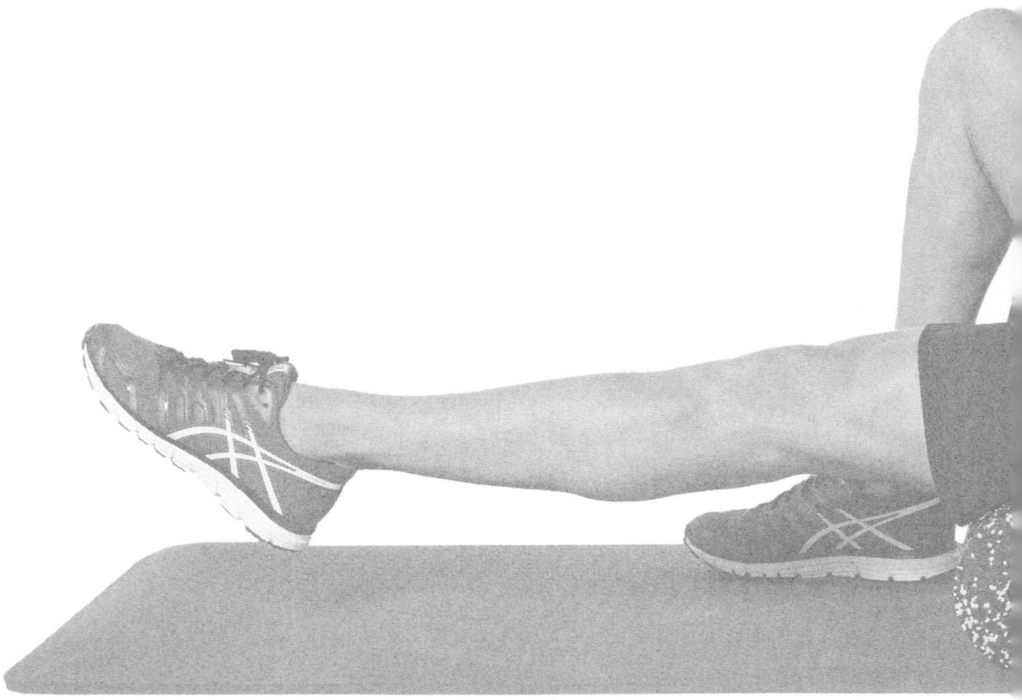